KLINISCHE EPIKRISEN

ZUGLEICH BEITRÄGE ZUR DIFFERENTIALDIAGNOSE

HERAUSGEGEBEN VON

NORBERT ORTNER UND **ALFRED LUGER**

O. PROFESSOR UND VORSTAND DER
II. MEDIZINISCHEN UNIVERSITÄTS-
KLINIK IN WIEN

A. O. PROF., EM. O. ASSISTENT D. II. MED.
UNIV.-KLINIK, PRIMARARZT AM
KAISERIN ELISABETH-SPITAL IN WIEN

I. ABDOMINELLE KRANKHEITSZUSTÄNDE

BEARBEITET VON

DR. L. BERGER, DR. J. BLÖCH, PRIV.-DOZ. DR. G. HOLLER, DR. A. KAUTZKY,
PRIV.-DOZ. DR. V. KOLLERT, PRIV.-DOZ. DR. E. LAUDA, PROF. DR. A. LUGER,
PROFESSOR DR. N. ORTNER, DR. K. PASCHKIS,
DR. PH. REZEK, DR. E. SILBERSTERN

MIT 3 ABBILDUNGEN AUF 1 TAFEL

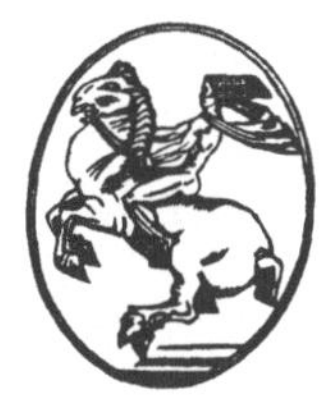

WIEN

VERLAG VON JULIUS SPRINGER

1929

ISBN 978-3-7091-9612-0 ISBN 978-3-7091-9859-9 (eBook)
DOI 10.1007/978-3-7091-9859-9

Vorwort

Die pathologische Anatomie ist und bleibt Lehrmeisterin der Klinik. Fast jede Sektion, fast jede Autopsie in vivo ergänzt in wertvoller Weise unsere Diagnose, regt den Kliniker in vielfacher Richtung an — ganz abgesehen von jenen Fällen, in welchen sie die Fehler unseres diagnostischen Gedankenganges aufdeckt und Irrtümer in der Auffassung des Falles richtigstellt. Nicht jede der folgenden Krankengeschichten eignet sich zur selbständigen Publikation. Die Mehrzahl der am Sektionstisch gewonnenen Erfahrungen bereichern wohl das Wissen Einzelner, gehen aber der Allgemeinheit verloren. Diese Erfahrungen festzuhalten und in ausführlicher Besprechung zu beleuchten, ist der Zweck des vorliegenden Versuches einer fortlaufenden Veröffentlichung klinischer Epikrisen.

Die Anregung verdanken wir einer Reihe seinerzeit an der Klinik tätiger in- und ausländischer Kollegen, welche von dem unserer Meinung nach richtigen Gedanken ausgingen, daß eine derartige Zusammenfassung vielleicht geeignet sein könnte, die klinische Ausbildung in wirksamer Weise fortzusetzen. Es ist daher, wenn sich ein stärkeres Interesse für den vorliegenden Band zeigt, geplant, diese Sammlung klinisch wichtiger Fälle fortzusetzen und so ein Werk zu schaffen, welches klinische Symptomatologie und Diagnose, wenn auch nicht in systematischer Form, so doch im Rahmen einer großen Zahl konkreter Einzelerfahrungen vor Augen führen soll.

Das vorliegende Heft enthält durchwegs Darstellungen der Mitglieder der II. medizinischen Universitätsklinik. Bei einer Fortsetzung der Sammlung hoffen wir, auch mit Beiträgen anderer Wiener Spitäler und Kliniken rechnen zu dürfen, wobei nicht nur die Erfahrungen der internen Medizin, sondern auch andere Fächer zu Worte kommen sollen. Es erschien zweckmäßig, eine Gruppierung des Materials vorzunehmen. So enthält das vorliegende erste Heft Krankengeschichten, welche Beiträge zur Differentialdiagnostik abdomineller Krankheitszustände darstellen, bei welchen zumindest der abdominelle Symptomenkomplex im Vordergrund des klinischen Bildes steht. Auch für die weitere Folge sind Zusammenstellungen umschriebener Gebiete in Aussicht genommen, da wir auf diese Weise hoffen den Interessen der Leser entgegenzukommen.

Die Autopsiebefunde verdanken wir dem Pathologisch-anatomischen Institut der Universität in Wien und wir erlauben uns auch an dieser Stelle, dem Vorstand desselben, Herrn Professor Maresch, unseren ergebensten Dank auszusprechen.

Wien, im Mai 1929

Ortner, Luger

Inhaltsverzeichnis

Ein Fall von Milzruptur

Von

Ludwig Berger

U. A., 67 Jahre alt, ledig, Pfründner, aufgenommen am 23. Januar 1927, gestorben am 24. Januar 1927.

Die Aufnahme der Anamnese stößt auf große Schwierigkeiten und kann auch nicht in allen Punkten vollständig durchgeführt werden, da Patient mit getrübtem Sensorium und im Zustande großer körperlicher Schwäche in die Klinik eingeliefert wird.

Über seine Familienanamnese und etwa durchgemachte Kinderkrankheiten vermag er nichts anzugeben. Seit seinem zwölften Lebensjahre hört er auf dem linken Ohr schlecht, zeitweise gar nicht. Von Zeit zu Zeit hatte er eitrigen Ausfluß aus diesem Ohr, ohne daß er deswegen je über wesentliche Schmerzen zu klagen hätte. Dann hatte er in den folgenden Jahren häufig „Halsentzündungen" mit Schluckbeschwerden und leichtem Fieber, die stets nur kurze Zeit dauerten. Seit vielen Jahren (genaue Zeitangaben kann Patient nicht machen) leidet er an „rheumatischen" Schmerzen in beiden Schultergelenken. Die Schmerzen, deren Charakter er nicht genauer schildern kann, strahlten in die Oberarme aus. Fieber, Rötung, Schwellung bestand nicht; auch waren die übrigen Gelenke stets frei.

Ende Oktober 1927 erlitt er eine Stichverletzung am linken Oberschenkel (an die näheren Umstände kann er sich nicht erinnern). Er hat damals stark geblutet und suchte einen Arzt auf, der die Wunde nähte. Nach drei Tagen begann jedoch die Wunde stark zu schmerzen und eiterte dann lange Zeit. Etwa vierzehn Tage nach dieser Verletzung schwollen ihm beide Beine bis in die Leistengegend an. Abgesehen von Schmerzen in der Gegend der Stichverletzung, hatte er keine Beschwerden. Von Fieber oder Schüttelfrost weiß er nichts. In letzter Zeit friert es ihn öfter, ohne daß er dabei zittern oder mit den Zähnen klappern müßte. Gleichzeitig mit dem Anschwellen der Beine bemerkte er eine Verringerung der Harnmenge und eine braunrote Färbung des Urins. Über eine Vergrößerung des Bauchumfangs kann er nichts Sicheres angeben. Vor zirka drei Wochen schwanden allmählich die Beinschwellungen; ob sich dabei Harnmenge und -farbe änderten, vermag er nicht anzugeben.

Vor vier Tagen verspürte er plötzlich Schmerzen im linken Hypochondrium, die ins Epigastrium, in die linke Flanke, in den Rücken, manchmal auch in die linke Schulter ausstrahlten. Die Schmerzen

hatten drückenden und stechenden Charakter, waren fast dauernd
vorhanden, wechselten nur etwas in der Intensität. In den letzten zwei
Tagen zeigte sich eine deutliche Beziehung der Schmerzen zur Körperlage: wenn er nicht am Rücken lag, steigerten sich die Schmerzen bedeutend. Er glaubt, daß in den letzten Tagen der Bauchumfang etwas
zugenommen habe. Er fühlt sich außerordentlich schwach, der Appetit
ist sehr schlecht, der Schlaf wegen der Schmerzen gestört. Seit einigen
Tagen ist er obstipiert, am Stuhl hat er nichts Auffälliges bemerkt. Seit
Beginn der Erkrankung hat er angeblich viel an Körpergewicht verloren.

Wegen dieser Beschwerden sucht Patient die Klinik auf. Potus,
Nikotin, Venerea negantur.

Status praesens

Mittelgroßer Patient von kräftigem Knochenbau, schwach entwickelter
Muskulatur, sehr dürftigem Panniculus adiposus. Haut blaß, fahl, kühl, Schleimhäute leicht zyanotisch. Kein Ikterus, leichtes Ödem ad sacrum. Im Bereiche
des ganzen Körpers, besonders am Rumpf, Hautblutungen von Stecknadel-
kopf- bis Schillinggröße. Schlechter Turgor der Haut, deutliche idiomuskuläre
Wülste. Im Bereiche des linken Oberschenkels eine blaurot unterlaufene,
von einer trockenen Borke bedeckte Wunde. Behaarung von virilem Typus.
Passive Rückenlage, getrübtes Sensorium. Temperatur 36°, Puls 104, Atmung
28, oberflächlich, vorwiegend thorakal.

Caput: Mesozephal, nirgends druck- und klopfempfindlich. Das Gesicht,
besonders die Stirne, leicht schweißbedeckt. Pupillen rund, ziemlich eng,
zentral gelegen, symmetrisch, reagieren prompt und mäßig ausgiebig auf Licht
und Konvergenz, direkt und konsensuell. Augenbewegungen frei, kein
Nystagmus. Kein Chvostek. Konjunktival- und Kornealreflexe beiderseits
herabgesetzt. Hirnnerven ohne Besonderheiten, Gebiß defekt, Zunge trocken,
rissig, wird gerade, ohne Tremor vorgestreckt. Rachen gerötet, Tonsillen
nicht vergrößert, von zahlreichen Pfröpfen durchsetzt. Keine Deviation
der Uvula. Rachenreflex auslösbar. Processus mastoideus und Tragus
beiderseits druckempfindlich.

Collum: Entsprechend konfiguriert. Keine Struma, keine pathologische
Pulsation. Längs des Musculus sternocleidomastoideus beiderseits kleine,
weiche, indolente Drüsen palpabel. Andeutung von Nackensteifigkeit.

Thorax: Entsprechend lang, breit und tief. Die untere Thoraxpartie
links etwas vorgewölbt. Kein Zurückbleiben einer Thoraxhälfte bei der
Atmung. Fossa supra- und infraclavicularis beiderseits leicht eingesunken.
Kein Mussy. Arteria subclavia beiderseits ohne Besonderheiten. Keine Pulsation
in jugulo tastbar. Epigastrischer Winkel annähernd ein rechter. Wirbelsäule
gerade, keine Spinalgie, kein Stauchungsschmerz. Links paravertebral, im
Bereiche von D_{10}—L_5 starke Druck- und Klopfempfindlichkeit. Keine deutliche Hauthyperästhesie daselbst.

Pulmo: Grenzen vorne: rechts sechste Rippe, mäßig gut verschieblich,
links vierte Rippe, unverschieblich; Grenzen hinten: rechts D_{10}, mäßig gut
verschieblich, links D_9, unverschieblich. Über beiden Spitzen leichte Schallverkürzung, sonst überall normaler Perkussionsschall.

Auskultation: Vesikuläratmen mit verschärftem Inspirium und ver-
längertem, etwas verstärktem Exspirium. Über der ganzen Lunge mäßig

reichliche, feuchte, mittelblasige, nicht klingende Rasselgeräusche. Stimm-fremitus, Bronchophonie ohne Besonderheiten.

Cor: Spitzenstoß im fünften Interkostalraum, innerhalb der Medioklavi-kularlinie, nicht hebend, nicht verbreitert. Kein Schwirren in der Präkordial-gegend. Relative und absolute Herzdämpfung in normalen Grenzen.

Auskultation: Über dem ganzen Herzen ein kurzes systolisches Geräusch, die zweiten Töne leise, unrein.

Arteria radialis: Verläuft gerade, nicht wandverdickt. Puls rhythmisch, äqual, symmetrisch, ohne Paradoxie, leicht unterdrückbar. Blutdruck nach Riva-Rocci 75/35.

Abdomen: Etwas über dem Thoraxniveau. Die linke obere Abdominal-hälfte leicht vorgewölbt, daselbst sehr starke Druckempfindlichkeit und Hauthyperästhesie. Die linke Lumbalgegend deutlich aufgetrieben. Die Bauchmuskeln überall ziemlich stark, über der vorgewölbten Partie bretthart gespannt. Dämpfung im linken vorderen Oberbauch nach oben bis zur vierten Rippe, nach unten bis zur Nabelhorizontalen reichend, nach links hinten in die Lendendämpfung übergehend, nach rechts etwa zwei Querfinger links von der Mittellinie endend. Sonst über dem Abdomen tympanitischer Schall. Wegen der starken Bauchdeckenspannung und Schmerzhaftigkeit ist die Palpation im linken Oberbauch nicht durchführbar. Im übrigen Abdomen keine pathologische Resistenz tastbar. Kein Aszites.

Hepar: Perkutorisch nicht vergrößert, unterer Rand nicht tastbar, keine Druckempfindlichkeit. Gallenblasengegend ohne Besonderheiten. Kein perihepatitisches Reiben nachweisbar.

Lien: siehe oben. Kein perisplenitisches Reiben.

Genitale: Ohne Besonderheiten.

Rectum: Ohne Besonderheiten.

Patellar-, Achillessehnen- und Kremasterreflexe beiderseits auslösbar, keine Reflexdifferenz. — Bauchdeckenreflexe auslösbar, links in toto schwächer als rechts. — Kein Babinski, kein Oppenheim, kein Klonus, keine Sensibilitätsstörung.

Laboratoriumsbefunde (mit Rücksicht auf die kurze Beobachtungs-zeit: 24 Stunden, konnten naturgemäß nur die allerwichtigsten Unter-suchungen ausgeführt werden):

Harnbefund: Kathederharn, Farbe: dunkelgelb; Aussehen: klar; Reaktion: sauer; Spezifisches Gewicht: 1018; Albumen: positiv (Spuren); Saccharum: negativ; Azeton: negativ; Azetessigsäure: negativ; Urobilinogen: 1:4; Bilirubin: negativ; Indikan: nicht vermehrt; Chloride: nicht vermindert; Diazo: negativ; Urognost: negativ; Sediment: vereinzelt Leukozyten und Epithelien.

Blutbefund: Erythrozyten: 2400000; Leukozyten: 25400; Sahli: 40; Färbeindex: 0.8; Thrombozyten: 270000; Differentialzählung: Neutrophile Myelozyten 1,5% (381), Jugendformen 0,5% (127), Stabkernige: 2,5% (635), Segmentkernige: 82% (20.828), Lymphozyten 13,5% (3429).

Beträchtliche Poikilo- und Anisozytose. Keine Polychromasie. Keine kernhaltigen Erythrozyten. Weißes Blutbild ohne Besonderheiten.

Decursus

23. Januar: Patient bekommt reichlich Kardiaka (Digalen, Kampher, Koffein, Hexeton). — 24. Januar: Intravenöse Kochsalzinfusion, Fortsetzung der kardiotonischen Therapie ohne wesentliche Änderung im Befinden des

Patienten. Starke Unruhe, zeitweise Jaktationen am ganzen Körper ohne Klonismen, ohne Zungenbiß, ohne Secessus. — 4ʰ post meridiem Exitus letalis.

Klinische Diagnose

Sepsis. Anaemia. Tumor lienis e thrombosi venae lienalis subsequente peritonitide circumscripta.

Pathologisch-anatomische Diagnose

Haemorrhagia gravis in cavum abdominale e ruptura lienis. Anaemia secundaria. Cirrhosis hepatis. Glomerulonephritis recrudescens haemorrhagica.

Anatomischer Befund (Dr. Hamperl)

Mittelgroße, männliche Leiche von kräftigem Knochenbau, mäßig entwickelter Muskulatur und spärlichem Panniculus adiposus. Die Totenstarre voll ausgebildet. Die allgemeine Decke blaß. Blasse Totenflecke auf der Rückseite. Fast vollkommener Defekt des Gebisses, die Alveolarfortsätze, besonders des Unterkiefers, atrophisch. Das Abdomen im Thoraxniveau. Die Bauchdecken prall gespannt.

Die Dura schlaff, die Sinus sehr spärliche, lockere Blutgerinnsel enthaltend. Die Leptomeningen über der Konvexität der Großhirnhemisphären leicht milchig getrübt. Die basalen Hirnarterien zart. Gehirn, abgesehen von etwas erweiterten Ventrikeln, ohne Besonderheiten.

Die Lungen über den Spitzen beider Oberlappen angewachsen, ziemlich substanzarm, blaß, auf der Schnittfläche wie ausgewässert. Hypostase in beiden Unterlappen. In den Bronchien schleimiger Inhalt.

Das Herz entsprechend groß, die Herzhöhlen nur sehr spärliche, lockere Blutgerinnsel enthaltend. Der Herzmuskel von blaßgelbbrauner Farbe. Alle Klappen zart und schlußfähig. In der Aorta ganz spärliche, verfettete Intimaherde.

Die Schilddrüse klein, kolloidarm. Die Tonsillen atrophisch. Ösophagus und Trachea ohne Besonderheiten.

In der freien Bauchhöhle etwa 1 l frischen, kaum geronnenen Blutes. Das Zwerchfell rechts mit seiner Kuppe in der Höhe der fünften Rippe stehend. Linkerseits ist mit der Zwerchfellunterfläche ein kindskopfgroßes, prall-elastisches Gebilde, das der Milz entspricht und das Diaphragma in die Höhe des unteren Randes der vierten Rippe drängt, verwachsen. Vorne, knapp neben dem Rippenbogen in seiner Kapsel eine schillinggroße, scharfrandige, von Blutgerinnseln eingenommene Lücke, durch die man mit der Sonde leicht mehrere Zentimeter weit in das Innere gelangen kann. An der medialen Seite ist oben der Magenfundus und unten die Flexura lienalis mit der Oberfläche bindegewebig verwachsen. Die beiden erwähnten Organe dementsprechend nach innen und vorne verlagert. Zwischen beiden endet der Schwanzteil des Pankreas. Beim Einschneiden des Knotens entleert sich etwas flüssiges Blut. Im übrigen geht der Schnitt fast ausschließlich durch massige Blutkoagula, in denen sich nur hie und da eine durch hellere Flecken und Streifen angedeutete Gewebsstruktur erkennen läßt. Das Pankreas fettdurchwachsen, sein Parenchym von hellgelblicher Farbe, schlaff. Der Ductus Wirsungianus frei. Die Leber klein, fast ganz unter dem Rippenbogen liegend, ihr unterer Rand zugeschärft, ihre Oberfläche feinhöckrig. Auf der Schnittfläche das dunkelbraune Parenchym in kleinen Inseln angeordnet, die keine Azinuszeichnung erkennen lassen. Das periportale Bindegewebe deutlich vermehrt. Die abführenden Gallenwege sowie die Vena portae frei. Die Lebervenenostien nicht erweitert.

Beide Nieren etwas vergrößert und sehr schlaff. Ihre Kapsel leicht abziehbar, die Oberfläche glatt. An ihr zahlreiche dunklere, flohstichartige Punkte nachweisbar. Die Rinde am Durchschnitt verbreitert, von blaßgraurötlicher Farbe, mit einem deutlichen Stich ins Gelbliche. Die Marksubstanz dunkelrot. Die abführenden Harnwege sowie das Genitale ohne Besonderheiten. Beide Nebennieren zentral erweicht. Magen-Darm-Trakt, abgesehen von der früher erwähnten Verwachsung des Magens und der Flexura lienalis mit der Oberfläche der Milz, ohne Besonderheiten.

In dem der Länge nach aufgesägten linken Femur die Kompakta der Diaphyse im Mittel 1 cm dick, rotes Knochenmark umschließend. Dieses in der oberen Hälfte dunkelrot, wie durchblutet. Fettmark nur in den beiden epiphysären Enden.

Kulturell in dem Blut aus der freien Bauchhöhle hämolysierende Streptokokken und Bacterium coli nachweisbar.

Histologisch erweist sich das untersuchte Milzgewebe, soweit es nicht vollständig durchblutet ist, als ausgedehnt nekrotisch. Die Glomeruli der Nieren kernreicher, vereinzelt im Bowmanschen Spaltraum Erythrozyten, Leukozyten, Fibrin neben Wucherung des Kapselendothels. Zahlreiche Glomerulusschwielen. An einzelnen Stellen finden sich in den erweiterten Kanälchen Leukozyten- und Erythrozytenzylinder, vereinzelt hyaline Zylinder. Das Interstitium herdförmig zellig infiltriert. In der Leber die autolytisch veränderten Zellen zu Pseudoacini von verschiedener Größe angeordnet. Zwischen diesen Läppchen das vermehrte Bindegewebe teils freies, teils phagozytotisches hämosiderotisches Pigment führend.

Epikritische Zusammenfassung

Wenn wir nun die Anamnese, die klinischen und Laboratoriumsbefunde im einzelnen analysieren, so müssen wir zunächst feststellen, daß die chronische Otitis und die häufigen Anginen, die Patient durchgemacht hatte, wohl imstande waren, einen Herd für wiederholte, wenn auch nicht foudroyante Bakterienschübe ins Blut zu bilden und auf diese Weise einen chronischen Milztumor zu erzeugen. Die Leberzirrhose entzog sich in unserem Fall der klinischen Diagnose: Weder die Anamnese, (Alkoholabusus, dyspeptische Beschwerden, Meteorismus, Hämatemesis oder Meläna), noch der klinische und der Laboratoriumsbefund (der Nachweis einer atrophischen, derben, höckerigen Leber, das Caput Medusae, die Urobilinogenurie) boten Anhaltspunkte für deren Annahme. Es muß jedoch zugegeben werden, daß die Vermehrung der Pulpazellen und des Pulparetikulums im Verein mit der Vergrößerung der Sinus, Veränderungen, die die Milzschwellung bei Leberzirrhose auszeichnen, eine gewisse Widerstandsherabsetzung des Organs herbeigeführt haben. Hiermit wäre die Möglichkeit einer präexistenten Splenomegalie mit Schädigung des Parenchyms gegeben. Die Stichverletzung am linken Oberschenkel, die langdauernde Eiterung der Wunde, die passagere Kreislaufinsuffizienz, das zeitweise vorhandene Fieber und Kältegefühl (wenn auch kein echter Schüttelfrost), der stetige Kräfteverfall und Gewichtsverlust legten den Gedanken an eine von der Wunde ausgehende septische Allgemeininfektion recht nahe. Und da man in der Klinik im allgemeinen mit Recht bestrebt ist, sämtliche Erscheinungen durch ein einheitliches ätiologisches Moment zu erklären, nahmen wir in der Auffassung, die Anämie wäre toxisch bedingt, die Dämpfung entspräche einem Milztumor, der schlecht gefüllte, frequente Puls, die kühle Haut, der Schweiß, die oberflächliche Atmung, die brettharte, stark druck-schmerzhafte Bauchdeckenspannung entspräche einem peritonealen Schock, einen septischen Milztumor an, der sekundär, durch Rückstauung des Blutes infolge entzündlicher Milzvenenthrombese so mächtig ange-wachsen ist und zur lokalen Bauchfellentzündung geführt hat. Wir müssen allerdings feststellen, daß die einzelnen Befunde nicht mit absoluter Gewißheit unsere Diagnose gestützt haben. Was zunächst die Anämie betrifft, so läßt sich wohl aus dem Blutbefund allein kaum eine exakte Differentialdiagnose zwischen septischer und posthämorrhagischer Anämie stellen. Nach größeren Blutungen kann es, ebenso wie bei der Sepsis, zu Leukozytose mit Ausschwemmung vereinzelter unreifer weißer (und roter) Blutzellen kommen, wobei allerdings eine starke Linksverschiebung mit degenerativer Kern- und Plasmaschädigung mehr für Sepsis sprechen wird. In den Endstadien der Sepsis jedoch, wo das hämatopoetische System seine Regenerationskraft verloren hat, kann die Linksverschiebung vollkommen fehlen. Auch gibt die Zahl der Plättchen diesbezüglich keinen Aufschluß, da Blutungs- und septische Anämie bald mit normalen, bald leicht erniedrigten, im Anfang auch erhöhten Thrombozytenwerten einhergehen. Poikilo- und Anisozytose kommt bei jeder stärkeren Anämie vor; die fehlende Polychromasie in unserem Falle ist auf die Insuffizienz des Knochenmarks zurückzuführen und deshalb differentialdiagnostisch nicht verwertbar; auch die geringgradige Ausschwemmung der Myelozyten mit neutrophiler Polynukleose kann als rein agonale Erscheinung auf-gefaßt werden.

Bloß zwei Momente konnten vielleicht mit einiger Berechtigung als Kriterien für septische bzw. Blutungsanämie gegeneinander abge-wogen werden: die Aneosinophilie und die niedrigen Urobilinogenwerte im Harn. Das Fehlen der Eosinophilen spricht für Sepsis, die fehlende Urobilinogenurie dagegen für Verblutungsanämie, weil ja dabei, mit

Ausnahme der Resorption des ergossenen Blutes, kein vermehrter Hämoglobinuntergang stattfindet.

Die am 19. Januar aufgetretenen Schmerzen in der linken Abdominalpartie mit der zeitweise vorhandenen Ausstrahlung in die linke Schulter, die vom Patienten bemerkte Zunahme des Bauchumfanges und die seit damals datierende rapide Progredienz des Leidens unter Vorherrschen eines peritonealen Symptomenkomplexes wiesen auf eine akut entstandene Komplikation hin, die wir dadurch zu erklären versuchten, daß wir annahmen, es wäre, bei schon länger bestehender (phlebitischer) Thrombose der Vena lienalis, schließlich zu einem obturierenden Verschluß derselben mit Ausbildung eines Stauungsmilztumors und zirkumskripter Peritonitis gekommen. Die Abschwächung der Bauchdeckenreflexe links war auch in diesem Sinne zu verwerten. — Auf die hier in Betracht kommenden differentialdiagnostischen Erwägungen soll nach Besprechung des physikalischen Befundes weiter unten eingegangen werden. Bezüglich des im Abdomen erhobenen Befundes muß betont werden, daß eine Palpation im Bereiche des linken Oberbauches infolge der starken Schmerzhaftigkeit und Muskelspannung nicht durchführbar war. Wir mußten uns infolgedessen auf Inspektion, Perkussion und Auskultation beschränken. Die Vorwölbung im linken Epigastrium und Hypochondrium mußte den Gedanken an einen Tumor wachrufen; die Frage: intraabdomineller oder Bauchdeckentumor konnte zwar nicht durch die sonst übliche palpatorische Untersuchung bei gespannten und entspannten Bauchdecken entschieden werden, mußte jedoch mit Rücksicht auf die peritonealen Reizerscheinungen und den Allgemeinzustand zugunsten des intraabdominellen Tumors beantwortet werden. Die Vorwölbung der Lendengegend, besonders in den rückwärtigen Partien, kommt weit häufiger als bei Tumoren bei intraabdominellen Ergüssen vor, so daß wir an Tumor plus Erguß denken mußten. Der federnde Widerstand freilich, der öfter bei intraabdominellem Erguß, besonders beim Hämatom, anzutreffen ist, konnte bei unserem Patienten nicht festgestellt werden. Und daß wir uns bei der Organdiagnose für die Milz entschieden haben, hat seinen Grund darin, daß, abgesehen von der Tatsache des kontinuierlichen Übergangs der Abdominal- in die Milzdämpfung, der Hochdrängung und Unverschieblichkeit der linken unteren Lungengrenze (zweier Momente, die gerade für die Diagnose von Milztumoren wertvoll sind), die Annahme eines Milztumors am zwanglosesten sich in die durch die Anamnese angebahnten Gedankengänge einfügte. Freilich hätte zur sicheren Stütze dieser Diagnose noch der physikalische Nachweis gehört, der jedoch in unserem Falle aus den oben angeführten Gründen nicht erbracht werden konnte, daß nicht etwa der linke Leberlappen, der Magen, das Pankreas, die Flexura lienalis, die linke Niere oder Nebenniere, die retroperitonealen Drüsen Ursache der Tumorbildung waren.

Tumoren des Magenfundus erreichen kaum eine Größe, die zu der oben beschriebenen Dämpfung führen könnte; sie werden durch Aufblähung des Magens verlagert und sind gewöhnlich exspiratorisch fixierbar.

Die Milz- und Lebertumoren lassen sich durch die respiratorische Verschiebungsrichtung (Leber direkt nach unten, Milz von links oben nach rechts unten) voneinander trennen. Außerdem liegt der aufgeblähte Magen zwischen Milz und Leber und wird die bogenförmige Verschmälerung des linken Tumorrandes in der Richtung gegen den Rippenbogen mehr für Leber sprechen. Die Aufblähung des Kolons bildet ein wichtiges diagnostisches Hilfsmittel bei der Differentialdiagnose der Tumoren im linken Epigastrium und Hypochondrium. Wenn keine Verwachsungen vorliegen, liegt die Milz vor und über dem Kolon, die Nieren-, Nebennieren- und andere retroperitoneale Tumoren haben das Kolon vor sich oder verdrängen es medianwärts. Im Zweifelsfall kann das Ballottement renal, die fehlende Einengung des Traubeschen Raumes, die fehlende respiratorische Verschieblichkeit, der Harnbefund, eventuell die Pyelographie entscheiden. Doch muß ausdrücklich hervorgehoben werden, daß all diese und eine Reihe anderer hier nicht erwähnter Momente, so sehr sie sich im allgemeinen bewähren, im speziellen Fall uns im Stich lassen können. Pankreaszysten liegen hinter dem Magen, gleichzeitig werden sie vom Magen an ihrer oberen, vom Colon tranversum an ihrer unteren Begrenzung umkreist. Die Lumbalgegend ist dabei nicht vorgewölbt, Fluktuation ist häufig vorhanden. Auch an entzündliche Netztumoren oder echte Neoplasmen des Netzes, an Zwerchfelltumoren muß gedacht werden. Die letzteren sind gewönlich Pleuratumoren, die durch das Diaphragma durchwuchern, die ersteren liegen vor dem Magen und Darm, haben eine höckerige Konsistenz und breiten sich, mehr minder gut abgrenzbar, diffus aus.

Fassen wir nun die wichtigsten Charakteristika eines Milztumors zusammen, so sind es: die Verschiebungsrichtung von links oben nach rechts unten, die Lagebeziehung zu Magen und Darm (lateral vom Magen, vor und über dem Kolon), die Unmöglichkeit oder zumindest die Schwierigkeit des Eindringens zwischen Tumor und linken Rippenbogen, die respiratorische Verschieblichkeit, die übrigens bei großen Tumoren oder Verwachsungen stark eingeschränkt ist bzw. ganz fehlt, die Hochdrängung des linken Zwerchfelles mit Unverschieblichkeit der Lungengrenze, der kontinuierliche Übergang in die Milzdämpfung, die Vorwölbung des linken Hypochondriums, das bisweilen nachweisbare Zurückbleiben der unteren linken Thoraxpartie bei der Atmung und schließlich eventuell die Möglichkeit, am vorderen unteren Tumorrand Einkerbungen zu tasten.

Wenn wir jetzt die Differentialdiagnose des Krankheitsbildes selbst besprechen, so müssen wir feststellen, daß die Anamnese keinerlei Anhaltspunkt bot, Magen, Kolon, Pankreas, Niere, Nebenniere, Leber, Pleura in den Kreis der diagnostischen Erwägungen zu ziehen. Es mußte nicht nur auf Grund des klinischen Befundes, sondern auch per exclusionem die Milz als das im Mittelpunkte des pathologischen Geschehens stehende Organ erkannt werden.

Es muß dabei betont werden, daß eine ganze Reihe von Erkrankungen zum gleichen oder zumindest außerordentlich ähnlichen Bild, wie wir es bei unserem Patienten fanden, führen konnte. Deren gegenseitige Abgrenzung stieß auf um so größere Schwierigkeiten, als wir nur durch sehr kurze Zeit Gelegenheit hatten, den Fall zu beobachten und bloß auf Grund der allerwichtigsten Befunde und der wegen der Benommenheit des Patienten nicht ganz erschöpfenden Anamnese gezwungen waren, die Diagnose zu stellen. So mußten wir den Gedanken an eine Milzruptur fallen lassen, weil erfahrungsgemäß Spontanrupturen der Milz bei Sepsis zu den größten Seltenheiten gehören und das augenblickliche Zustandsbild (Schmerztypus, der auf die Milz hinweist, peritonealer Symptomenkomplex, das Ergebnis der klinischen und Laboratoriumsuntersuchung) durch die Annahme einer Milzvenenthrombose, die bei marantischen Patienten im Verlaufe einer septischen Infektion keineswegs selten ist, eine ausreichende Erklärung fand. Erkrankungen, die zur Milzruptur eine Prädisposition schaffen, wie Malaria, Typhus oder die akuten Leukämien mußten, mangels einer diesbezüglichen Anamnese, von vornherein ausgeschlossen werden. Übrigens sprach auch der Blutbefund (keine Plasmodien, keine Leukopenie, keine Monozytose, keine wesentliche Vermehrung atypischer Zellformen) dagegen. An Milzkrisen des hämolytischen Ikterus war wegen der in dieser Richtung vollkommen negativen Anamnese (meist kongenitales Auftreten, familiäres Vorkommen), des Fehlens von Ikterus und Urobilinogenurie, nicht zu denken. Auch war das Blutbild nicht im Sinne des hämolytischen Ikterus zu verwerten, weil ja bei dieser Erkrankung gewöhnlich viel Monozyten, kernhaltige rote Blutkörperchen und Jolly-Körperchen vorkommen. Das Fehlen von hyperchromem Färbeindex, von Megalozytose und Polychromasie ließ die Anaemia perniciosa ausschließen. Für Typhus exanthematicus, Morbus Gaucher (familiäre Erkrankung, Leukopenie, braungelbliche Hautfärbung, Fieberlosigkeit) war kein Anhaltspunkt vorhanden. Febris recurrens konnte wegen des Nichtvorhandenseins von Spirillen im Blut, die zu den Leishmaniosen gehörende, in unserem Klima kaum zur Beobachtung gelangende Kala-Azar wegen des Fehlens von Parasiten und von Leukopenie ausgeschlossen werden. Die Lues und Tuberkulose pflegen wohl nie eine so mächtige Milzvergrößerung zu erzeugen. An Amyloidose mußte zwar mit Rücksicht auf die chronische Otitis mit eventuell präexistenter Milzschädigung, die posttraumatische — wenn auch nicht lang dauernde — Eiterung, die Albuminurie gedacht werden, doch sprach dagegen das Fehlen einer vergrößerten, harten, glattrandigen Leber, die ja fast immer bei höheren Graden von Amyloid gefunden wird. Milzschwellung mit Anämie kommt auch dem Morbus Banti zu, doch findet sich in den späteren Stadien des Leidens — und nur diese kämen wegen der Schwere der Erkrankung bei unserem Patienten in Betracht — eine Lebervergrößerung mit Aszites, Subikterus, Bilirubin- und Urobilinurie. Gegen eine etwaige akute Komplikation im Rahmen einer chronischen Pfortaderthrombose sprach das Fehlen von Aszites und Blutungen aus dem Gebiet der Vena portae, ferner der Mangel eines Kollateralkreislaufes auf der vorderen Bauchwand. Das Bestehen eines Bronzediabetes mußte negiert werden, da ja außer dem Milztumor

die Kardinalsymptome dieser Krankheit: Hämochromatose, Leberzirrhose und Glykosurie, fehlten. Der Gedanke an ein geplatztes Aneu-
rysma der Arteria lienalis mußte mit Rücksicht auf das Fehlen von
Schwirren und Pulsation über dem Tumor aus dem Kreis der differentialdiagnostischen Erwägungen ausgeschaltet werden. Eine Torsion des
Milzstieles konnte nicht ganz sicher ausgeschlossen werden, doch pflegen
bei Milztorsion die peritonitischen Reizerscheinungen nicht allzu heftig
zu sein. Bisweilen kann ein ins Pankreas penetrierendes Magenulkus
die Wand der im Gewebe der Bauchspeicheldrüse verlaufenden Arteria
lienalis arrodieren und so zu einer schweren, ja tödlichen Blutung führen,
die naturgemäß hauptsächlich die linke Abdominalhälfte einnehmen
wird. Doch sprach in unserem Falle die Anamnese mit größter Wahrscheinlichkeit, wenn auch nicht mit absoluter Gewißheit (verlaufen
doch vielfach Magengeschwüre symptomlos), gegen ein solches Krankheitsbild. Im Betracht kam ferner ein Milzabszeß mit abgesackter, perisple-
nitischer Peritonitis, also zum Beispiel ein vereiterter embolischer
Infarkt im Verlauf einer kardialen Affektion, etwa einer septischen
Endokarditis (die reine Stauungsmilz erreicht gewöhnlich nur geringe
Dimensionen), oder Infarzierung und Vereiterung beim Milztumor
einer subleukämischen Myelose oder eines Lymphogranuloms. Da die
einigermaßen sicheren Zeichen der Endokarditis, wie etwa das Auftreten
präsystolischer oder diastolischer Geräusche, der Wechsel im Charakter
des systolischen Geräusches, die Verbreiterung der Herzdämpfung,
das Wandern des Spitzenstoßes nicht vorhanden waren, schien uns die
Diagnose einer Milzembolie unwahrscheinlich. Wenn auch die absolute
Zahl der Leukozyten: 25400 mit der Annahme eine subleukämischen
Myelose nicht im Widerspruch stand, so sprach doch das Differentialbild
dagegen. Die Aneosinophilie, insbesondere das Fehlen von eosinophilen
Myelozyten und von Mastzellen, das Überwiegen der reifen Formen
unter den Leukozyten war entschieden gegen das Bestehen einer subleukämischen Myelose zu verwerten. Da manifeste Drüsenschwellungen
und ein Mediastinaltumor bei unserem Patienten gefehlt haben, so wäre
nur an einen rein abdominalen Typus des Lymphogranuloms zu denken
gewesen; doch pflegt dabei auch die Leber vergrößert zu sein, man findet
im allgemeinen eine Eosinophilie und positive Diazoreaktion, der Fieberverlauf ist remittierend respektive intermittierend, die Patienten klagen
oft über Hautjucken und Durchfälle, Symptome, die in unserem Fall
gefehlt haben und uns die an sich wohl sehr gewagte Diagnose einer
infarzierten und vereiterten Porphyrmilz völlig ablehnen ließen. Das
multiple Myelom und Chlorom, Erkrankungen, die auch einen beträchtlichen Milztumor erzeugen können, waren durch das Fehlen charakteristischer Symptome (Bence-Jonesscher Eiweißkörper im Harn,
multiple Knochenfrakturen, geschwulstartige Wucherungen an den
Schädelknochen) auszuschließen. Die Kundratsche Lymphosarkomatose
verursacht gewöhnlich einen Milztumor von nur mäßiger Größe, auch
sprach der Habitus des Patienten, der Blutbefund, das Freisein der
retroperitonealen und mediastinalen Lymphdrüsen gegen diese Affektion.

Der Gedanke an ein Neoplasma der Milz, insbesondere an eine Milzzyste, mit sekundärer Blutung in den Zystenraum, mußte wohl erwogen werden, doch wäre durch diese Annahme bestenfalls der abdominale Lokalbefund, unter keinen Umständen dagegen das gesamte Krankheitsbild verständlich erschienen.

Wenn wir nun schließlich epikritisch unter Zuhilfenahme des Obduktionsbefundes das pathologische Geschehen in unserem Fall zu erklären trachten, so müssen wir, glaube ich, zu folgenden Schlüssen gelangen: Es handelt sich um eine im Verlaufe einer posttraumatischen Sepsis entstandene, zum Tode führende „Spontanruptur" der Milz mit Blutung in die freie Bauchhöhle. Der Ausdruck Spontanruptur ist jedoch nicht ganz zutreffend; in den allermeisten Fällen sind es erfahrungsgemäß doch kleine äußere Einwirkungen, wie Niesen, tiefes Atemholen, eine brüske Bewegung, die zum Bersten des Organs führen. Ferner muß es sich wohl um eine primär geschädigte Milz handeln, da die Sepsis allein kaum je eine Milzruptur verursachen dürfte. Wahrscheinlich lag in unserem Fall, neben den Veränderungen, die die Leberzirrhose gewöhnlich begleiten, eine kavernöse Entartung der Milzgefäße vor, die nach den Erfahrungen der pathologischen Anatomen häufig infolge geringfügiger Anlässe zur Ruptur des Organs führt. Die Obduktion konnte allerdings diese Annahme nicht mit Sicherheit beweisen, weil von der Struktur der Milz nichts mehr zu erkennen war. Auch lag wohl, gerade mit Rücksicht auf die totale Nekrose des Parenchyms, zwischen der Blutung ins Milzgewebe und der tödlichen Hämorrhagie ins Cavum abdominale ein längeres Zeitintervall, wie wir es von den Fällen der sogenannten „zweizeitigen" Milzruptur her kennen, während dessen es eben zur völligen Zerstörung des an sich minderwertigen Organs gekommen ist. Dieses Intervall konnte einige Stunden bis viele Tage betragen; zur Blutung in die Bauchhöhle kam es erst dann, als das subkapsuläre Hämatom durch wiederholte Nachblutung oder durch fortwährendes Nachsickern des sich ausscheidenden Serums derart an Masse zugenommen hat, daß es schließlich zum Kapselriß führte.

Ein kasuistischer Beitrag zur Symptomatologie und Pathogenese des Ulcus ventriculi, des Carcinoma ventriculi und der chronischen Obstipation

Von

Gottfried Holler und **Josef Blöch**

Der Fall, dessen Krankengeschichte wir anschließend beschreiben, eignet sich nach unserer Meinung wegen seiner reichhaltigen Symptomatologie und ferner auch deshalb zu einer differentialdiagnostischen Besprechung und nachfolgenden epikritischen Betrachtung, weil sich ein seltener ätiologisch-pathogenetischer Zusammenhang mehrerer sonst für sich streng umschriebener, also selbständig bekannter Krankheitsprozesse erweisen läßt. Aus den nämlichen Gründen verdient die Niederschrift dieses Krankheitsverlaufes auch besonderes Interesse von seiten des Praktikers, so daß die Behandlung des Falles an dieser Stelle gerechtfertigt erscheint.

Wir hatten Gelegenheit, die junge Frau, um deren Krankheitsverlauf es sich handelt, durch vier Jahre hindurch zu beobachten, und wollen gleich vorweg in dieser Zeit ihres Leidens drei Stadien unterscheiden: ein erstes Stadium der Magenschmerzen, ein zweites Stadium mit den Erscheinungen einer akuten Appendizitis und ein drittes Stadium, dessen vorherrschendes Symptom eine hartnäckige chronische Obstipation ausmachte.

I. Krankheitsabschnitt

Die 27jährige, damals unverheiratete Patientin I. R. kam am 13. April 1922 zum erstenmal in unsere Beobachtung; sie klagte über abdominelle Beschwerden, vor allem über chronische Verstopfung, die schon seit frühester Jugend, wie sie angibt, bestand und die häufig nur mehr durch sehr drastische Abführmittel behoben werden könne; weiter klagte sie auch über Magenschmerzen, die mit bald längeren, bald kürzeren schmerzfreien Intervallen seit etwa zehn Jahren nach Nahrungsaufnahme auftreten, sich im Epigastrium lokalisieren und unter den linken Rippenbogen zu ausstrahlen. Auch jetzt befindet sich Patientin in einer derartigen Periode heftiger Schmerzattacken, die regelmäßig eine Viertel- bis halbe Stunde nach dem Essen einsetzen und von der Qualität der Speisen insoferne abhängig sind, als besonders Fleisch am schlechtesten vertragen wird. Die Patientin weiß aus ihrer langjährigen Erfahrung, daß eine längere Zeit durchgeführte Kur mit reizloser Diät, vor allem Milch, Milchspeisen, und Bettruhe ihr bisher immer Befreiung von ihren Magenbeschwerden gebracht hat. Die Verstopfung wurde dabei weniger gut beeinflußt. Über eine abnorme Beschaffenheit des Stuhles, besonders was seine Farbe anbelangt, ob ein Teerstuhl, ob Schleim- oder Blutbeimengungen beim Stuhl vorhanden waren, weiß Patientin nichts anzugeben. Erbrechen ist nicht vorgekommen, jedoch zeitweiliges Aufstoßen von saurem Geschmack und Sodbrennen. Nie bestand Blähungsgefühl, ebenso waren auch Schmerzen in der Nacht, Nüchtern- oder Hungerschmerz nie vorhanden; Lagewechsel hatte auf den Schmerzablauf keinerlei Einfluß.

Sie gibt an, sich zeitweise tagelang auffallend müde zu fühlen. Zu solchen Zeiten soll sie von ihrer Umgebung hören, daß sie gelb aussehe.

Aus der Familienanamnese hören wir nichts, was interessieren könnte. Sie selbst hat von Infektionskrankheiten als Kind Masern durchgemacht, negiert ausdrücklich, an akuten Darmkatarrhen, speziell ruhrartigen Erkrankungen, je gelitten zu haben. Sie war überhaupt bis auf die angegebenen abdominellen Beschwerden immer gesund. Menarche mit vierzehn Jahren, Menses immer regelmäßig, blutreich, ohne besondere Beschwerden. Sie ist Virgo.

Status praesens

Die Untersuchung ergibt: Gut entwickelte, schlanke, eher grazil gebaute, übermittelgroße Patientin, etwas blaß aussehend bei gut gefärbter Konjunktiven, Lippen- und Mundhöhlenschleimhaut. Kein Ikterus. Temperatur normal. Die Behaarung ist normal, abnorme Pigmentierung nirgends vorhanden. Guter Hautturgor, nirgends Drüsenschwellungen nachweisbar. Hirnnerven ohne Besonderheiten, die Sehnenreflexe recht lebhaft. Pupillenreflexe normal, keinerlei pathologische Reflexe, keine Zeichen von Ataxie. Der Thorax ist gut gewölbt, der epigastrische Winkel nahe einem rechten, die Mammae parenchymreich. Das Abdomen unter dem Thoraxniveau, kein abnormes Relief zeigend. Die Perkussion der Lungen zeigt eine unwesentlich eingeengte und verkürzte rechte Spitze (Patientin ist Rechtshänderin) ohne irgendwelche auskultatorisch nachweisbare akute Erscheinungen über derselben. Eine interskapuläre, Kraemersche Dämpfung, eine vertebrale Dämpfung der Hilusgegend, Spinalgie und D'Espine können nicht nachgewiesen werden. Die Lungenränder stehen in normaler Höhe, sind durchwegs frei verschieblich. Über den abhängigen Lungenpartien vorne wie hinten ergibt der Perkussions- und Auskultationsbefund vollständig normale Verhältnisse. Die Herzdämpfungen lassen sich innerhalb durchaus normaler Grenzen nachweisen, der Spitzenstoß liegt im fünften Interkostalraum, innerhalb der Mammillarlinie; er ist nicht verbreitert, nicht hebend, bei Lagewechsel normal beweglich. Auskultatorisch bestehen reine, kräftige Töne, keinerlei Geräusche. Die peripheren Gefäße sind normal weit, zartwandig, gut gefüllt; Puls bei Ruhelage zwischen 68 und 72. Czermakscher Vagusdruck beiderseits negativ, Aschnerscher Bulbusdruck ebenso negativ.

Das oberste Epigastrium ist auf Tiefendruck diffus schmerzempfindlich, weiter findet sich auch ein lokalisierter Druckpunkt etwa in der Mitte des Abstandes zwischen Processus xiphoideus und Nabel, etwas links von der Mittellinie. Deutlich vermehrte Rektusspannung links. Der Bauchdeckenreflex im linken oberen Quadranten lebhafter als der der rechten Seite. Wir können eine hyperalgetische Hautzone oberflächlich wie tief über dem linken mittleren Epigastrium von fast Handtellergröße nachweisen. Ein paravertebraler Boasscher Druckpunkt am Rücken ist nicht vorhanden, ebenso fehlt daselbst eine Headsche Zone. Bei Tiefendruck in der Ileozökalgegend gibt Patientin hin und wieder eine wenig ausgesprochene Schmerzempfindung an. Die von Lanz und MacBurney für eine Appendixaffektion angegebenen Druckpunkte waren nicht ausgesprochen, das Rovsing- und das Blumbergsche Symptom fehlen. Ein abnormer Palpationsbefund in der Appendixgegend kann nicht erhoben werden, auch eine défense musculaire daselbst ist nicht vorhanden. Leichte Ovarialdruckempfindlichkeit beiderseits. Irgendwelche Headsche Zonen im Bereiche des Unterbauches, speziell der Appendixgegend, waren nicht nachzuweisen. Die beiden unteren Bauchdeckenreflexe sind beiderseits gleich stark, deutlich auslösbar. Die Leber perkutorisch und palpatorisch normal, keine Druckempfindlichkeit in der Inzisurgegend, keine Succussio hepatalis. Die Milz ist nicht palpabel, perkutorisch innerhalb normaler Grenzen. Die Nieren sind nicht palpabel, die Nierengegend ist nicht sukkussionsempfindlich. Die digitale Untersuchung des Rektums ergibt vollkommen normale Verhältnisse, die Ampulle ist mittelweit, die Schleimhaut normal, keinerlei abnorme Resistenzen tastbar, keine Hämorrhoiden.

Die Untersuchung des Magensaftes ergibt folgendes: Das am 15. April 1922 mit der dicken Sonde gewonnene geringe Nüchternsekret zeigt keinerlei makro- und mikroskopisch nachweisbare retinierten Speisereste und hatte folgende Säurewerte: Freie Salzsäure 18, Gesamtazidität 24. Nach einem Boas-Ewaldschen Probefrühstück erreicht nach Ablauf von 45 Minuten der Mageninhalt die Azidität für freie Salzsäure 26, für Gesamtazidität 32; abnorme Schleim- oder Blutbeimengung war nicht vorhanden.

Der morphologische Blutbefund vom 15. April ergibt:

Erythrozyten; 4652000, Sahli: 102, Färbeindex: 1.

Die Gesamtzahl der weißen Blutkörperchen beträgt 7270, darunter sind: Segmentkernige Neutrophile: 63% (4580), Eosinophile: 2,5% (181), Mastzellen: 0,3% (22), Monozyten: 6,2% (452), Lymphozyten: 28% (2035).

Im gefärbten Präparat normale Kernverhältnisse der neutrophilen Leukozyten, normales Verhalten der Erythrozyten in bezug auf Form, Größe und Färbbarkeit.

Serumfarbstoffe normal.

Osmotische Resistenz: Beginnende Hämolyse: 0,44%, totale Hämolyse 0,32%.

Die Wassermann-Reaktion im Blutserum war negativ. Harnbefund normal, speziell keine Albuminurie, keine vermehrte Urobilinogenurie, keine Indikanurie.

Stuhlbefund: Trockener Ziegenkotstuhl ohne abnorme Beimengung, vor allem kein Schleim, kein makroskopisch erkennbares Blut. An der Farbe nichts Ungewöhnliches. Nach dreitägiger hämoglobin- und chlorophyllfreier Kost ist die Benzidin- und Guajakprobe positiv und bleibt es auch im Stuhl der nächstfolgenden drei Tage. Bei der mehrere Wochen später nochmals vorgenommenen Untersuchung auf okkulte Blutungen ist die Guajak- und auch die Benzidinprobe negativ. Muskelfasern sind in den entsprechenden Stuhlproben mikroskopisch nicht nachzuweisen, ebenso auch keine Erythrozyten.

Der Röntgenbefund der Lunge ergab vollständig normale Verhältnisse und weiter einen morphologisch und funktionell vollständig normalen Magen; ebenso ließ sich am Duodenum keinerlei pathologischer Befund nachweisen. Einen spastischen Zustand dagegen zeigte der Dickdarm.

Diagnose

Wenn wir unsere Untersuchungsergebnisse kurz überblicken, so haben wir nach der gegebenen Anordnung der Krankheitssymptome zunächst zwischen einer funktionellen Störung des Magens, also einer Magenneurose, und einer organischen Veränderung in demselben zu entscheiden, wobei wir wieder in erster Linie an Ulkusbildung im Magen zu denken haben. Eine rein idiopathische Magenneurose (idiopathische Gastralgie) ist nach der heutigen Ansicht etwas recht Seltenes. Wir haben uns also, wenn wir diesem Gedankengang „Magenneurose" folgen, vor allem zu überlegen, ob wir Anhaltspunkte für eine Erkrankung anderer Viszeralorgane haben, die, wie bekannt, reflektorisch auf den Magen einwirken, hier Schmerzäußerungen (oder überhaupt Epigastralgie) und sekretorische und motorische Funktionsanomalien bewirken. Unter den Organen, deren Erkrankung in eine derartige Beziehung mit dem Magen zu treten pflegt, haben wir, dem Häufigkeitsprinzip entsprechend, in erster Linie, da es sich um eine Frau handelt, an Cholezystitis bzw. Cholelithiasis und an Erkrankungen des inneren Genitales zu denken.

Die Cholezystitis macht sehr häufig Schmerzphänomene, die sich einzig und allein, besonders am Beginn einer leichten Erkrankung (der Zustand kann aber auch in der gleichen Intensität über viele Jahre bestehen), auf das Epigastrium beschränken. Die Kranken klagen über ein Druckgefühl im Magen, über Sodbrennen, saures Aufstoßen, über Schmerzen unmittelbar nach der Nahrungsaufnahme, häufig auch über Beschwerden vom Charakter des Hungerschmerzes; sie bekommen ihre Beschwerden, wenn der Magen leer ist, häufig auch in der Nacht. Dieser nokturne Schmerz ist aber keinesfalls für das Gallenleiden charakteristisch, wir finden ihn ebenso beim Ulcus duodeni, sehr selten besonders beim lange bestehenden Ulcus ventriculi, wie überhaupt die jetzt bei Cholezystitis geschilderte Anordnung der Schmerzphänomene, die die Patienten auf den Magen beziehen, nicht nur bei echter, idiopathischer Magenneurose und bei jeder anderen Form von sekundärer Magenneurose, sondern auch bei echter Ulkusbildung im Magen und Duodenum anzutreffen ist. Die Entscheidung, ob eine derartige, durch eine Erkrankung der Gallenblase bedingte Form einer Magenanomalie bei unserer Patientin vorliegt, wird vor allem durch eine direkte Untersuchung des fraglichen Organs zu treffen sein und weiter werden wir uns die Frage vorzulegen haben: Liegen in der Krankengeschichte, vor allem in der Anamnese, andere Schmerzäußerungen vom Charakter einer Hepatalgie vor? Wir konnten für diese letztere Annahme trotz eingehender Befragung der Patientin keinen triftigen Anhaltspunkt finden. Sie hat niemals Schmerzen, speziell kolikartigen Charakters, unter dem Rippenbogen verspürt; sie weiß nichts von derartigen Schmerzen anzugeben, die von hier aus ins Kreuz, in die rechte Brustseite, nach rechts hinten oder in die rechte Schulter hin ausstrahlten; sie gibt gerade entgegengesetzt einen Schmerz an, der vom Epigastrium gegen den linken Rippenbogen zu ausstrahlt. Eine derartige Schmerzanordnung kann auch bei Cholezystitis beobachtet werden, gehört aber hier mehr oder weniger zu den uncharakteristischen Ausnahmen, während sie dem Ulcus ventriculi charakteristisch zukommt. Fehlt also der Schmerzsymptomatologie bei unserer Kranken, was für Gallenblase spricht, vor allem der Kolikcharakter, das anfallsweise Auftreten mit dem zunehmenden und abschwellenden Schmerz, hören wir auch nichts von Schüttelfrösten zu Beginn des Schmerzanfalles, sondern nur von periodisch auftretenden Schmerzattacken, die rein nur ins Epigastrium lokalisiert werden, kurz, fehlen die kardinalen Symptome, wie sie zur Schmerzsymptomatologie der Hepatalgie, vor allem der Cholezystitis und Cholelithiasis, gehören, so gibt weiter auch die übrige Anamnese und die objektive Untersuchung der Leber und Gallenblase keinen Anhaltspunkt für eine Erkrankung dieses Organs. Wir hören in der Anamnese vor allem nichts Sicheres über das zeitweise Auftreten einer Gelbsucht, die Leber liegt innerhalb normaler Grenzen, ist von normaler Konsistenz, glatter Oberfläche, wir konnten niemals ein Reiben über dem Organ nachweisen oder eine Schmerzempfindung beim Betasten oder Beklopfen desselben. Ein Druck in die Inzisurgegend, speziell gegen den Rippenbogen zu, ausgeführt, war niemals von einer Schmerzempfindung der Patientin begleitet. Niemals war die Gallenblase tastbar. Eine hyperästhetische Zone knapp unter dem rechten Rippenbogen war nicht nachzuweisen, ebenso auch nicht eine solche am Rücken, entsprechend der Leberhinterfläche. Auch der morphologische Blutbefund enthält keine Zeichen für den Bestand eines irgendwie aktiven, chronisch entzündlichen Prozesses im Körper. Im Harn konnten keine Zeichen für den Bestand eines Leberleidens gefunden werden, Bilirubin war nie vorhanden, Urobilinogen normal.

Wir könnten schließlich an Hepatalgie denken, wie sie bei hämolytischem Ikterus häufig vorkommt, ein Krankheitsbild, an das, wenn in weitgehend verschleierter Form vorhanden, nur zu häufig vergessen wird. Der Spannungsschmerz der mit dickflüssigem Sekret überfüllten Gallenblase, wohl auch eine tatsächlich in der Gallenblase ablaufende Entzündung oder sogar durch die abnorme Zusammensetzung der Galle bewirkte Gallensteinbildung können, abgesehen davon, daß sie charakteristische Gallenblasenanfälle erzeugen, auch die Symptome einer isolierten Epigastralgie vortäuschen; dazu gehört aber klinisch wieder der Nachweis der krankhaft veränderten Gallenblase, und wir müssen vor allem erst den Beweis für das bestehende Grundleiden, für den hämolytischen Ikterus oder sagen wir in diesem Fall besser, für eine eventuell vorhandene hämolytische Konstitution führen. Entfernt läßt daran das zeitweise Müdigkeitsgefühl der Patientin denken sowie die Angabe, daß sie in solchen Zeiten gelb aussehen soll. Wir wissen aber, was wir von solchen Angaben, die von Laien stammen, zu halten haben. Unserseits konnten wir nicht das leiseste subikterische Kolorit konstatieren. Es fehlt weiter der Milztumor, es fehlt die osmotische Resistenzverminderung und Mikrozytose der Erythrozyten, es fehlt die Hypercholie des Stuhles, die Vermehrung der Serumfarbstoffe usw., kurz, wir finden nicht ein einziges von den Kardinalsymptomen des hämolytischen Ikterus. Wir müssen damit den Gedanken an den Bestand einer hämolytischen Konstitution und an eine dadurch bewirkte verschleierte Hepatalgie aufgeben, wie überhaupt nach unseren vorausgehenden Erwägungen eine Cholezystitis oder Cholelithiasis als Ursache für die Magenbeschwerden bei unserer Patientin unwahrscheinlich geworden ist.

Es folgt damit jetzt die Überlegung, ob in diesem Falle vom Genitale aus eine abnorme Einwirkung auf den Magen möglich ist und so von dort aus die Erscheinungen einer Magenneurose bewirkt sind. Was eine Affektion des Genitales hier anlangt, so konnte eine objektive Untersuchung nur vom Rektum aus vorgenommen werden und ergab einen negativen Befund. Wir hören aber auch nichts über einen abnormen Funktionszustand des Genitales, der Menstruationszyklus ist ungestört, es besteht und bestand niemals ein Fluor. Eine menstruelle Gastralgie ist deshalb auszuschließen, weil keinerlei zeitliche Abhängigkeit der Magenschmerzen von der Menstruation nachzuweisen ist. Da weiter auch andere Zeichen für eine sexuelle Neurose im Krankheitsbild fehlen, kann die Abhängigkeit der Magenbeschwerden vom Genitale nicht angenommen werden.

Zu den Erkrankungsprozessen, die weiter noch in erster Linie mit epigastralgischen Schmerzzuständen verlaufen, gehört auch die Appendizitis. Daß eine sehr akute Form dieser Erkrankung vorliegt, ist wohl ausgeschlossen. Darüber braucht wohl weiter nichts gesagt zu werden. Dagegen ist nicht von der Hand zu weisen, daß der chronischen Obstipation und den Magenerscheinungen, die die Patientin periodisch bietet, ein chronischer Entzündungsprozeß am Wurmfortsatz zugrunde liegen könnte. Die Patientin empfindet bei Druck in der Ileozökalgegend einen dumpfen Schmerz, der aber rein hier lokalisiert bleibt, vor allem nicht in das Epigastrium ausstrahlt. Bei Druck auf das Epigastrium wird umgekehrt eine Schmerzempfindung in der Appendixgegend nicht geäußert. Wohl ist der Druck auf die symmetrische Stelle der linken Unterbauchgegend nicht von Schmerzäußerungen begleitet, aber es fehlen uns anderseits auf der rechten Seite die charakteristischen Druckschmerzpunkte Mac Burneys, Lanz' und Kümmels, wie überhaupt außer der beschriebenen geringen lokalen Druckempfindung, die außerdem nicht ständig vorhanden ist, alle Zeichen für eine bestehende Appendizitis. Da auch irgendwelche Adhäsionsbeschwerden (Abhängigkeit der Schmerzen von der Lage, keine Stenosenerscheinungen usw.) nicht vorhanden sind, können wir eine Erkrankung der Appendix nicht beweisen. Eine weitere genaue Beobachtung des Wurmfortsatzes scheint aber mit Rücksicht auf die Häufigkeit des Zusammentreffens der Appendizitis oder nur Appendalgie mit Magenschmerzen dringend nötig. Kann doch eine angeborene Lage- oder Formanomalie der Appendix, besonders die lange, retrozökal gelegene und geknickte Appendix, ohne daß dabei entzündliche Erscheinungen zu bestehen brauchen, allein schon derartige Magenerscheinungen bewirken. Gegen einen irgendwie aktiven entzündlichen Prozeß am Wurmfortsatz spricht auch wieder das Verhalten der Blutleukozyten.

Für eine Erkrankung des Pankreas, woran entfernt zu denken ist, haben wir keinerlei Anhaltspunkt. Die Nieren verhalten sich normal. Schließlich können auch Erkrankungsprozesse im Thoraxraum, vor allem Entzündungsprozesse der Drüsen des Mediastinums, Magenbeschwerden mit und ohne Ulkusbildung daselbst bewirken. Das Untersuchungsergebnis am Mediastinum ist sowohl klinisch als auch röntgenologisch normal.

So bleibt uns schließlich, wenn wir noch weiter an dem Gedanken „Magenneurose" festhalten, nur übrig, an eine idiopathische Form zu denken oder, da eine Systemerkrankung des Nervenapparates (vor allem eine Tabes dorsalis) nicht vorliegt, an jene Form abnormer Magenfunktion, wie sie bei Affektionen im Vaguskerngebiet, z. B. bei dort lokalisierten enzephalitischen Prozessen, vorkommen soll. Eine sichere Beweisführung dafür ist natürlich ganz ausgeschlossen. Wir können an eine derart isoliert lokalisierte Gehirnerkrankung, die es tatsächlich geben soll, nach dem heutigen Stande unseres Wissens nur denken. Eine arteriosklerotische Erkrankung der Abdominalgefäße, die Schmerz im Epigastrium macht, kommt bei der Jugend der Patientin nicht in Betracht, auch für luetisch-arteriitische Prozesse bestand kein Anhaltspunkt. Was die „idiopathische Magenneurose" anlangt, so spricht dagegen auch bei unserer Kranken die Anordnung der Schmerzphänomene; wir verlangen für die Diagnose der genuinen Gastralgie für gewöhnlich, daß bestehende Schmerzen durch Druck auf die Magengegend eventuell leichter werden, daß schwere Speisen oft gut, dagegen leicht verdauliche schlecht vertragen werden, daß eine direkte Abhängigkeit des Auftretens der Schmerzen von der Zeit der Nahrungsaufnahme und der Qualität nicht besteht, daß das Auftreten der Schmerzen mehr von psychischen Momenten als vom Digestionsvorgang abhängig ist, kurz, es fehlt unserer Patientin diese so bezeichnende „Launenhaftigkeit" im Auftreten der Schmerzen, wie sie rein nervösen Magenerkrankungen zuzukommen pflegt, vollständig. Daß es sich bei unserer Patientin um die Erscheinungen einer Atonie oder Enteroptose handeln könnte, müssen wir gleichfalls ausschließen, da die Bauchdecken straff gespannt, die Nieren, die Leber sich völlig an normaler Stelle befinden und der Röntgenbefund speziell keine Anhaltspunkte dafür zeigte, im Gegenteil einen gut tonischen Magen in physiologischer Gestalt und Lage ergab.

Legen wir uns jetzt noch einmal die Frage vor, ob wir differentialdiagnostisch an eine Neurose des Magens oder an ein Ulkus des Magens (vorsichtiger ausgedrückt eine organische Veränderung im Magen selbst) zu denken haben, so bleiben uns für die erstere nach der von uns gegebenen Überlegung wohl nur noch äußerst spärliche Verdachtsmomente übrig. Ja wir möchten sagen, daß die Diagnose „reflektorisch bedingte Magenneurose" damit fällt, daß wir Quellgebiete, die einen derart abnormen Reflex auf den Magen ausüben, nicht auffinden können, und ebenso der Endeffekt einer derartigen Einwirkung auf den Magen, die gestörte Funktion, nicht nachzuweisen ist. Sekretion und Motilität verhalten sich ja normal; wir finden keine Hyperazidität, keine Hypersekretion, keine Achylie, der röntgenologische Nachweis von spastischen Zuständen des Magen (Kardio-, Pylorospasmus, spastischer Sanduhrmagen, Atonie usw.) konnte nicht geführt werden.

Sind wir mit der Erwähnung der Atonie, für die kein Anhaltspunkt bei unserer Patientin besteht, bereits zur Besprechung der möglichen Veränderung im Magen selbst gekommen, so haben wir uns, abgesehen von dem Bestande einer chronischen Gastritis als Ursache für die Beschwerden, jetzt noch darüber klar zu werden, ob nicht doch eine umschriebene Affektion der Magenwand selbst, sei es eine Erosion (also ein Defekt, der nur die Schleimhaut oder einen Teil derselben betrifft), sei es ein Defekt, der auch tiefere Schichten der Magenwand einbezieht, bis in die Submukosa, die Muskularis oder noch tiefer, sogar bis an die Serosa reicht, also ein Ulkus vorliegt. Im letzteren Fall haben wir noch zu trennen, ob eine akute oder chronische Form der Ulkusbildung im Magen vorhanden ist.

Daß eine Gastritis, selbstverständlich chronischer Form, allein
die Ursache zu den beschriebenen Krankheitserscheinungen abgibt,
ist mit Rücksicht auf den chemischen Nachweis okkulter Blutungen
im Stuhl unwahrscheinlich, auch enthält der Mageninhalt weder makro-
noch mikroskopisch Zeichen für eine bestehende Entzündung der Schleimhaut (keinen vermehrten Schleim, keine abgestoßenen Schleimhaut-
epithelien, Becherzellen, Leukozyten usw.). Eine irgendwie intensivere
Form einer Gastritis ist auch wegen der annähernd normalen Aziditäts-
und normalen Sekretionsverhältnisse nicht gut anzunehmen. Der Nachweis von Blutderivaten im Stuhl spricht im Verein mit den subjektiven
Krankheitsäußerungen allein schon für eine blutende Stelle, einen Defekt
in den oberen Teilen des Darmrohres, also im Magen und Duodenum.
Es kann sich also höchstwahrscheinlich hier nur mehr um eine Erosion,
ein akutes oder chronisches Ulkus, entfernt noch um ein Karzinom
handeln.

Das Karzinom ist mit Rücksicht auf die Jugend, das ganze Aussehen
der Patientin, die keine Spur von Kachexie zeigt, auf den negativen
Röntgen- und Palpationsbefund, den salzsäureaziden Magensaft und
vor allem durch den zeitlich beschränkten Befund von Blut im Stuhl
nicht anzunehmen.

So haben wir uns schließlich mit der Überlegung zu beschäftigen,
bis zu welcher Tiefe ein, eventuell mehrere in der Magengegend vorhandene
Substanzverluste greifen, ob es sich darnach also nur um eine Erosion
oder ein Geschwür handelt und ob nach den gegebenen klinischen
Krankheitszeichen nur ein frisch entstandener Defekt oder chronische,
bindegewebige Veränderungen nach einem chronischen Substanzverlust
und in welchem Ausmaße (Ulcus chronicum simplex ? Ulcus callosum ?)
vorliegen dürften.

Mit Rücksicht auf den langen Bestand des Krankheitsprozesses
(Patientin ist schon seit zehn Jahren magenleidend) denken wir in erster
Linie, wenn auch nicht ausschließlich, an einen tiefer greifenden Defekt
in der Magengegend, also an ein Ulkus. Die ätiologischen Faktoren,
die Erosions- und Ulkusbildung am Magen bewirken, sind ja dieselben.
Beide entstehen schließlich hauptsächlich durch die Erkrankung zweier
Gewebssysteme in der Magengegend, nämlich durch die Erkrankung
der Gefäße und Nerven des Magens. Es gehören zu den hier von uns
in Betracht gezogenen peptischen Schädigungen im engeren Sinne nur
diejenigen Gewebsverluste und Geschwürsbildungen, die durch Verdauung der geschädigten Schleimhaut oder auch tieferer Schichten
der in Betracht kommenden Organe (Magen, Duodenum) entstehen
und bei welchen diese Schädigung wenigstens in der Regel nicht durch
ein von außen wirkendes Trauma, wie Säureverätzung, mykotische
oder rein mechanische Läsionen der Schleimhaut, sondern durch innerhalb
der Magenwand bzw. der Darmwand selbst wirkende Ursachen zustande
kommt.

Ein tuberkulöses oder luetisches Geschwür des Magens können
wir in unserem Falle wohl ausschließen. Ein Granulom des Magens,

das isoliert vorkommen kann, ist eine große Seltenheit; wir können daran denken, es aber niemals diagnostizieren. Eine Gastritis exfoliativa, etwa als Effekt einer mykotischen Einwirkung auf die Magenschleimhaut mit Erosionsbildung, ist mit Rücksicht auf den ganzen Krankheitsverlauf, auf den nicht entsprechenden Magenausheberungsbefund (Nachweis von kleinen, stecknadelkopf- bis linsengroßen, blutig tingierten Partikelchen, welche oberflächliche Schleimhautteilchen darstellen und deshalb mikroskopisch Magendrüsenschläuche erkennen lassen) nicht vorhanden.

Wir wollen hier kurz eine pathogenetische Betrachtung des sogenannten idiopathischen Ulcus ventriculi et duodeni einschließen, wie sie Hauser gibt und wie sie auch unserer Auffassung entspricht, worauf wir dann unsere weiteren differentialdiagnostischen Besprechungen aufbauen werden.

Die Ursachen, die den eigentlichen peptischen Schädigungen im Magen und Duodenum zugrunde liegen, sind zunächst nicht eindeutig. Die bedeutendste Rolle spielen aber wohl örtliche Kreislaufstörungen in der Wand der genannten Hohlorgane als unmittelbare Ursache zur Ulkusbildung. Als letzte Ursache zur Geschwürs- oder Erosionsbildung nehmen wir einen Infarkt in der Magenwand an, woran sich dann nach der Verdauung des abgestoßenen Bezirkes in dem dadurch entstandenen Defekt die Geschwürsbildung anschließt. Während aber bei der Erosion der Vorgang auf die Schleimhaut beschränkt bleibt, sehr häufig selbst nur einen Teil derselben betrifft, greift er beim Geschwür mindestens bis auf die Submukosa über, ja er kann primär sich sofort auf sämtliche Schichten der Magenwand bis zur Durchbrechung derselben erstrecken. Die auf die Schleimhaut beschränkten Erosionen sind jedenfalls auf einen Verschluß der kleinsten, innerhalb der Schleimhaut selbst aufsteigenden Arterienästchen oder auf eine Behinderung des Blutabflusses in den Venen zurückzuführen. Die in den tieferen Schichten der Magenwand zu akuten Geschwüren führenden hämorrhagischen Infarkte können jedoch nur durch Behinderung der Blutströmung in größeren Arterien- und Venenstämmen der Submukosa oder der Muskularis ihre Erklärung finden. Die Kreislaufstörung muß dabei von so langer Dauer sein, daß die für das Zustandekommen des Infarktes notwendige Schädigung des Gewebes und ihre bereits beschriebenen Folgen eintreten, wozu aber bei der Magenschleimhaut, die der Einwirkung des Magensaftes ausgesetzt ist, offenbar nur kurze Zeit erforderlich ist. Erosionen heilen als einfache Schleimhautschäden gewöhnlich durch einfache Überhäutung leicht aus, nur wenn sie etwas tiefer, bis in die Submukosa reichen, kommt es höchstens zu flachen, etwas eingesunkenen, aber nicht strahligen Narben. Der frisch entstandene Magenwanddefekt zeigt zunächst noch keine wesentlichen entzündlichen Veränderungen; zu solchen kommt es erst später mit der Entwicklung des Granulationsgewebes, womit dann das akute Geschwür entstanden ist, welches in der Regel unter Bildung einer einfachen, sternförmigen Narbe in kurzer Zeit zur Heilung gelangt. Von diesem so beschriebenen akuten Ulkus sehen wir fließende

Übergänge zur chronischen Form. Das chronische Ulkus charakterisiert sich vor allem anatomisch durch chronisch entzündliche Bindegewebswucherung, welche die Entwicklung von Granulations- und Narbengewebe bei der einfachen Heilung des akuten Infarktdefektes, die hier nur reparativen Zwecken dient, mehr oder weniger stark, oft in höchsten Graden, überschreitet, so daß dadurch ein förmlicher Tumor, der Ulkustumor, gebildet werden kann. Es geht aus dieser Beschreibung wohl ohne weiteres hervor, wie schwer es oft schon anatomisch fällt, die Grenze zwischen dem in Vernarbung begriffenen akuten Ulkus und dem chronisch anzusprechenden Ulkus zu ziehen. Bei diesem ist die chronisch produktive Entzündung von hochgradig torpidem Charakter, sie reicht tief in den Geschwürsgrund bis in die Serosa hinein und greift unter Umständen über diese hinaus auf die der Magenwand anliegenden Organe über. So entstehen die perigastritischen und periduodenitischen Adhäsionen, so entsteht das Ulcus callosum, bei dem dann und wann auch beträchtliche Anteile des primär von der Geschwulstbildung nicht betroffenen umgebenden Anteiles der Magenwand in die bindegewebige Umwandlung mit einbezogen werden können.

Was weiter die arterielle und kapillare Kreislaufstörung anlangt, so können wir die Entstehung der Erosion oder des Ulkus durch folgende Ursachen erklären: 1. Durch Embolie, 2. durch autochthone oder fortgeleitete Thrombosen oder auch durch Berstung von Gefäßen, die erkrankt sind, 3. durch Verschluß infolge von Arterienkrampf oder auch durch Kompression der Gefäße durch Krampf der Muskulatur der Magen- und Darmwand. Embolien in der Magenwand mit nachfolgender Ulkus- oder Erosionsbildung sind bisher beobachtet worden bei Endokarditis, bei atheromatösen Geschwüren der Aorta durch Zerfallsprodukte oder durch die der erkrankten Aortenwand anhaftenden thrombotischen Niederschläge, schließlich sogar durch Fettembolien nach Knochenbrüchen usw. Der Arteriosklerose der Magenwandgefäße wird eine bedeutende Rolle besonders bei der Bildung derjenigen Geschwüre zuerkannt, die in späteren Jahren auftreten. Wir sahen ein Ulkus im Magen bei Endarteriitis im Anschluß an einen Infektionsprozeß bei einem Gefäßhypoplastiker auftreten, gleichzeitig mit einem Verschluß der Arteria femoralis des rechten Fußes. Im Verlaufe von akuten Infektionskrankheiten, auch bei okkult-septischen Zuständen, treten gelegentlich Erosionen und Geschwüre auf, für die man annimmt, daß sie auf einer infolge der Infektion bzw. der Giftwirkung der Infektionserreger akut entstandenen Gefäßwandveränderung beruhen. Möglicherweise spielt dabei auch eine neurogene Ursache eine Rolle. Insbesondere die Erosion wird am meisten bei septischen Zuständen gefunden. Weiter sollen auch Stauungen im Pfortadergebiet, wie sie bei Lebererkrankungen, dann auch bei allgemeiner Stauung infolge Herzfehlers beobachtet werden, durch die gleichzeitige Stauung in den Gefäßen der Magenwand zur Ulkusbildung führen.

Es sollen weiter auch Entzündungsprozesse besonders im Bereiche der Abdominalorgane (die Appendizitis, die Cholezystitis usw.), dann

entzündliche Prozesse im Mediastinum (vor allem Adenitis und Peri-
adenitis) durch reflektorischen Gefäß- oder Muskelkrampf in der Magenwand ulkusbildend wirken. Man stellt sich vor, daß hier hauptsächlich
ein zeitweiliger Verschluß von Magenarterien durch Krämpfe der Arterien-
wand selbst oder solche der Muskelschichten des Magens, sei es der
Muscularis propria oder der Muscularis mucosae, als Ursache zur Ulkusbildung in Betracht kommt. Der Mechanismus des Zustandekommens
des zu Ulkus oder zu Erosion führenden hämorrhagischen oder auch
anämischen Infarktes wäre also auch bei der neurogenen Theorie schließlich der gleiche wie bei einem Verschluß der Magengefäße durch Embolie
oder Thrombose. An einen ähnlichen Zusammenhang haben wir auch
bei dem nicht so seltenen Vorkommen von Ulkus bei Tabes und Enze-
phalitis zu denken.

Das idiopathische Ulkus (angeborene abnorme Schwäche der Magen-
wandzelle), dem früher eine bedeutende Rolle in der Ulkuspathogenese
zuerkannt wurde, gehört zumindest zu den äußersten Seltenheiten.
Sind wir nach den ältesten Theorien gewöhnt, das Ulcus simplex seu
chronicum digestivum als einen streng auf die Magen- und Darmwand
beschränkten Prozeß aufzufassen, so neigen wir heute viel mehr dazu,
in der Geschwürsbildung im Magen und Duodenum eine Folgeerscheinung
zu einem bestehenden Grundleiden zu erblicken.

Es ist klar, daß sich auf diese kurz wiedergegebenen pathologisch-
anatomischen und pathogenetischen Grundlagen auch unsere differentialdiagnostischen Betrachtungen in diesem Fall aufbauen werden. Wir
haben diese pathologisch-anatomischen und pathogenetischen Er-
örterungen hier kurz eingeschaltet, um ein für allemal festzulegen: Was
verstehen wir unter Erosion, was unter akutem und chronischem Ulkus?
Es herrschen hier ja vielfache Meinungsverschiedenheiten, weshalb
uns diese für eine Epikrise etwas ungewöhnliche Abweichung von unserem
eigentlichen Thema verziehen sein mag. Wir haben diese pathogenetische
Betrachtung auch nicht weiter ausgedehnt, als es uns für die jetzt anschließende symptomatologische und differentialdiagnostische Besprechung nötig erscheint.

Ebenso wie die Pathogenese, die wir in diesen wenigen Zeilen durchaus
nicht erschöpfen konnten, ist auch die Symptomatologie des Ulcus
ventriculi und duodeni eine sehr mannigfaltige. Wir unterscheiden vor
allem zwischen subjektiven und objektiven Zeichen im Krankheitsbilde
des Ulcus pepticum. Dazu kommt noch eine dritte Gruppe von
Symptomen, die ätiologischen Zeichen.

Was die letzteren anlangt, so kommen hier dieselben Quellgebiete
in Betracht, wie wir sie schon für die Neurosis ventriculi in den Bereich
unserer Besprechungen gezogen haben. Es wird ja, wie oben beschrieben,
das Ulkus vielfach als Endeffekt einer abnormen Funktion der Magen-
nerven aufgefaßt, sei es bedingt durch rein reflektorische Einwirkungen
oder durch eine tatsächliche morphologische Veränderung der Nerven,
durch eine Neuritis. So können wir dann schließlich, von anderen Gesichtspunkten beurteilt, zwischen Magenneurosen ohne oder noch ohne

Ulkusbildung und solchen mit Ulkus unterscheiden. Von derartigen Quellgebieten, die in dieser Weise für funktionelle und organische Anomalien an Magen und Duodenum in Betracht kommen, war bei unserer Patientin nichts nachzuweisen; nur ein unbestimmter Verdacht drängte sich uns bei Untersuchung der Ileozökalgegend auf.

Nach unserer pathogenetischen Darstellung haben wir uns aber nicht nur im Quellengebiete für eine neurogene Entstehung des Ulkus zu kümmern, sondern wir werden gut daran tun, uns darüber zu orientieren, ob nicht noch andere ätiologische Faktoren da sind, die eine Ulkusbildung begünstigen. Es lag eine Gefäßerkrankung, eine Herzerkrankung, eine Lebererkrankung usw. bei unserer Patientin nicht vor, so daß wir für eine embolische oder thrombotische Ulkusentstehung keinen Anhaltspunkt haben.

Im Vordergrunde der Krankheitsymptomatologie stehen bei unserer Patientin die Schmerzphänomene, wie es für Ulkus charakteristisch ist. Die Patientin klagt über einen brennenden, stechenden Schmerz, der im Epigastrium lokalisiert ist und in die Nähe des linken Rippenbogens zu ausstrahlt, wie wir es speziell beim Ulkus der kleinen Kurvatur beobachten können. Nichts hören wir bei ihr dagegen über Rückenschmerzen, wie es besonders dem ins Pankreas penetrierenden Ulkus zukommt, nichts über Schmerzen, die vom Epigastrium nach beiden Hypochondrien zu ausstrahlen, was häufig beim Ulcus pyloricum anzutreffen ist. Wir finden keine weitere Schmerzausstrahlung, sei es in den Unterbauch, nach aufwärts in den Rücken oder gar in die Arme hinaus, für die wir im allgemeinen wohl perigastritische und periduodenitische Adhäsionen und kallöse Bildungen verantwortlich zu machen haben. Bezeichnend ist bei unserer Patientin die Abhängigkeit der Schmerzen von der Nahrungsaufnahme und von der Qualität der aufgenommenen Speisen, besonders daß feste Ingesta den Schmerz auslösen, während dünnflüssige Substanzen, ohne Schmerzen hervorzurufen, vertragen werden. Auch die Periodizität der Beschwerden ist bei unserer Patientin nicht zu übersehen. Die Körperlage hat auf den Schmerzablauf bei ihr keinen Einfluß. Wir entnehmen ferner der Anamnese, daß sie über Aufstoßen sauren Mageninhaltes und Sodbrennen zeitweise geklagt hat. Das sind Erscheinungen, wie wir sie früher mit Vorliebe der Hyperazidität zuerkannt haben. Umgekehrt finden wir heute mitunter die Angabe, daß Sodbrennen selbst bei Achylie vorkommen kann. Nach unseren eigenen Beobachtungen können wir sagen, daß wir unter unserem zahlreichen Krankenmaterial keinen einzigen Fall von wirklicher Achylie kennen, bei dem Sodbrennen zu beobachten war. Dieses ist im allgemeinen an das Vorhandensein von Salzsäure gebunden, wobei die Konzentration der Säure im Mageninhalt bis zu einem gewissen Grad die Intensität der Beschwerden beeinflußt. Offenbar handelt es sich dabei um Motilitätsstörungen am Magen, um eine Inkontinuität der normalen Magenbewegung, wobei dann durch die offenstehende Kardia saurer Mageninhalt in den Ösophagus regurgitiert. Sodbrennen wäre damit ein Zeichen für geringste Motilitätsstörung, speziell wenn es im Nüchternzustand auftritt, wohl

auch für Sekretionsstörung. Daß wir auf Motilitäts- und Sekretionsstörung speziell bei Ulkus stoßen, ist bekannt. Aber nur über diese
geringstgradigen Motilitätsstörungen finden wir Angaben in der Anamnese
der Patientin: eine schwere Störung der motorischen Funktion des
Magens, die sich durch Erbrechen (eventuell Erbrechen retinierter
Massen) bekunden würde, oder sich hätte röntgenologisch nachweisen
lassen, also Zeichen für Stenose, finden wir jedoch nicht.

Bei den subjektiven Krankheitszeichen müssen wir auch das Aussehen des Stuhles erwähnen, soweit es aus den Angaben der Patientin
erhellt; wir hören von einem trockenen, kleinknolligen Stuhl, an dessen
Farbe der Patientin nichts aufgefallen ist.

Von objektiven Krankheitszeichen haben wir uns zunächst über
Druckpunkte orientiert. Da ist hervorzuheben ein Schmerzpunkt,
der sich im oberen Epigastrium, etwas links von der Mittellinie befindet
und der Lage nach der kleinen Kurvatur oder überhaupt den mittleren
Anteilen des Magens entspricht. Abgesehen von dieser lokalisierten
Druckempfindung, ist das Epigastrium auch diffus auf Druck leicht
schmerzhaft. Einen Boasschen Druckpunkt am Rücken, wie er speziell
dem Ulkus zukommt, das in tiefere Schichten der Magenwand reicht
und perigastritische bzw. periduodenitische Granulations- und Bindegewebsbildung bewirkt hat, können wir nicht nachweisen. Eine reflektorische Rektusspannung, die bei jedem entzündlichen Abdominal-
prozeß, so auch beim Ulkus anzutreffen ist und die hier zu den empfind-
lichsten viszeromotorischen Reflexen gehört, war bei unserer Patientin
im linken oberen Bauchquadranten nachzuweisen; der Bauchdeckenreflex daselbst gegenüber der rechten Seite gesteigert. Eine Änderung
des Bauchdeckenreflexes im oberen Quadranten finden wir auf der Seite,
auf welcher das Ulkus liegt, häufig, und zwar öfters eine Steigerung als
eine Abschwächung. Von großem Wert ist es schließlich, auf hyperästhetische Hautzonen zu achten. Wir konnten eine derartige Ober-
flächenhyperalgesie wieder im linken Epigastrium bei unserer Kranken
antreffen, die sich sowohl mit der Nadelspitze als auch durch einfaches
Aufheben von Hautfalten, also als oberflächliche wie tiefe Headsche
Zone, nachweisen ließ. Am Rücken, entsprechend der Lage des Boasschen
Druckpunktes, war eine derartige Zone nicht nachweisbar. Das Beklopfen
mit dem Perkussionshammer ergab eine Schmerzempfindung im obersten
Epigastrium, besonders intensiv an der Stelle der oben angegebenen
lokalisierten Druckempfindung.

Anschließend an die bei unserer Patientin beobachteten viszero-
sensorischen und viszeromotorischen Reflexe möchten wir auch darauf
aufmerksam machen, daß der Puls nicht bradykard war, bei Vagusdruck
(Czermaksches Symptom) und Bulbusdruck (Aschnersches Symptom)
ebenfalls keine Pulsverlangsamung auftrat. Wir konnten diese Zeichen
vermehrten Vagustonus besonders bei Ulkus mit mediastinalem Symptomenkomplex (interskapuläre Dämpfung, Spinalgie, D'Espine usw.)
antreffen. Daß bei unserer Patientin das Mediastinum und die Lunge
symptomlos waren, ist angegeben.

Die Röntgenuntersuchung des Magens ergibt eine motorisch und sekretorisch normale Funktion, wir finden weder direkte noch indirekte Zeichen von Ulkus. Auch der Ausheberungsbefund deckt keine abnorme Funktion des Magens auf. Von überragender Bedeutung ist, wie schon erwähnt, der zeitlich begrenzte chemische, nicht mikroskopische Nachweis von Blut im Stuhl. Sonst ist das Aussehen des Stuhles charakterisiert durch eine trockene, kleinknollige Beschaffenheit (spastischer Ziegenkotstuhl), wie sie die überwiegende Mehrzahl der Ulkuskranken hat.

Diese hier nochmals kurz zusammengefaßte Krankheitssymptomatologie unserer Patientin sagt uns, wie schon erwähnt, obenan wieder der Blutnachweis im Stuhl, daß ein Gewebsdefekt im Magen oder Duodenum anzunehmen ist. Die Periodizität der Beschwerden, die lange Dauer des Leidens (zehn Jahre), der Mangel einer entsprechenden Ursache, die bei der Erosion sich gewöhnlich deutlich zu erkennen gibt, vor allem das Fehlen eines septischen Zustandes, die deutliche, besonders lokalisierte Schmerzsymptomatologie läßt uns an ein Ulkus denken und heißt uns, den Gedanken an eine einfache Erosionsblutung zurückzustellen. Auch über die vermutliche Lokalisation des Geschwürs sagt uns die Symptomenanordnung bei unserer Kranken einiges aus. Das Schmerzauftreten eine Viertel- bis eine halbe Stunde nach der Nahrungsaufnahme spricht für Ulcus ventriculi, die unter dem linken Rippenbogen ausstrahlende Epigastralgie für die Lokalisation an der kleinen Kurvatur, ebenso der hier lokalisierte Druckpunkt und die Head sche Zone. Weiters läßt uns die ganze Anordnung der Schmerz- und Reflexphänomene auf der linken Seite die Erkrankung des Magens und nicht des Duodenums als sicher erscheinen. Das Fehlen von Adhäsionsbeschwerden (auffallende Verschlechterung beim Herumgehen, ziehende Schmerzen beim Gehen oder Bücken, Beeinflussung der Schmerzen, sei es Auftreten oder Verschwinden bei bestimmter Körperhaltung, die Abhängigkeit derselben mehr von der Quantität als von der Qualität der aufgenommenen Nahrung) und das Fehlen von weithin ausstrahlenden Schmerzen, auch das Fehlen des Boasschen Druckpunktes, ebenso der negative Palpationsbefund, weisen uns darauf hin, daß schwere kallöse und perigastritische Veränderungen bei unserer Patientin nicht vorliegen. An dieser Deutung der klinischen Krankheitserscheinungen kann auch der negative Röntgenbefund nichts ändern. Das zeigt bei dieser klinisch symptomenreichen Ulkuspatientin, wie sehr wir uns vor der übertriebenen Einschätzung eines negativen Röntgenbefundes hüten müssen. Der Röntgenbefund ist uns ein sehr wichtiger Behelf, hat aber nur dann überragende Bedeutung, wenn er direkte Ulkuszeichen, wie Nischenbildung oder Deformation des Bulbus duodeni darbietet. Weniger verläßlich sind schon die indirekten Ulkuszeichen, wie erhöhte Saftschicht, Sanduhrengen im Magen, eventuell Zähnelung der großen Kurvatur, Rechtsverziehung des Pylorus, Duodenalmotilität, auf das Duodenum oder auf den Magen beschränkte Druckpunkte besonders entsprechend den Prädilektionspunkten für die Ulkusbildung. Von allen diesen Zeichen hat unsere Patientin nur die Druckpunkte geboten.

Der Magenausheberungsbefund ergab bei unserer Patientin Säurewerte, die wir als leicht hypazid zu bezeichnen haben, während wir uns vielfach angewöhnt haben, bei Ulcus ventriculi und duodeni an eine gleichzeitig bestehende Hyperazidität zu denken; die veränderte Sekretion und Azidität im Magen ist ja bei Ulcus pepticum ein häufiges Vorkommnis, dabei kommt aber die Hyperazidität höchstens einem Drittel der Ulkuskranken zu. Auch ist dieselbe beim Ulcus duodeni häufiger anzutreffen, während wir beim Ulcus ventriculi Hyperazidität noch viel seltener nachweisen können. Hyp- und Normadizität ist also der häufigere Befund beim Ulcus ventriculi, selten Anazidität. Es kann uns also der leicht hypazide Magensaftbefund bei unserer Patientin mit Ulcus ventriculi als nichts Ungewöhnliches erscheinen. Es ist ja auch daran zu denken, daß es sich dabei nur um den Befund einer einmaligen Aushebung nach einem Boas-Ewaldschen Tee-Semmel-Probefrühstück handelt, und wir wissen nicht, ob nicht einige Zeit früher oder später höhere Säurewerte bestanden haben.

Auf Grund dieses Untersuchungsergebnisses stellten wir die Diagnose auf Ulcus ventriculi simplex pepticum, für dessen Entstehung von uns bisher ätiologische Faktoren nicht gefunden werden konnten.

Die Patientin wurde nunmehr einer Ruhe-, Diät- und Sippykur unterzogen; anschließend wurden auch intramuskuläre Vakzineurininjektionen verabfolgt. Die Krankheitserscheinungen besserten sich darauf zusehends, die Kranke war schon nach wenigen Tagen schmerzfrei und auch der Stuhlgang regelte sich unter der Wirkung der großen Alkalidosen. Da nach Aussetzen derselben die Obstipation wieder auftrat, wurde Patientin noch einer peroralen Ölkur unterzogen. Diese sowie die sonstige Regelung der Diät bewirkten, daß Patientin etwa nach vier Monaten vollständig beschwerdefrei aus der Behandlung entlassen werden konnte.

II. Krankheitsabschnitt

Wir sahen die Patientin (sie hatte inzwischen geheiratet) erst wieder am 1. Juni 1924, wo sie uns dann folgende Angaben machte: Sie fühlte sich bis zum vorausgehenden Tag gesund; an diesem aber, also am 31. Mai 1924, setzten Beschwerden ein, die sie wieder rein auf den Magen bezog: Es kam zu Unwohlbefinden, Druck in der Magengegend, Brechreiz und Erbrechen bald nach der Nahrungsaufnahme, ohne jede auffällige Beimengung; insbesondere Blut war nie vorhanden. Am Abend dieses Tages soll eine Temperatur von 38,5° bestanden haben; ein einleitender Schüttelfrost fehlte. Gleichzeitig fühlte sie aber auch einen ziehenden, nicht kolikartigen Schmerz in der rechten Unterbauchgegend, der gegen den rechten Oberschenkel zu ausstrahlte, besonders bei gestreckter Hüfte. Anziehen des Beines schaffte ihr Erleichterung. Die Patientin ist seit zwei Tagen ohne Stuhl. Als Nahrung hat sie seit einem Tag nur Milch und Milchspeisen zu sich genommen; sie ist auch vollkommen appetitlos.

Status praesens

Die jetzt vorgenommene Untersuchung ergibt zunächst einen vollständig normalen Befund der Thoraxorgane, speziell die Lunge ist völlig frei. Keine entzündlichen Erscheinungen in Mundhöhle und Rachen, die Zunge ist leicht belegt Das Epigastrium ist geringgradig druckempfindlich, ein lokalisierter schmerzhafter Druckpunkt läßt sich aber nicht nachweisen. Bei der Atmung bleibt die rechte untere Bauchhälfte auffällig zurück. In der rechten Lumbalgegend findet sich keinerlei Ödem, keinerlei Spannung, keine Druckschmerzhaftigkeit der rechten Lumbalmuskulatur. Die Bauchdeckenreflexe, die Muskelspannung am Oberbauch sind gleich; eine hyperalgetische Hautzone ist hier nicht nachzuweisen, dagegen findet sich eine ausgesprochene défense musculaire rechts am Unterbauch. Der Bauchdeckenreflex ist hier aufgehoben. Ausgesprochene oberflächliche und tiefe Hauthyperalgesie daselbst. Beim Ausstrecken des Beines gibt Patientin einen intensiveren ziehenden Schmerz im rechten Unterbauch an, der gegen die Innenseite des rechten Oberschenkels zu ausstrahlt; dieser Schmerz wird bei starker Dehnung im Hüftgelenk noch intensiver. Patientin hält das Bein während der Untersuchung deswegen auch angezogen. Auch besteht eine ausgesprochene Druckschmerzhaftigkeit der Ileozökalgegend; besonders MacBurney und Lanz sind exquisit positiv.

Die digitale Untersuchung des Rektums ergibt keinerlei auffallenden Befund, der Douglas ist frei. Eine geringe Schmerzempfindung äußert die Patientin bei Druck gegen die rechte Darmwand. Der gleichzeitig zu Rate gezogene Gynäkologe berichtet uns über vollkommen normale Verhältnisse am inneren Genitale. Kein Milztumor, auch die Untersuchung der Leber und der Nieren ergibt keinen pathologischen Befund.

Die zur Zeit der Untersuchung gemessene Temperatur war, in der Achselhöhle gemessen, subfebril, abends 38,5°, rektal dauernd auffallend höhere Fieberwerte. Puls 80. Im Harn kein Albumen; Indikan vermehrt, das Sediment ergibt mikroskopisch keinen abnormen Befund.

Der morphologische Blutbefund vom 2. Juni ergab:

Leukozyten 12 300; davon sind: Polymorphkernige Neutrophile 60%, Stabkernige 11%, Jugendliche 1%, Eosinophile und Mastzellen fehlen, Lymphozyten 19%, Monozyten 9%. — Im gefärbten Präparat nichts Auffälliges.

Die Untersuchung des auf Glyzerinklysma gewonnenen Stuhles ergab keinen bemerkenswerten Befund.

Nach den vorliegenden Krankheitszeichen lag ohne Zweifel eine akute Appendizitis vor, deren Verlauf vorerst als wenig bedrohlich erschien.

Differentialdiagnostisch ist zunächst nach dem negativen Lungenbefund eine Pneumonie auszuschließen, bei der sich manchmal am Beginn ein scheinbar peritonealer Reizungszustand in der Appendixgegend finden läßt. Gegen das Bestehen einer Pelveoperitonitis spricht die Einseitigkeit des Prozesses und der negative Genitalbefund, letzterer auch gegen die Stieltorsion eines Ovarialtumors und gegen eine Tubargravidität. Ein Typhus war schon mit Rücksicht auf den Fieberverlauf, den morphologischen Blutbefund, das Fehlen eines Milztumors auszuschließen. Wir erwähnen ihn nur deshalb, weil gerade beim Typhus, mitunter auch bei lenteszierenden Formen des Paratyphus, gelegentlich Druckempfindlichkeit in der Ileozökalgegend auftritt. Daß bei Nierenaffektionen, so vor allem bei Nierenabszessen, bei Pyelitiden, bei Nierensteinen, bei Embolien der rechten Niere, die Symptome einer Appendizitis vorgetäuscht sein können, oder daß derartige Erkrankungsprozesse speziell von Erscheinungen, die die abnorm gelagerte, retrozökal zurückgeschlagene Appendix macht, nicht immer leicht zu trennen sind, ist bekannt. In unserem Falle bestanden keinerlei Zeichen für eine Nierenerkrankung, der Harnbefund war negativ (kein Eiter, kein Blut), keinerlei Schmerzsymptome, vor allem keine hyperalgetische Zone in der Nierengegend. Für eine Cholezystitis bestanden keinerlei Anhaltspunkte. Wir konnten eventuell noch an einen ossealen Prozeß der rechten Darmbeinschaufel, der mit einer akut einsetzenden Fieberattacke verläuft, denken, also an eine akute Osteomyelitis daselbst. Dazu waren aber die Allgemeinerscheinungen, vor allem der Fieberverlauf, wohl zu wenig intensiv und war auch kein entsprechend schwer septischer Befund im Blutbilde zu erheben (keine Myelozyten). Auch eine Druck- oder Klopfempfindlichkeit des rechten Darmbeintellers bzw. dessen Krista bestand nicht. Tuberkulöse Drüsen in der Ileozökalgegend oder eine Ileozökaltuberkulose könnten noch vorliegen. Dagegen spricht der akute Verlauf, der negative Palpationsbefund sowie das Fehlen sonstiger tuberkulöser Affektionen; vor allem waren die Lungen frei. Eine Pankreasfettgewebsnekrose kommt mit Rücksicht auf den wenig schweren Krankheitszustand, auf das Fehlen von Zucker im Harn und vor allem mit Rücksicht auf den vornehmlich in die rechte Unterbauchgegend beschränkten subjektiven und objektiven Befund wenig in Betracht. Die Epigastralgie wies entfernt darauf hin; wir ließen aber den Gedanken, da andere Pankreassymptome fehlten, rasch wieder fallen.

Damit können wir unsere Diagnose: Akute Appendizitis bzw. akuter Nachschub in einer bereits früher chronisch entzündlich veränderten Appendix (mit Rücksicht auf das Ergebnis der Untersuchung zur Zeit unserer ersten Beobachtung vor zwei Jahren) fixieren.

Die akuten Erscheinungen der Appendizitis bei unserer Kranken gingen unter Bettruhe und der sonst gebräuchlichen Medikation rasch zurück, bestanden aber vier Tage später in mäßigem Ausmaße doch noch fort, wo sich dann Patientin zu der von uns vorgeschlagenen Operation entschloß. Diese wurde am 5. Juni 1924 von Hofrat Professor Hochenegg vorgenommen und ergab den Befund einer chronisch entzündlich veränderten Appendix mit akuter Inflammation. Abszeß war keiner vorhanden; die Appendix war lang, retrozökal nach aufwärts geschlagen und außerdem durch alte Verwachsungen an das Zökum fixiert. Nach der Operation glatte Heilung.

In der der Operation folgenden Zeit erholt sich Patientin auffallend rasch, nimmt besonders an Gewicht zu und verspürt speziell von seiten ihres Magens keinerlei Beschwerden. Sie berichtet uns wiederholt, daß sie jede Kost, auch stark reizende, schwere Speisen, die sie seit zehn Jahren nicht mehr essen durfte, anstandslos vertrage, und auch der Stuhl, zeitweise etwas unregelmäßig, läßt sich diätisch durch Öl, Kompotte, Marmeladen usw. leicht regeln.

Es wirft sich hier selbstverständlich die diagnostische Überlegung auf, wieweit die Magenbeschwerden, wie sie seinerzeit bei der Patientin bestanden haben, von einem schon lange vorhandenen chronischen Entzündungsprozeß an der Appendix abhängig waren.

Auf die Diagnose Ulcus ventriculi hatten wir uns seinerzeit bereits festgelegt, und es ist daher naheliegend, daran zu denken, daß diese (nach dem jetzigen bioptischen Befund mit auch alten Veränderungen) jedenfalls schon damals vorliegende latente chronische Appendizitis (durch eine wenig charakteristische Druckempfindung in der Appendixgegend hatten wir schon seinerzeit einigermaßen Verdacht) das Quellgebiet für das damals von uns diagnostizierte Ulkus abgab.

Wie schon erwähnt, wird das Ulkus seit Rössle und anderen vielfach als zweite Krankheit aufgefaßt, die entzündliche Erkrankungen, besonders in den Abdominalorganen, im speziellen die chronische Appendizitis begleitet, und weiter wissen wir, daß von seiten der erkrankten Appendix durch die Nervi splanchnici Reflexwirkungen auf die Vagusfasern des Magens entstehen. Gerade das häufige Zusammenfallen einer akuten Appendizitis mit Gastralgien, einer chronischen Appendizitis nicht allein mit funktionellen Beschwerden, sondern auch mit tatsächlicher Ulkusbildung erscheint so anatomisch wohl begründet. Der bisherige Krankheitsverlauf bei unserer Patientin, besonders das prompte Sistieren der ganzen Magenerscheinungen nach der Appendektomie, ließ uns, wie wir glauben, mit Recht einen derartigen Zusammenhang annehmen.

Wir können also bei unserer Patientin bisher folgende Diagnosen stellen:

1. Im Jahre 1922 Ulcus ventriculi (charakteristische Schmerzphänomene, okkulte Blutbeimengungen im Stuhl), wahrscheinlich auf Grund einer bis dahin latent verlaufenen chronischen Appendizitis (chronisch entzündliche Veränderungen an der Appendix, nachgewiesen durch die später vorgenommene Operation).

2. Akute Appendizitis in dem schon chronisch veränderten Organ mit Gastralgie.

Im Oktober 1924 stellte sich uns die Patientin noch einmal gesund vor; sie sah blühend aus, hatte an Gewicht wesentlich zugenommen, zeigte keinerlei Krankheitserscheinungen. Auch später hatten wir noch wiederholt Gelegenheit, uns von dem völligen Gesundheitszustand der Patientin zu überzeugen.

III. Krankheitsabschnitt

Erst am 9. Januar 1926 meldete sich die Patientin neuerdings als Kranke, und zwar war diesmal ihre hervorstechendste, ja eigentlich einzige Krankheitserscheinung eine hartnäckige Verstopfung, die ihr zu Besorgnis Anlaß bot und bei vorausgehendem vollständigen Wohlbefinden etwa einen Monat vorher sich wieder entwickelte (Patientin hatte ja auch schon früher an Stuhlträgheit gelitten) und langsam steigerte. Sie hatte vor uns bereits zwei bedeutende Internisten und einen Chirurgen konsultiert, deren Urteil im wesentlichen auf nervöse Stuhlträgheit hinausging.

Status praesens

Die Patientin sah sehr schlecht aus, hatte bedeutend an Gewicht abgenommen, der Turgor der Haut war ein schlechter, die Gesichtsfarbe war eine fahle Blässe; die sichtbaren Schleimhäute waren gut gefärbt. Die Untersuchung der Lunge und des Herzens ergab wie früher ein vollständig negatives Resultat. Der Puls schwankte in Ruhe zwischen 70 und 80, es bestanden fortgesetzt normale Temperaturen. Am Knochensystem war nichts Abnormes nachzuweisen. Das Abdomen war dauernd diffus mäßig gebläht, sonst in seinem Relief normal. Venenstauungen am Bauche bestanden nicht. Auffallend war jetzt eine Rötung und Schwellung des Nabels, die vollständig indolent war. Der Nabel war dabei median gelegen, nicht eingezogen, infolge der sich ziemlich hart anfühlenden Schwellung, die sich streng auf den Nabel beschränkte, etwas proliferent. Der so veränderte Nabel fühlte sich dabei im Vergleich zur Umgebung nicht wärmer an. Irgendwelche Darmsteifungen, auffallendes Gurren, Spritzgeräusche usw. waren nirgends zu konstatieren. In der Ileozökalgegend befindet sich die Appendektomienarbe, die glatt, linear ist, keine Dehnung aufweist. Man tastet als zweiten auffallenden Befund in der Ileozökalgegend eine knollige Resistenz von etwa Kleinapfelgröße, die sich wenigstens zum Teil weich, pastös anfühlt und von der zu entscheiden bleibt, inwieweit es sich hier nur um angehäufte Stuhlknollen oder um Tumoren handelt, sei es entzündlicher oder neoplastischer Genese. Die fraglichen, zum Teil plastischen Resistenzen zeigen sich unbeweglich. Die Patientin hat bei Druck darauf eine geringe Schmerzempfindung. Eine etwas stärkere Schmerzäußerung macht Patientin bei Betastung des absteigenden Kolons und des Sigmoideums, von denen besonders letzteres deutlich tastbar ist und sich dabei spastisch kontrahiert anfühlt. Geringe Schmerzen äußert Patientin diffus am ganzen Bauch bei Betasten. Die Digitaluntersuchung des Rektums zeitigt einen auffallenden Sphinkterkrampf, die Ampulle eng, teilweise mit Stuhl erfüllt, sonst keinerlei pathologischer Befund. Insbesondere ist die Schleimhaut vollständig normal und sind hinter dem Darm nirgends abnorme Resistenzen zu tasten. Nur gegen die Zökumgegend zu tastet man bei tiefem Eingreifen die schon früher beschriebene, sich auch hier deutlich pastös anfühlende Resistenz. Die gynäkologische Untersuchung, die am nächsten Tage von einem hervorragenden Fachmann wiederholt wurde, ergab einen negativen Befund an Uterus und Adnexen.

Auf einfach diätetische Maßnahmen hin ist in den nächsten Tagen bei unserer Patientin kein Stuhl zu erzielen. Sie klagt über Völlegefühl, Unwohlsein, Üblichkeit, zeitweisen Brechreiz. Durch hohe Irrigationen, später durch Rizinusklysmen speziell bei gleichzeitiger Verabfolgung von Spasmolytizis, wie Papaverin, Atropin, Belladonna usw., ist eine Zeitlang immer wieder ausgiebiger Stuhlgang zu erzielen. Nach solchen reichlichen Stuhlentleerungen fühlt sich die Patientin immer wesentlich erleichtert. Der Appetit, der zur Zeit der starken Stuhlträgheit schlecht ist, stellt sich darnach wieder ein, die Kranke äußert zu diesen Zeiten nicht selten ausgesprochenes Hungergefühl. Ein Ekel vor bestimmten Speisen, insbesondere vor Fleisch, besteht nicht.

Die Nabelveränderung besteht in gleichem Ausmaße fort und ebenso sind die Resistenzen in der Ileozökalgegend dauernd nachzuweisen. Sie scheinen allerdings an Größe und Konsistenz zeitlich stark zu schwanken. Nach Irrigationen mit folgender guter Entleerung erscheinen sie manchmal kleiner, manchmal unverändert, sind dabei aber auf jedem Fall immer vorhanden. Freie Flüssigkeit im Abdomen läßt sich nicht nachweisen. Die wiederholte Digitaluntersuchung des Rektums auch bei leerer Ampulle und ebenso eine rektroskopische Untersuchung am 19. Januar 1926 zeitigte keinen pathologischen Befund.

Der Blutbefund vom 22. Januar 1926 war:

Erythrozyten: 4570000, Sahli, korrigiert: 99%, Färbeindex: 0,98.

Der mittlere Durchmesser der Erythrozyten beträgt 7,68 μ bei einer Anisozytose von 2,04 μ.

Leukozyten: 10,300, davon: Segmentkernige Neutrophile 71%, Stabkernige 5%, Eosinophile 1,2%, Mastzellen 0,5%, Monozyten 11,3%, Lymphozyten 11,0%.

Die Senkungsgeschwindigkeit der Erythrozyten ist stark beschleunigt.

Dextroseversuch: Nach Verabfolgung von 100 g Dextrose in Tee kein Zucker im Harn.

Fermente im Duodenum und Stuhl normal.

Loewischer Adrenalinversuch negativ.

Stuhl: Okkulte Blutbeimengung dauernd negativ. Die Form des Stuhles gewöhnlich trocken, kleinknollig, einigemal ausgesprochener Bandstuhl, selten großkalibriger Stuhl.

Die Untersuchung des Mageninhaltes ergibt: Nüchtern 26 cm³ reines Magensekret ohne Retention, ohne Blut. Freie Salzsäure 12, Gesamtsalzsäure 20, keine Milchsäure, keine Boas-Opplerschen „langen Stäbchen", keine Sarzine, keine Hefe.

Nach fraktionierter Aushebung mit 1%iger Koffeinreizlösung werden als höchste Aziditätswerte für freie Salzsäure 22, für die Gesamtazidität 28 erreicht. Milchsäure ständig negativ.

Röntgenbefund vom 19. Januar 1926: Nach sechs Stunden ist der Magen leer, das Barium ist im unteren Ileum. Links gelegener Hakenmagen mit gutem Tonus, normaler Peristaltik und Antrumbildung. Sekretion nicht vermehrt. Kein zirkumskripter Druckpunkt. Kein Anhaltspunkt für pathologische Wandveränderung. Bulbus duodeni ohne pathologischen Befund. — Nach 30 Stunden ist das Barium im Colon ascendens, transversum und descendens. — Nach 54 Stunden ist das Barium im Colon transversum, descendens und in der Ampulle. Die gefüllten Darmabschnitte sind stark verschmälert und auffallend segmentiert (Spasmen).

Der Bariumeinlauf ergibt eine einwandfreie Auffüllung des ganzen Dickdarmes. Derselbe liegt an normaler Stelle, ist jedoch in toto auffallend schmal und stellenweise stark segmentiert. Beim Einlauf wird von der Patientin wesentlicher Schmerz geäußert. Für eine organische Wandveränderung des Dickdarmes besteht kein Anhaltspunkt.

Die Tuberkulinreaktionen sind negativ.

Unterziehen wir die bisher vorhandenen Krankheitserscheinungen einer differentialdiagnostischen Überlegung, so ergibt sich folgendes: Im Vordergrunde stehen zunächst drei Symptome: 1. die Obstipation, 2. der Tumor in der Ileozökalgegend und 3. die Nabelveränderung. Wir wollen die Deutung dieser drei Krankheitszeichen zunächst einmal gesondert besprechen.

Was die Deutung der Obstipation am Beginn der Beobachtung in diesem Krankheitsabschnitt anlangt, so haben wir im allgemeinen eine symptomatische Form von einer habituellen zu unterscheiden;

mit anderen Worten, wir haben uns zunächst darum zu kümmern, ob eine organische Ursache für eine Verlegung des Darmrohres nachzuweisen ist. In Betracht kommt dafür nur der Dickdarm, denn irgendwelche Zeichen für Dünndarmstenosen konnten bei unserer Patientin nicht gefunden werden. Zumindest spricht die hartnäckige Obstipation, der zeitweise auftretende Bandstuhl für die Affektion im Dickdarm. Wenn wir einen derartigen außerhalb des Darmes liegenden Prozeß kausal in Betracht ziehen, dann haben wir auch nach Faktoren zu fahnden, die einen solchen Prozeß bewirken können. Die objektive Krankenuntersuchung gibt uns in diesem Stadium dafür keinen brauchbaren Anhaltspunkt. Wir entnehmen aber den früheren Krankengeschichten unserer Patientin, daß seinerzeit zwei Prozesse bestanden haben, von denen wir wissen, daß sie von plastisch adhäsiven peritonealen Bindegewebsbildungen gefolgt sein können. Wir haben bei der Patientin, wie wir wissen, im Jahre 1922 ein Ulcus ventriculi diagnostiziert, im Jahre 1924 eine Appendizitis, und zwar haben wir damals aus den Krankheitserscheinungen geschlossen, daß das Ulkus nicht den Charakter eines kallösen mit hyperplastischem Bindegewebsprozeß und perigastritischen Adhäsionen gehabt hat, während die Laparotomie bei der Appendizitis seinerzeit schon adhäsive Verwachsungen am Zökum und Colon ascendens ergeben hatte. Zu betonen ist auch, daß seither keine Magensymptome mehr bestanden haben. Wir müssen hierzu aber immerhin überlegen, daß es auch Ulzera gibt, die lange Zeit vollkommen latent verlaufen. Wir hätten also damit einen Anhaltspunkt für peritoneale Verwachsungen, durch die der Darm immerhin eine erhebliche organische Beeinträchtigung erfahren kann. Wir müssen aber weiter bei dem möglicherweise recht ausgebreiteten peritonealen Prozeß (diffus über das Abdomen ausgebreitete Druckschmerzhaftigkeit, allerdings mit Prädlilektionspunkten) auch an den Bestand einer tuberkulösen, plastischen Peritonitis denken (eine exsudative Form muß in Hinsicht auf das dauernde Fehlen jeder Spur freier Flüssigkeit wegfallen). Ferner haben wir zu entscheiden gegen Karzinose des Peritoneums, gegen das Vorliegen einer luetischen Peritonitis und gegen pseudotuberkulöse Veränderungen des Peritoneums (sogenannte Fremdkörperperitonitis). Für einen tumorösen Prozeß des Peritoneums war der Fall von Haus aus sehr suspekt, nur konnte bisher der primäre Sitz des Tumors nicht gefunden werden, und spricht die Jugend der Patientin wohl nicht absolut dagegen, doch mußten wir, da sichere objektive Zeichen für Tumor fehlten, dem Häufigkeitsprinzip nach in diesem Alter und — wie eben erwähnt — nach den vorausgehenden Erkrankungen doch mehr für eine entzündliche Form uns entscheiden. Zweifel an der entzündlichen Natur erregte vor allem die Nabelveränderung, deren differentialdiagnostische Bedeutung wir mit Rücksicht auf deren Wichtigkeit einem gesonderten Kapitel später anschließend vorbehalten. Für die Lues finden wir keinerlei Anhaltspunkt in der Anamnese, es bestehen auch sonst keine luetischen Krankheitszeichen; die Wassermann-Reaktion ist negativ. Weniger sicher können wir eine tuberkulöse, plastische Form der Peritonitis ablehnen, doch sind auch für Tuberkulose, wie schon wiederholt betont, keine anderen Herde im Körper zu finden. Die chronisch produktive Fremdkörperperitonitis, die, wie bekannt, durch das Eindringen von tierischen Parasiten oder pflanzlichen Bestandteilen nach geringen Perforationen in das Peritoneum entstehen kann, ist mit Rücksicht auf den rasch progredienten Verlauf, die schon große Ausbreitung, wenn schon noch nicht auszuschließen, so doch auch mit Rücksicht auf das seltene Vorkommen zumindest erst in zweite Linie zu stellen. Gegen eine lokal entstandene Durchwanderungsperiproktitis oder -perikolitis spricht das Fehlen von Krankheitszeichen innerhalb des Darmlumens. Die Untersuchung des Stuhles, das Ergebnis der Rektoromanoskopie und des Röntgenbefundes spricht ja für eine durchaus intakte Schleimhaut. Auch die Tuberkulose des Darmes fällt damit endgültig weg. Von diesem Gesichtspunkte aus konnten wir höchstens an multiple luetische Prozesse in Form von diffusen Infiltrationen in der Darmwand denken, die vernarben und dann dadurch strikturieren. Daß eine Lues nicht vorliegt, haben wir bereits auseinandergesetzt. Wir kommen damit zu dem Schluß, daß sehr wahrscheinlich eine chronisch adhäsive Peritonitis in diesem Falle die Erschwerung der Darmpassage zur Folge haben dürfte; die Ätiologie dieser Peritonitis ist noch zweifelhaft. Wir finden vor allem keine innerhalb des Darmrohres dafür verantwortliche Affektion. Trotzdem besteht kaum eine andere Möglichkeit, als daß die Erkrankung des Peritoneums entweder metastatisch entstanden ist oder von den früheren Abdominalprozessen, die Patientin durchgemacht hat, vom Ulkus oder der Appendizitis, herstammt. Diese ätiologisch immer noch vielgestalteten Möglichkeiten erhalten erst später, wie wir noch anschließend besprechen werden, durch neu hinzugekommene Krankheitssymptome eine einheitliche Richtung für unsere Diagnose.

Auch aus dem Blutbefund können wir uns einigermaßen eine Orientierung verschaffen. Eine so auffallend beschleunigte Senkung der Erythrozyten wie bei unserem Fall sehen wir vor allem bei entzündlichen, aber ebenso auch tumorösen Prozessen, wobei aber die gleichzeitige Fieberlosigkeit, wenn nicht ausschließlich, so doch mehr für den Tumor zu verwerten wäre. Die Monozytose im morphologischen Teil des Blutbildes sehen wir in dieser Reichlichkeit häufig bei Prozessen der serösen Häute, sie würde also in diesem Fall unsere Diagnose: Peritonitis unterstützen. Wir haben gleichzeitig ein Zurücktreten der Lymphozyten, was bei sehr progredienten infektiösen Prozessen oder bei Tumoren (speziell auch bei Lymphogranulom, für das aber sonst kein Anhaltspunkt besteht) zu beobachten ist. Wieder spricht die Fieberlosigkeit gegen einen sehr aktiven Infekt, so daß also die bestehende Lymphopenie bei gleichzeitiger leichter Leukozytose durch Vermehrung der Neutrophilen und Monozyten und Vorhandenbleiben der Eosinophilen unseren schon geäußerten Verdacht auf eine neoplastische Natur des peritonealen Prozesses neu erweckt.

Überraschend ist auch der Befund, daß wir bei Darmstenosen, deren organische Natur sich schließlich klargestellt hat, keinerlei Lokal-

symptome finden; wir konnten niemals eine Darmsteifung, eine sicht-
oder fühlbare Peristaltik, einen irgendwie auffallenden Lokalmeteorismus
oder Schmerzanfälle beobachten. Der Meteorismus war ja zeitweise
da, aber auch in bezug auf seine Lokalisation sehr wechselnd, wie wir
es eben bei Darmspasmen auch anzutreffen pflegen. Gerade der Umstand,
daß eine wirkliche Darmsteifung mit sicht- oder tastbarer Peristaltik
oder plastischem Hervortreten einzelner Darmschlingen an der Bauchwand bei einer Patientin, die wohl einen guten Tonus der Bauchmuskulatur bot, aber immerhin stark abgemagert war, erschwerte ja
die Differentialdiagnose zugunsten der organischen Stenose erheblich,
die schwierig dort anzunehmen ist, wo diese Symptome fehlen. Denn
auch fortschreitende organische Stenosen (wie in unserem Falle) pflegen
dieses Symptom der lokalen Darmsteifung zu geben. Dagegen pflegt es
nicht selten gerade bei jenen organischen Beeinträchtigungen zu fehlen,
die der Darm durch peritoneale Verwachsungen erleidet. Es ist ganz
klar, daß die anfangs geringen, später immer mehr zunehmenden Beschwerden, die unsere Patientin bot und die wir schließlich als Verwachsungsbeschwerden klassifizieren zu können glaubten, aus dem
nämlichen Grund, als solche lange Zeit schwer zu diagnostizieren waren.

Wir müssen uns auch wohl überlegen, ob, abgesehen von dieser
organisch bedingten Form der Obstipation, die uns schließlich sicher
erschien, nicht auch eine spastisch habituelle Komponente mitbeteiligt
war. Daß unsere Patientin, die so lange Zeit leidet, allgemein nervöse
Stigmen bietet, ist klar und kann daher nicht für Darmspasmen verwertet werden; wohl aber finden wir in der vorausgehenden Krankheits-
geschichte dafür Anhaltspunkte. Patientin hatte schon seit jungen
Jahren an habitueller Obstipation zu leiden gehabt und hatte doch
vor allem ein Ulcus ventriculi, von dem wir wissen, daß es mit Darmspasmen nur zu häufig einhergeht. An diesen Zusammenhang glaubten
wir um so mehr, als wir eine andere bekannte Ursache für die spastische
Obstipation bei unserer Patientin, wie die Beobachtung im ersten Teil
des Krankheitsablaufes lehrt, nicht nachweisen konnten. Wir erwähnen
dabei kurz, daß wir für eine atonische Obstipation damals überhaupt
keinen Anhaltspunkt finden konnten, vor allem war der Stuhl zur Zeit
der Beschwerden immer kleinkalibrig. Auf der Suche nach einer eventuell
noch anderen Ursache für die Darmspasmen bei unserer Patientin interes-
sierte uns weiter auch die Untersuchung des Enddarmes: Fissuren oder
Hämorrhoiden an der Analöffnung waren nicht vorhanden. Auch der
Befund einer Dyschezie konnte, da wiederholte Untersuchungen diesbezüglich negativ waren, nicht erhoben werden. Eine Colica pseudomem-
branacea konnte bei unserer Patientin niemals beobachtet werden;
der Verdacht auf eine Hirschsprungsche Krankheit fällt schon mit
Rücksicht auf die ganzen klinisch gebotenen Krankheitserscheinungen,
vor allem aber durch den Ausfall des wiederholten Röntgenbefundes
weg. Sehr häufig konnten wir dagegen bei unserer Patientin das Colon
descendens und die Flexura sigmoidea durch die Palpation spastisch
kontrahiert nachweisen. Doch konnte die Röntgenuntersuchung niemals

den ausgesprochenen Befund einer Obstipation vom Aszendenstypus nachweisen. Das gilt nicht nur für die ersten Beobachtungen, sondern auch für die letzte Zeit der Erkrankung. Auch eine Typhlatonie war uns niemals in Erscheinung getreten. Das Kolon erschien in allen seinen Teilen spastisch.

Wir sind nach allem wohl berechtigt anzunehmen, daß bei einer Kranken mit idiopathischer Obstipation noch eine organische Behinderung der Darmpassage hinzukam.

Damit kommen wir zur Besprechung der beiden anderen wichtigen Symptome, die die Patientin bot. Was sagt uns die ungewöhnliche Nabelveränderung und was der dauernde Tumorbefund in der Ileozökalgegend aus? Inwieweit ist es möglich, nach diesen beiden Symptomen unsere bisherigen Überlegungen noch weiter zu ergänzen und zu fixieren? Passen diese beiden Symptome in den Rahmen des von uns jetzt entwickelten Krankheitsbildes überhaupt hinein?

Der Palpationsbefund in der Ileozökalgegend erweckte bei uns bei der ersten Untersuchung den Verdacht auf adhäsive Prozesse in der Ileozökalgegend als Folgezustände nach der seinerzeit überstandenen Appendizitis. Dann zogen wir auch eine Ileozökaltuberkulose, eine tuberkulöse Erkrankung von Drüsen, ein Granulom, eine Aktinomykose, zuletzt einen malignen Tumor der Ileozökalgegend in den Bereich unserer Überlegung.

Gegen einen Prozeß in der Darmwand sprach hier vor allem wieder das Fehlen aller Lokalsymptome: Kein lokaler Meteorismus, keine Darmsteifung, keine lokalen Schmerzen. Weiter sprachen dagegen das dauernde Fehlen von Schleim- und Blutbeimengungen zum Stuhl und der dauernd negative Röntgenbefund. Die Tuberkulose könnte ihren Ausgang nehmen von der Wand des Zökums oder nächstbenachbarter Darmabschnitte (Colon ascendens, Ileum); oder es könnte sich auch um eine chronische tuberkulöse Perityphlitis handeln oder um tuberkulöse Veränderungen mesenterialer Drüsen, die dem Ileozökum zugehören. Tuberkelbazillen im Stuhle gelang es nie nachzuweisen, es fehlte völlig Fieber, ein Befund, der allerdings nicht durchaus gegen Tuberkulose spricht; es fehlten Nachtschweiße, die Tuberkulinreaktionen waren negativ, die Tumoren verhältnismäßig wenig druckschmerzhaft, und es fehlten auch anderweitige tuberkulöse Prozesse. Dies sind alles Momente, die uns von dem Gedanken der Tuberkulose der Ileozökalgegend abbrachten. Die Indolenz der festverwachsenen, unbeweglichen Tumoren erweckte auch den entfernten Verdacht auf Aktinomykose; dagegen sprach der weitere Verlauf, daß sich die Tumorbildung nicht weiter ausbreitete, von immer derselben Größe blieb, kein Fortschreiten in die Psoasgegend, kein Durchwandern unter das Poupartsche Band, kein Verwachsen mit den Bauchdecken und keine Fistelbildung zustande kam. Aktinomykosedrusen wurden im Stuhl nicht gefunden. Die Lues des Zökums oder überhaupt von Darmpartien in der Ileozökalgegend fällt wegen der schon oben genannten Gründe weg. Ein Karzinom oder Sarkom des Zökums war deswegen wenig wahrscheinlich, weil der Tumor von der ersten Beobachtung her fest fixiert war, außerdem hätten wir beim Karzinom der Ileozökalgegend deutliche lokale Stenosenerscheinungen zu erwarten, was beim Sarkom (Lymphosarkom) des Zökums allerdings meist wegfällt. Für ein Sarkom war auch der Verlauf der Erkrankung zu sehr lenteszierend, und auch hier gilt die auffallende Unbeweglichkeit der Tumoren als Gegengrund. Die geringe Druckempfindlichkeit und überhaupt geringe Schmerzhaftigkeit würde wieder mehr zugunsten der Tumoren, der Aktinomykose oder des Granuloms sprechen. Den Gedanken an Granulom konnten wir vor allem deswegen leicht fallen lassen, weil ein isoliertes Granulom des Ileozökums doch etwas ganz Ungewöhnliches wäre. Der einzige Fall von Granulom des Zökums, den wir zu beobachten Gelegenheit hatten, betraf eine junge Frau, die schon seit vielen Jahren wegen generalisierten Granuloms bei uns in Behandlung stand und bei der sich allmählich die Erscheinungen des Darmverschlusses in der Zökumgegend entwickelten. Die Ursache war ein Granulom des Ileozökums, wie sich später herausstellte.

Das sind wohl im wesentlichen die differentialdiagnostischen Überlegungen, die uns bei Beurteilung dieses Tumorbefundes in der Zökumgegend in den Bereich der Möglichkeit gerückt schienen. Das wesentliche Resultat davon ist, daß es sich voraussichtlich um keinen Prozeß handelt, der sich primär in der Darmwand selbst entwickelt hat, sondern um einen solchen, der von außen auf den Darm übergreifend, die Wegsamkeit desselben beeinträchtigt. Nach dem Palpationsbefund ist am ehesten anzunehmen, daß das, was wir hier tasten, gar nicht einen einheitlichen Tumor darstellt. Wir nehmen an, daß es sich hier um einen adhäsiven Prozeß handelt, um eine Peritonitis adhaesiva chronica, sei es um eine chronisch spezifische oder eher unspezifische Granulationsgeschwulst, sei es um ein malignes Neoplasma, das den Mutterboden hiezu abgibt, wobei in diesem ganzen adhäsiven Prozeß Nachbarorgane mit einbezogen sind. Wir finden unter solchen Verhältnissen das Omentum maius nicht selten gleichsinnig infiltriert, mit dem Ursprungstumor verwachsen oder ebenso benachbarte Dünndarmschlingen. Vielleicht sind auch regionäre Lymphdrüsen in den Erkrankungsprozeß mit einbezogen. Nicht vergessen dürfen wir auch, was auf Grund unseres Palpationsbefundes besonders hervorgeht, daß der fragliche Tumor durch gestauten und eingedickten Kot eine weitere Vergrößerung erfahren kann. Daß es zu diesem adhäsiven Prozeß durch Übergreifen von außen auf den Darm gekommen ist und nicht ein Erkrankungsprozeß der Darmwand, also vor allen nicht ein primärer Tumor der Ileozökalgegend sekundär eine zirkumskripte Peritonitis und damit die beschriebenen Verwachsungen gesetzt hat, erscheint uns, wie gesagt, gesichert.

Vor allem weist uns unser Befund also bisher auf Veränderungen von seiten des Peritoneums hin, für die mit Rücksicht auf die Jugend der Patientin und auf die übrigen hier detailliert ausgeführten Überlegungen in erster Linie eine unspezifische chronisch proliferative, zu Adhäsionen führende Peritonitis, vielleicht ausgehend von der seinerzeitigen Appendizitis, weniger wahrscheinlich vom seinerzeitigen Ulkus, oder aber höchstens noch eine tuberkulöse, plastische Peritonitis in Betracht kommt. Bedenken an der einfach entzündlichen Natur erweckte in erster Linie noch die Nabelveränderung, da der Nabel, wie wir wissen, als Sitz für Tumormetastasen (besonders beim Magenkarzinom) eine bevorzugte Stelle abgibt und sein Aussehen die Zeichen einer Entzündung eigentlich nicht bot und, wie gleichfalls schon erwähnt, auch der Blutbefund.

Bis Mitte März 1926 ist der Zustand der Patientin ein leidlicher, und läßt sich die Obstipation durch die bereits angegebenen Maßnahmen, schließlich vor allem durch Rizinusklysmen bekämpfen. Von da ab verschlimmert sich der Krankheitsverlauf rapid, die Darmentleerung wird eine immer ungenügendere, die Anwendung drastischer Abführmittel muß unterbleiben, da sie bei der Patientin heftige kolikartige Zustände auslösen, ohne einen Effekt auf die Stuhlentleerung zu haben. Bei Anwendung von Klistieren macht die Kranke ebenso heftige Schmerzäußerungen. Dabei war auffallend, daß Flüssigkeit nur mehr in kaum nennenswerter Menge hineinfloß, daß auch die Anwendung von Spasmolytizis (Papaverin, Belladonna usw.) daran nichts ändern konnte, und daß, wenn schließlich eine geringe Menge Flüssigkeit hineingebracht war, die höchstens das unterste Rektum erfüllen konnte, wir schließlich wegen der großen Schmerzen erfolglos abbrechen mußten. Ein Erfolg konnte also auch damit nicht erzielt werden. Darmsteifungen wie auch andere sichere Zeichen für organische Stenose sind, abgesehen von den Schmerzäußerungen der Patientin, besonders bei den Versuchen zur künstlichen Stuhlentleerung bis dahin noch immer nicht vorhanden.

Am 20. März 1926 ergibt die neuerlich vorgenommene digitale Rektumaustastung insoferne einen positiven Befund, als sich jetzt hinter der Darmwand harte, drüsige Resistenzen fühlen lassen, die auch bei den an den folgenden Tagen vorgenommenen Untersuchungen gleichmäßig nachweisbar bleiben. Auch erweist sich das Rektum hoch oben (für die Fingerkuppe bei tiefem Eingreifen eben erreichbar) durch diese Resistenzen von außen her verengt. Die Schleimhaut des Rektums ist dabei vollständig intakt, verschieblich. Eine darauf hin nochmals versuchte Rektoromanskopie muß unterbleiben, da Patientin bei Einführen des Rohres schon unmittelbar hinter der Analöffnung die heftigsten Schmerzen äußert. Das Rohr läßt sich über die stenosierte Stelle nicht einführen. Die Darmschleimhaut ist, soweit übersehbar, normal. Wir versuchen, die Patientin nochmals mit Enterocleaner zu entleeren, was überraschenderweise zunächst teilweise gelingt. Nach einigen Tagen erweist sich auch diese Prozedur als wirkungslos, ebenso wie der nochmalige Versuch einer drastischen Darmentleerung.

Als wesentlich neu ist zum bisherigen Krankheitsbild, das wieder der Hauptsache nach von einer jetzt noch intensiver gewordenen Obstipation beherrscht wird, der Rektalbefund dazu gekommen. Dieses Ergebnis der rektalen Exploration, die bisher immer negativ verlief, ist es jetzt, das einen weiteren Aufschluß über die Natur des Prozesses zu bringen scheint, der zu der allmählich fortschreitenden mechanischen

Darmverlegung geführt hat. Es scheint sich danach um einen Prozeß zu handeln, der jetzt hier vor allem am Rektum von außen her den Darm stenosiert. Die Darmwand selbst und speziell ihre Schleimhaut erscheint dabei intakt. Die deutlich verengte Ampulle wird seitdem bei wiederholter Untersuchung immer leer gefunden. Diese hochsitzende Rektumstenose war aber, wie unsere Beobachtung ergab, erst nach langem Bestand der ganzen Krankheitserscheinungen aufgetreten und konnte so unmöglich die schon vor ihr dagewesene hartnäckige Verstopfung erklären. Es ist einerseits kein Zweifel, daß durch diesen Stenosierungsprozeß im Enddarm die Wegsamkeit des Darmes noch weiter erschwert wurde, anderseits mußte jetzt erst recht nach einer Ursache der vorausgehenden Behinderung des Stuhlganges gesucht werden. Vor allem könnte es da möglich sein, daß die nämliche Ursache, die am Enddarm die Stenosierung bewirkt hat, zu einem analogen Vorgang auch an anderen Stellen des Darmes schon vorher geführt hatte. Der Nachweis von harten, knolligen Tumoren im Douglas hat damit ein für allemal die Diagnose über die Natur des den ganzen Krankheitserscheinungen zugrunde liegenden Prozesses zugunsten des Tumors geklärt, da damit unsere übrigen Gründe, mit denen wir die Entzündung beweisen wollten, aus dem Felde geschlagen sind. Überlegen wir uns nun weiter, daß der schließlich im Douglas tastbare Prozeß, der sich hier gleichfalls perirektal entwickelt hat und durch Übergreifen auf die Darmwand zu einem ganz analogen adhäsiven Prozeß und Stenosierung des Darmlumens geführt hat (wie wir ihn früher schon in der Ileozökalgegend diagnostiziert hatten) und der dem palpierenden Finger die Härte des malignen Tumors verrät, und der zuerst beobachtete Tumor in der Ileozökalgegend, wie danach wohl naheliegend ist, einheitlicher Genese sein werden, so können wir unser endgültiges Urteil kurz dahin zusammenfassen: Solange der Douglas frei war, haben wir an einen einfach entzündlich adhäsiven Prozeß, ausgehend von der überstandenen Appendizitis, als Ursache für die Tumorbildung in der Ileozökalgegend und für die Obstipation neben Darmspasmen in erster Linie gedacht. Seit dem positiven Befund im Douglas ist der maligne Tumor als Ursache für die ganzen Erscheinungen wahrscheinlich geworden. Es ist uns nicht möglich, den eigentlichen Sitz des Primärtumors zu ergründen. Das Ileozökum gibt den Ursprungssitz jedenfalls nicht ab. Es handelt sich hier wahrscheinlich ebenso um ein sekundäres Übergreifen eines primär irgendeinem der Bauchorgane angehörenden Neoplasmas, wie wir es im Bereiche des Enddarmes mit Sicherheit annehmen können. Zu erwähnen ist auch, daß die gynäkologische Untersuchung bis zum Schlusse unserer Beobachtung ein negatives Resultat ergab, so daß wir also auch leicht das innere Genitale als Ausgangspunkt ausschalten können. Der schließliche Nachweis von harten Knoten im Douglas mußte auch unsere Aufmerksamkeit auf den Magen lenken, um so mehr, als dort seinerzeit ein Ulkus bestanden hatte, von dem wir heute mit Bestimmtheit annehmen, daß es, wenn auch nur bei einer sehr beschränkten Zahl von Fällen, wie es unserer eigenen Erfahrung entspricht, malign degenerieren kann. Ein Ulkuskarzinom, das eine peritoneale Aussaat machen kann, lehnen wir aber deswegen ab, weil wir keinerlei Zeichen für eine Erkrankung des Magens mehr finden konnten. Es war vor allem der wiederholt erhobene Röntgenbefund ständig negativ, der Ausheberungsbefund ergab Salzsäure, nie bestanden Zeichen für Retention, nie war Milchsäure da, der Nachweis von Blutderivaten im Stuhl fehlte. Daß ein tumoröser Prozeß am Peritoneum vorlag, war uns klar, anderseits überraschte uns das Fehlen jeder Spur von Aszites bis in die letzte Zeit, wo doch die Möglichkeit, ja Wahrscheinlichkeit einer universellen Karzinose des Peritoneums bestand, sei es vom Magen oder sonst wo ausgehend, oder daß es sich um eine primäre Karzinomatose des Peritoneums handeln sollte.

Ziehen wir jetzt noch die Nabelveränderung in den Bereich unserer Betrachtung, so werden wir in unserem Gedanken an Tumor noch weiter bestärkt. Erweckte doch diese indolente, streng auf den Nabel beschränkte Schwellung ohne jeden entzündlichen Charakter am meisten den Eindruck einer Tumormetastase. Eine derartige Nabelmetastase, die wir damit in Einklang mit dem Ergebnis unserer bisherigen Überlegungen bringen können, wird ja in erster Linie bei Magenkarzinom beschrieben, kommt hier aber relativ selten vor. Eine andere bekanntere Metastasenbildung des Magenkarzinoms ist die Virchowsche Drüse am Hals. Sie war bei unserer Patientin nie vorhanden. Nicht unwichtig erscheint es vielleicht auch für die Beurteilung des primären Sitzes des vermutlichen Tumors, daß das Genitale, vor allem die Ovarien, bis zum Ende unserer Beobachtung frei waren. Erweckte also die Nabelveränderung von Haus aus, zur Zeit unserer ersten Beobachtung in diesem Krankheitsstadium schon den Verdacht auf einen neoplastischen Prozeß, so ist jetzt durch das Hinzukommen von Douglasmetastasen mit hochsitzender Rektumstenose die Diagnose maligner Tumor gesichert.

Überlegen wir also nochmals kurz das ganze Ergebnis unserer Untersuchungen, so haben wir einen jedenfalls tumorösen Prozeß vor uns, bei dem die Lokalisation der Metastasen der Anordnung derselben (bisher sicher Douglas und Nabel) beim Magenkarzinom teilweise entspricht. Daran läßt auch entfernt das vorausgehende Ulcus ventriculi denken. Wir können aber keinerlei Befund für eine derzeitige Erkrankung des Magens erheben, so daß der Ausgang des Karzinoms von einem anderen Abdominalorgan (ganz unbestimmt von welchem, jedenfalls auch außerhalb des Darmes) uns wahrscheinlich erschien. Den Befund in der Ileozökalgegend möchten wir dann gleichzeitig als sekundäre lokale Karzinomaussaat auf dem Peritoneum auffassen. Inbegriffen sind dann in diese Tumorbildung wahrscheinlich Adhärenzen zwischen Netz, benachbarten Dünndarmschlingen, Zökum, eventuell Colon ascendens, Kotstauung, vielleicht auch Metastasen in den hier regionären Drüsen.

Es wird nun chirurgischer Rat eingeholt. Da seinerseits der konsultierte Chirurg (Hofrat Hochenegg), dem wir die Frage, ob entzündlich oder tumorös, vorgelegt hatten, sich gleichfalls mit Rücksicht auf den Befund im Rektum für Tumor aussprach, dessen primärer Sitz aber nicht zu eruieren ist, erschien zur endgültigen Klärung des Falles die Laparotomie dringend geboten. Außerdem ist der chirurgische Eingriff mit Rücksicht auf die Unmöglichkeit, den Darm anders ausgiebig zu entleeren, nicht mehr zu umgehen. Die Patientin wird zwecks Vornahme der Operation auf die chirurgische Universitätsklinik des Professors Hochenegg eingeliefert und am 2. April 1926 laparotomiert.

Nach Inspektion der ganzen Bauchhöhle, deren Resultat wir nachfolgend bringen, wurde als Methode der Wahl eine Transversostomie angelegt. Außer diesem chirurgischen Eingriff wurden später wegen Unwegsamkeit des Darmes noch zwei weitere nötig, deren wesentliches Resultat wir hier gemeinsam bringen. Es stand ja die Patientin seither nicht mehr unter unserer direkten Beobachtung, so daß die Feststellungen, die wir über den weiteren Krankheitsverlauf anführen, nicht mehr unserer eigenen Erfahrung entstammen. Wir beschränken uns daher nur auf die Wiedergabe des für den ganzen Krankheitsverlauf Wesentlichen in möglichst summarischer Form.

Bei der ersten Laparotomie zeigten sich zunächst Veränderungen am Peritoneum parietale wie viscerale, die bei makroskopischer Betrachtung ebensowohl entzündlicher wie neoplastischer Natur sein konnten. So sieht man auf einzelnen Dünndarmschlingen grauweiße, bis schillinggroße Plaques. Weiter ist das Zökum an die alte Operationsnarbe fixiert, und findet sich hier außerdem ein etwa faustgroßer Tumor von derber Konsistenz, der aus Zökum und gleichsinnig verändertem Netz in schwartigen Verwachsungen im wesentlichen zu bestehen scheint. Das Omentum maius ist geschrumpft und ebenfalls mit zahlreichen harten Knötchen von grauweißem Kolorit durchsetzt. Im kleinen Becken sind mehrfache, harte, ebensolche Knoten feststellbar. Das Colon descendens ist durch eine Netzduplikatur mit zahlreichen derben Knötchen komprimiert und die Partie des Kolon oberhalb dieser Stelle maximal dilatiert, die Wand hypertrophisch, das Lumen mit teigigem Stuhl ausgefüllt. Die Dilatation, Hypertrophie und Füllung reicht bis gegen das Zökum.

Zur histologischen Untersuchung kommen die beschriebenen Knötchen am Darm, Stücke des großen Netzes und der Nabel.

Histologischer Befund (Laboratorium der Klinik Hochenegg, Dr. Risak): Die Serosa des Darmes ist allenthalben stark verdickt und gefäßreich. An einigen Stellen finden sich knötchenartige Bildungen, die aus einem ziemlich zellreichen Bindegewebe bestehen und stellenweise im Zentrum vereinzelte epithelähnliche Zellen unbestimmten Charakters in sich bergen. Solche Bildungen finden sich auch im großen Netz. Es kann mit Sicherheit nicht entschieden werden, ob die knötchenartigen Bildungen ausschließlich den Einlagerungen fremder Zellen zuzuschreiben sind, oder ob es sich ausschließlich um durch Fremdkörper verursachte Granulationen handelt (Abb. 2 auf der Tafel am Schlusse des Buches). Der Nabel erweist sich histologisch ebenfalls gleichartig verändert wie die Darmserosa.

Die bioptische Untersuchung zeitigt also ein Resultat, das sich mit unseren bisher klinisch gewonnenen Eindrücken vollständig deckt.

Leider geht diese Übereinstimmung so weit, daß sich über die Natur des peritonealen Prozesses, der zu Darmstenosen (soweit wir es überblicken konnten, vor allem am Colon descendens und Ileozökum) geführt hat, nichts Sicheres aussagen läßt. Die Frage, ob Tumor oder Entzündung, bleibt erst recht offen, und während wir uns klinisch bereits auf die Diagnose Tumor festgelegt hatten, dessen primärer Sitz uns nur mehr okkult war, überrascht uns der histologische Befund durch so ausgedehnte Granulations- und Bindegewebsbildung. Dagegen bestand auf Tumor im histologischen Bild nur entfernter Verdacht.

Bei der zweiten Operation, die sieben Wochen später, am 26. Mai, durchgeführt wurde, fand sich vor allem makroskopisch ein dem früheren ganz analoger peritonealer Prozeß, nur waren die Veränderungen wesentlich weiter fortgeschritten. Dünn- und Dickdarm waren mit miliaren bis erbsengroßen, vielfach konfluierenden, derben, weißlichen Knötchen förmlich übersät. Die Dünndarmschlingen waren durch feste, oft schwielige Verwachsungen vielfach miteinander verbacken. Die bereits früher beschriebene Tumorbildung in der Zökumgegend hatte sich ebenfalls vergrößert, und vor allem waren die rechten Adnexe und der Uterus in sie einbezogen; auch diese letzteren sind durch weiße, derbschwielige Verwachsungen gegen die Beckenwand fixiert.

So weit als möglich wurde von dieser Tumorbildung in der Ileozökalgegend abgetragen und kam mit den gleichfalls schon makroskopisch verändertem Ovar zur histologischen Untersuchung. Da interessiert jetzt vor allem der histologische Befund des Ovars; er lautet: In den äußeren Schichten des zur Untersuchung exzidierten Ovariums finden sich Einlagerungen fremder Zellen von so großer Menge, daß das ovarielle Stroma fast ganz in den Hintergrund gedrängt ist. Diese Zellen liegen in großen Nestern beisammen und lassen teilweise einen sehr großen Kern mit wenig Protoplasma, teilweise Siegelringform erkennen. Die Zellen der letzten Art liegen ebenfalls in großen Nestern beisammen, so daß durch sie hellere Stellen in dem sonst einheitlichen Bilde zu sehen sind. Diagnose: Carcinoma metastaticum ovarii (Carcinoma ventriculi [Abb. 3 auf der Tafel am Schlusse des Buches]).

Dieses Untersuchungsergebnis gestattet dem Histologen, damit nicht allein auszusagen, daß ein Karzinom den ganzen Erscheinungen zugrunde liegt, sondern wir werden durch die Karzinommetastase im Ovarium gleichsam rektrospektiv auf den Magen gewiesen. Es hatten schon früher das Aussehen des Nabels und noch mehr der Tastbefund im Douglas unsere Aufmerksamkeit auf den Magen gelenkt. Dazu kam noch der seinerzeit abgelaufene Ulzerationsprozeß im Magen, der, wie schon erwähnt, den Boden zu einer neoplastischen Bildung daselbst abgeben kann. Wir haben aber mit Rücksicht darauf, daß eine organische Veränderung sich mit keiner Untersuchungsmethode nachweisen ließ und die Patientin in diesem dritten Krankheitsabschnitt auch subjektiv keine irgendwie verdächtigen Erscheinungen für eine Erkrankung des Magens hatte, diesen Gedanken wieder fallen gelassen, sind aber anderseits auf der Suche nach dem primären Sitz des Tumors (anderswo im Abdomen)

ebenso zu einem negativen Resultat gelangt. Drei Krankheitsab-
lagerungen (die Nabelveränderung, der Prozeß im Douglas und schließlich
der Befund im Ovar), die von Haus aus mehr oder weniger neoplastischen
Charakter tragen, sind es schließlich, die wie Pfeile eines Wegweisers
auf den Magen zeigen. Diese Anordnung der Metastasen sind für Magenkarzinom charakteristisch. Dazu kommt noch die Veränderung des
Peritoneums, die für sich allein unklassifizierbar, in diesem Zusammenhang
uns über den Charakter des Tumors im Magen noch weitere Aufschlüsse
gibt. Der bindegewebige Charakter der Einlagerungen in die Serosa,
wodurch ein entzündlicher Peritonealprozeß täuschend nachgeahmt
wurde, sagt uns aus, daß der primäre Tumor ein Szirrhus sein wird,
und wir haben ein Recht anzunehmen, daß den Boden zur Bildung des
Neoplasmas das von uns im Jahre 1922 diagnostizierte, dann ausgeheilte
oder zumindest erscheinungslos gewordene Ulcus ventriculi abgegeben
hat. In dieser Weise ist damit der Fall schließlich durch die histologische
Untersuchung des erst zum Schluß aufgetretenen Ovarialprozesses
geklärt, und wir finden, von diesem letzten Krankheitszeichen rückblickend, einen ätiologisch-pathogenetischen Zusammenhang dreier
Prozesse (Appendizitis, Ulcus ventriculi, Carcinoma ventriculi), von
denen jeder als selbständig abgeschlossenes Krankheitsbild bekannt
ist. Der Zusammenhang läßt sich bis zu dem Tage nachweisen, an dem
die Patientin im Jahre 1922 mit Ulkusbeschwerden zum erstenmal zu
uns zur Untersuchung kam, ja voraussichtlich noch weiter bis zu der
Zeit, wo die Patientin das erste Krankheitsempfinden überhaupt hatte.
Das fällt wahrscheinlich mit dem Beginn einer anfangs okkult verlaufenen
Appendizitis zusammen und ist gleichbedeutend mit dem Einsetzen
der Magenbeschwerden.

Im Anschluß an die letzte Operation ging es der Patientin sehr schlecht.
Unter den Erscheinungen eines allgemeinen Verfalles traten am 28. Mai
(also zwei Tage nach der Operation) deutliche Lähmungserscheinungen
im rechten Fazialis- und Hypoglossusgebiet auf. Dazu gesellte sich
noch eine sensorische Aphasie. Dieser Befund läßt an neue Metastasen,
und zwar im Gehirn, denken (linke vordere Zentralwindung). Der Tod
erfolgte am 2. Juni 1926 unter den vornehmlichen Erscheinungen einer
akuten Peritonitis.

Zur Vervollständigung unserer epikritischen Betrachtung und zur
Kontrolle unserer in diesem Zusammenhang gebrachten differentialdiagnostischen Erwägungen schließen wir noch den Obduktionsbefund an:

Obduktionsbefund (Assistent Dr. Feller)

In der Ileozökalgegend eine alte, lineare Appendektomienarbe.
In der Mitte zwischen Processus xiphoideus und Nabelgegend und bis
zur Symphyse herabreichend eine Laparotomiewunde, die in ihren
unteren zwei Dritteln bereits verheilt ist, in ihrem oberen Drittel klafft.
Der Grund des Wundbettes hier von mißfarbigen, grünlichen Gewebs-
massen eingenommen, zeigt zwei in die Bauchwunde eingenähte, offene

Darmstümpfe. Zwischen den Fixationsnähten derselben die Bauchwand in der Tiefe völlig auseinandergewichen.

Das Gehirn hochgradig ödematös durchtränkt, eher blutarm. Die Ventikel mäßig erweitert, ihr Ependym fein granuliert. In der Mitte der linken vorderen Zentralwindung ein auf dem Durchschnitt kleinmünzengroßer Bezirk der Hirnrinde und des angrenzenden Marklagers rötlichgrau verfärbt.

In der Bauchhöhle, besonders in ihren oberen Abschnitten, reichlich zum Teil flüssiges, zum Teil zwischen den verklebten Darmschlingen eingeschlossenes, mißfärbig-eitriges Exsudat. Von den beiden erwähnten, in der Bauchwand fixierten Darmstümpfen erweist sich der obere als dem Querkolon, der untere als einer unteren Ileumschlinge angehörig. Links neben der medianen Laparotomiewunde klaffen in dem eitrigen Exsudat etwa drei Querfinger voneinander entfernt das orale Ende des durchtrennten Ileums und das aborale Ende des durchtrennten Querkolons. Beide zeigen Nahtreste an ihren Schnitträndern. Die Dünndarmschlingen durchwegs stark gebläht, zeigen — zum Teil unter mißfarbigen streifigen Fibrinbelägen — reichlich flache, grauweißliche, mohnkornbis linsengroße, derbe Geschwulstknötchen und sind in ausgedehntem Maße miteinander verklebt. Die gleichen Veränderungen zeigt das Peritoneum der Bauchwand. Ein großer Teil der miteinander verbackenen Dünndarmschlingen von der nach abwärts verzogenen Flexura lienalis überlagert. Der Magen im ganzen auffallend klein, sein seröser Überzug in der Pars pylorica und in der Kardiagegend sowie im angrenzenden Fundusabschnitt von blaßgraurötlicher Farbe, die Magenwand hier von annähernd normaler Dicke. In den mittleren Magenanteilen die Serosa hellgrauweißlich, die Wand verdickt. In diesen Bezirken zeigt die Schleimhaut eine plumpe Wulstung und etwa in der Mitte der großen Kurvatur einen zehngroschenstückgroßen Substanzverlust. Sein Rand pförtnerwärts glatt, kranialwärts unregelmäßig höckrig. Auf dem Durchschnitt hier ein grauweißes Aftergewebe, das auch die Nachbarschaft in diffuser Weise bei noch deutlich erkennbarer Schichtenfolge durchsetzt. Entsprechend der Lage des Substanzverlustes das Kolon an den Magen herangezogen, wandverdickt, verengt, seine Schleimhaut daselbst feinhöckrig, über der Unterlage wenig verschieblich. Sowie das Peritoneum des Douglas auch das des Rektums mit reichlichen Geschwulsteinlagerungen versehen und letzteres etwa handbreit über der Analöffnung in einer Länge von 8 bis 10 cm derartig eingeengt und starrwandig, daß die Lichtung nur für den kleinen Finger durchgängig erscheint.

Alter operativer Defekt des Wurmfortsatzes, frischer operativer Defekt der rechtsseitigen Adnexe. Das linke Ovar in einen hühnereigroßen, leicht flach-höckrigen, weißlichen Tumor umgewandelt, der auf dem Durchschnitt sich zum größten Teil aus einem weißlichen, derben Aftergewebe aufgebaut erweist.

Die rechte Lunge in ihrem Unter- und Mittellappen von frischen, miteinander zusammenfließenden, lobulär-pneumonischen Verdichtungsherden fast zur Gänze durchsetzt; spärlich solche auch in den abhängigen Partien des linken Lungenunterlappens nachweisbar.

Im Abstrich vom peritonealen Eiter ein Bakteriengemenge, vorwiegend aus Gram-negativen und Gram-positiven Stäbchen und Kokken bestehend.

Die histologische Untersuchung des Magens bestätigt die Annahme eines szirrhösen Karzinoms. Das Ovarium erscheint diffus von epithelialen Geschwulstzellen durchsetzt, die vielfach Siegelringform erkennen lassen. Die erwähnte graurötliche Stelle in der linken Zentralwindung erweist sich bei der histologischen Untersuchung als ein frischerer Erweichungsherd.

Pathologisch-anatomische Diagnose

Peritonitis diffusa stercoralis e dehiscentia suturarum post ileotransversostomiam die VI. ante mortem factam.

Carcinoma scirrhosum infiltrans ventriculi partis mediae, verisimile ex ulcere peptico ortum.

Carcinosis peritonei. — Carcinoma ovarii sinistri secundarium. — Pneumonia lobularis confluens bilateralis.

Epikritische Zusammenfassung

In dieser Weise sehen wir, daß auch der anatomische Befund unsere zuvor geführte differentialdiagnostische Schlußfolgerung bestätigt und aufklärt. Fassen wir nochmals kurz zusammen, so hat bei der Patientin im Jahre 1922 ein Ulcus ventriculi bestanden, welches sich durch die Röntgenuntersuchung nicht verifizieren ließ. Doch sprach die ganze klinische Symptomatologie nicht allein für seinen Bestand, sondern auch für seine Lage in der Pars media des Magens und für seinen wenig entzündlich hyperplastischen, nicht kallösen Charakter. Dieses Ulkus ist, wie der weitere Krankheitsverlauf lehrte, rasch ausgeheilt und stand voraussichtlich in ätiologischer Beziehung zu einer chronischen Appendizitis, die aber erst zwei Jahre später durch eine akute Inflammation manifest wurde. Die Appendizitis wird operiert; damit sistieren die Magenbeschwerden. Bei der Laparotomie schon anläßlich dieser Appendektomie fällt ein adhäsiver Prozeß um das Zökum und um das anschließende Colon ascendens auf. Wieder zwei Jahre später entwickelt sich auf dem Boden des ausgeheilten Ulcus ventriculi ein Szirrhus des Magens, der schon frühzeitig verschiedene abdominelle Metastasen setzt, dabei selbst aber okkult bleibt. Das erste ist die Aussaat am Peritoneum, die klinisch (und später auch histo-anatomisch) lange das Verhalten eines einfach entzündlichen Peritonealprozesses mit Behinderung der Darmpassage, kurz Verwachsungsbeschwerden, in erster Linie bietet. Ein Zusammenhang mit der Appendizitis erschien uns vor allem deswegen am meisten möglich, weil wir nur zu häufig bindegewebige adhäsive Peritonealprozesse im Gefolge dieser beiden Abdominalerkrankungen auftreten sehen. Der bindegewebige Charakter dieser neoplastischen

Bildungen am Peritoneum ist jetzt durch die Art des primären Tumors im Magen, der ja ein Szirrhus ist, geklärt. Dieser szirrhös-neoplastische Prozeß des Peritoneums hat also in gleicher Weise klinisch wie bei der Biopsie anläßlich der Laparotomie und schließlich auch histo-anatomisch eine chronisch entzündliche, adhäsive Peritonitis vorgetäuscht. Die weitere Ausbreitung der Metastasen schaffte dann schließlich allmählich Klärung. Zuerst hat die Nabelveränderung unseren Verdacht auf Neoplasma mit dem primären Sitz im Magen wachgerufen. Daß es sich um ein Neoplasma handelt, wurde uns klinisch zwei Monate später durch das Auftreten von harten, knotigen Resistenzen im Douglas (Douglasmetastasen) zur Gewißheit. Es ließ sich aber noch immer damit der primäre Sitz im Magen nicht beweisen. Das negative Ergebnis unserer Magenuntersuchung lenkte uns von dem bisher eingeschlagenen differentialdiagnostisch richtigen Weg ab. Das Auftreten und der Nachweis der Metastase im Ovarium erst bildet den Schlußstein im ganzen Beobachtungsmaterial, so daß wir von da ab klar, durch den Befund der Autopsie später noch bestätigt, die ganzen Zusammenhänge des Leidens unserer Kranken überblicken können.

Vier Momente aus diesem Krankheitsverlaufe, der differentialdiagnostisch bewertet hier bereits vorliegt, wollen wir schließlich noch kurz herausgreifen. Das erste ist die Frage, ob es nicht möglich ist, daß zu Beginn unserer Beobachtung im April 1922 kein Ulcus ventriculi, sondern schon damals das Carcinoma ventriculi vorgelegen hat. Wir haben diese Möglichkeit differentialdiagnostisch in Erwägung gezogen, konnten aber schließlich das Carcinoma ventriculi leicht ausschließen. Jetzt schließt sich unserer Meinung der Obduzent an mit seiner Diagnose: Carcinoma ventriculi verisimile ex ulcere peptico ortum.

Weiter möchten wir hier nochmals die Frage aufwerfen, ob und inwieweit es richtig war, am Beginne der Beobachtung im dritten Krankheitsabschnitt eine spastische Obstipation zu diagnostizieren. Abgesehen von den ebenfalls schon früher geführten differentialdiagnostischen Erwägungen, auf die wir hier nochmals kurz verweisen, möchten wir zu bedenken geben, daß die Aussaat der Karzinommetastasen auf die Serosa des Darmes auch stärkere reaktive Vorgänge ausgelöst hat und so in der Wand des Darmes, ohne daß zunächst eine organische Beeinträchtigung seiner Wegsamkeit zu bestehen brauchte, die nervösen Elemente sich in einem abnormen Reiz- und Reflexzustand befunden haben mögen, der sehr wohl die Ursache zu spastischen Zuständen abgeben konnte. In dieser Weise ist die von erfahrenen Fachärzten zuerst gestellte Diagnose: spastische Obstipation, nach dem damals vorliegenden Krankheitserscheinungen eine in dieser Hinsicht richtige gewesen. Diese also von der Serosa ausgelösten Darmkrämpfe, noch dazu bei einer Kranken, die ohnehin habituell belastet war, mögen auch wohl zu Beginn unserer Beobachtung wenn nicht die einzige, so doch die hauptsächliche Ursache zur Obstipation abgegeben haben. Erst später, mit dem Wachsen der peritonealen Metastasen, mit dem Auftreten der bindegewebigen Verwachsungen und Schrumpfungen um die Därme, ist zu dieser spastischen Verlegung die organische Stenose hinzugekommen, die dann auch klinisch in Erscheinung getreten ist.

Etwas Ungewöhnliches ist das frühzeitige Auftreten und ebenso die ungewöhnliche Ausbreitung der Metastasen bei einem Szirrhus. Die Metastasen machen ja in diesem Falle Krankheitserscheinungen schon zu einer Zeit, wo irgendwelche subjektive oder objektive Zeichen von dem primär erkrankten Magen nicht bestanden haben. Daß ein kleiner Szirrhus im Magen dem Röntgenologen entgeht, ist ja nichts Ungewöhnliches, ebenso auch der Umstand, daß Blut im Stuhl nicht nachzuweisen war; daß aber die Patientin keine subjektiven Beschwerden vom Magen angab, erscheint wohl außergewöhnlich. Sie waren im späteren Verlauf jedenfalls durch die anderen abdominellen Beschwerden derartig überlagert, daß sie von ihr unbeachtet blieben. Zu irgendeiner Stenosierung, die dann stärkere Beschwerden verursacht hätte, ist es mit Rücksicht auf die Art (Szirrhus) und Lage des Krebses in der Mitte des Magens nicht gekommen.

Schließlich haben wir die im Anschluß an die Operation vom Histologen unrichtig abgegebene Diagnose auf eine einfach entzündliche Peritonitis kurz damit erklärt, daß es sich um die Metastasen eines Szirrhus gehandelt hat. Es kann aber zur Erschwerung der richtigen Diagnose noch anderes beigetragen haben. Zunächst ist es tatsächlich möglich, daß vor der Krebsaussaat auf das Peritoneum schon eine einfache, entzündlich proliferative Peritonitis, die eventuell, wie schon gesagt, vom Ulkus oder der Appendizitis hergestammt hat, bestanden hat und auf die dann erst die Aufimpfung der Krebszellen erfolgt ist. Und drittens ist es ja bekannt, daß Krebszellen auf dem Peritoneum reaktiv Gewebs-wucherung bewirken können, wobei in der mächtigen Granulations- und Bindegewebsbildung, wie bei unserem Fall, die epithelialen Zellen des Karzinoms derart überdeckt werden, daß eine richtige Deutung oftmals sehr erschwert, nicht selten direkt unmöglich ist, da dadurch das Bild einer einfach proliferativen Peritonitis vorgetäuscht wird.

Zur Kenntnis des regionären Spasmus der Pars pylorica ventriculi

Von

A. Kautzky

Mit einer Skizze im Text.

J. T. 51 Jahre alt, Kriegsinvalide, früher Steinmetz.

Anamnese

Die Familienanamnese ist ohne Belang, keine Zeichen für Lues oder Tuberkulose, keine Epilepsie in der Verwandtschaft. An Kinder-krankheiten kann sich Patient nicht erinnern. Er machte den Krieg mit und wurde im Jahre 1918 durch Gewehrschüsse am Kopf, am Unterarm und Knie verwundet. Er lag zuerst in einem Feldspital und hier traten bereits Anfälle auf, die er folgend schildert: Ohne vorhergehende Erscheinungen stürzt er plötzlich wie erschreckt zu Boden, es treten Krämpfe auf, die ihn zusammenziehen. Er beißt die Zähne aufeinander, dann verliert er das Bewußtsein. Nach dem Erwachen ist er sehr matt und schlafsüchtig. Beim Niederstürzen hat er sich nie schwer verletzt, doch kam Zungenbiß gelegentlich vor. Kein Abgang von Harn und Stuhl während des Anfalles. Ob die Krämpfe auf einer Körperseite beginnen, kann er nicht angeben. Mit diesen Anfällen lag Patient bis zum Jahre 1925 auf der Kopfschußstation in Wien, die Anfälle wiederholten sich bis zu dreimal im Tag, doch traten auch Pausen auf, manchmal einen Monat lang. Im Sommer während der Hitze war die Zahl der Anfälle größer. Im Jahre 1925 ging Patient nach Hause. Die Anfälle bestanden in derselben Art weiter, seine Invalidität wurde auf 100 % bemessen. Abgesehen von diesen Anfällen, hatte er bis Mitte Mai 1926 nur gelegentlich Stirnkopfschmerzen.

Um diese Zeit traten Schmerzen auf, die im Oberbauch lokalisiert waren, schneidenden Charakter hatten und in der Mitte sowie auf beiden Seiten gleichzeitig einsetzten. Diese Schmerzen wurden langsam stärker, erreichten einen gewissen Höhepunkt und sanken nach ein bis zwei Stunden wieder ab. Dabei wanderten sie im Oberbauch hin und her. Manchmal strahlten sie in die linke Schulter aus. Während der Schmerzen mußte Patient Rückenlage einhalten, lag er auf der Seite, so hatte er das Gefühl, als ob etwas im Bauche nach der Seite hinfalle. Nie hatte er die Empfindung, als ob sich etwas im Leibe aufstelle oder durchpresse, er hat auch nie Darmsteifungen gesehen. Eine Ausstrahlung der Schmerzen nach unten hat er nicht beobachtet. Gegen diese Schmerzen verwendete Patient kalte Umschläge, die ihm etwas halfen. Anfang Juni trat Erbrechen auf. Patient erbrach unmittelbar nach der Nahrungsaufnahme das eben Genossene, gleichgültig was und wieviel er zu sich genommen hatte. Der Geschmack des Erbrochenen war bald sauer, bald gallig bitter; kaffeesatzartig oder blutig war es nie, nüchtern brach er nie. Nach dem Erbrechen fühlte Patient Erleichterung seiner Schmerzen, die vorher stets sehr heftig waren. Aufstoßen bestand nicht, der Appetit war schlecht, ohne daß Patient Widerwillen gegen bestimmte Speisen hätte. Der Stuhl ist ihm nicht auffällig erschienen, er war immer regelmäßig, jeden zweiten Tag, mehr oder minder fest, früher dunkelbraun, jetzt lichter, gelbweiß, nie schwarz oder blutig. Die Menge des Stuhles erschien dem Patienten nicht auffällig. Der Harn war immer unauffällig in Menge und Farbe. Es bestanden keinerlei Beschwerden beim Urinieren. Eine Veränderung seiner Hautfarbe hat Patient auch in der letzten Zeit nicht bemerkt.

Dieser Beschwerden wegen suchte Patient das Invalidenamt auf, das ihn an unsere Ambulanz wies.

Nikotin: Abstinent. Alkohol: Früher Abusus, jetzt Abstinenz, venerische Erkrankungen werden negiert.

Status praesens

Vom 19. Juni 1926: Mittelgroßer Patient, von entsprechendem Knochenbau, mäßig gut entwickelter Muskulatur und sehr dürftigem Panniculus
adiposus. Leichter Ikterus der Skleren und der gesamten Haut. Keine
Ödeme, keine Zyanose. Am rechten Scheitelbein und in der Gegend der
Ohrmuschel je eine Narbe, ebenso über der linken Schläfe, ferner Narben
an der Streckseite des rechten Vorderarmes und am rechten Knie. Nur
die Narbe an der rechten Kopfseite druckempfindlich. Keinerlei Bewegungseinschränkung im Kniegelenke.

Caput: Dolichozephaler Schädel, mit Ausnahme der oben erwähnten
Narbe nirgends druck- oder klopfempfindlich. Haare schwarz, an den Schläfen
leicht ergraut, Schnurrbart ebenso, Pupillen nicht ganz kreisrund, zentrisch,
eher eng. Die linke reagiert prompt auf Licht direkt und indirekt sowie
auf Konvergenz. Die rechte zeigt alle diese Reaktionen etwas träger. Die
Augenbewegungen sind frei, es besteht kein Nystagmus, die Hirnnerven
sind frei, das Chvosteksche Phänomen´ beiderseits positiv. Zunge: ist
feucht, ist nicht belegt, die Zungenbewegungen sind frei, das Gebiß ziemlich
defekt, Mund- und Rachenschleimhaut zeigen nichts Auffälliges, der weiche
Gaumen ist deutlich gelb. Die Tonsillen sind nicht vergrößert.

Collum: Kurz, sehr mager, die Supra- und Infraklavikulargruben sind
eingesunken, keine gestauten Venen, keine abnormen Pulsationen, die
Karotiden pulsieren sichtbar, sind leicht wandverdickt, liegen an normaler
Stelle, ebenso die Subklavien, die Thyreoidea ist nicht vergrößert, weich,
bewegt sich beim Schlucken. Keine palpablen Lymphdrüsen.

Thorax: Symmetrisch, eher lang und schmal. Die Interkostalräume
leicht eingesunken, der epigastrische Winkel etwas kleiner als ein rechter.
Atmung symmetrisch, kostoabdominal. Die Behaarung entspricht dem männlichen Typ, die Wirbelsäule ist gerade, nicht klopf- oder druckempfindlich,
kein Stauchungsschmerz.

Die Lungen reichen rückwärts rechts bis zum achten, links bis zum
neunten Brustwirbeldorn. Die Verschieblichkeit beträgt ungefähr zwei
Querfinger, ist links etwas ausgiebiger als rechts. Die Krönigschen Felder
sind beiderseits zweieinhalb Querfinger breit. Vorne reicht die Lunge rechts
bis zum untern Rand der fünften Rippe, zirka anderthalb Querfinger verschieblich. In den Supraklavikulargruben sind die Spitzenfelder zirka zwei
Querfinger breit. Der Herz-Lungenrand verläuft rechts am linken Sternalrand, oben an der vierten Rippe, links ungefähr einen Querfinger innerhalb
der Herzspitze. Über der Lunge überall normaler Perkussionsschall, die
Spitzenfelder gleich, nicht gedämpft. Die Auskultation der Lungen ergibt
überall leicht verschärftes Inspirium bei leisem Exspirium, über der rechten
Spitze ist das Inspirium stärker verschärft, über beiden Spitzen das Exspirium
verlängert, über der ganzen Lunge, besonders basal, hört man trockene,
nicht klingende Rasselgeräusche.

Herz: Der Spitzenstoß liegt im fünften Interkostalraum, ungefähr
in der Medioklavikularlinie, nur schwer und undeutlich palpabel. Eine
Verschiebung des Spitzenstoßes bei Lagewechsel (Linkslage) ist nicht sicher
nachweisbar. Das Herz reicht nach rechts perkutorisch bis etwas außerhalb
des rechten Sternalrandes nach oben bis zur dritten Rippe, nach links zum
Spitzenstoß. Die Auskultation über dem Herzen ergibt sehr leise, aber
reine Herztöne. Keine Geräusche, keine Akzentuation.

Gefäße: Die Arteria radialis verläuft an normaler Stelle, ist etwas
wandverdickt und geschlängelt, beiderseits gleich. Der Puls ist rhythmisch,

äqual, nicht celer, von normaler Spannung und Füllung, Frequenz 78, synchron. Die übrigen Gefäße analog.

Das Abdomen ist oberhalb des Nabels über, unterhalb des Nabels etwas unter dem Thoraxniveau. Die Bauchdecken sind ziemlich gespannt. Die rechte Flanke ladet etwas aus. Es besteht Druckempfindlichkeit im ganzen Oberbauch. Besonders ausgeprägt ist sie ein bis zwei Querfinger rechts ober dem Nabel. Dann aber auch unter dem rechten Rippenbogenrand und in der Medianlinie, zwei bis drei Querfinger ober dem Nabel. Links ist die Druckempfindlichkeit im Oberbauch geringer und mehr diffus. Perkutorisch besteht normaler Tympanismus, keine Flankendämpfung.

Die Leber ist bedeutend vergrößert. Sie reicht in der rechten Medioklavikularlinie vom obern Rand der fünften Rippe bis ungefähr zwei Querfinger unter den Rippenbogen. Der untere Rand kreuzt die Medianlinie drei Querfinger über dem Nabel und verschwindet zirka ein Querfinger links von der linken Parasternallinie unter dem Rippenbogen. Palpatorisch liegt der Leberrand noch um ein geringes tiefer. Die Konsistenz der Leber ist nicht überall gleich, stellenweise, und zwar besonders in ihrem rechten Lappen, ist sie bedeutend erhöht. Hier ist eine undeutliche, sehr derbe Prominenz von Handtellergröße zu tasten, die etwas uneben ist. Der Leberrand ist eher plump. Die Gallenblase ist nicht zu tasten. Der ganze Leberpalpationsbefund, besonders in der Inzisurengegend, wird dadurch sehr erschwert, daß der Patient bei der Palpation, der Schmerzen wegen, die Bauchdecken stark spannt.

Die Milz ist sowohl perkutorisch wie palpatorisch vergrößert. Sie überragt den linken Rippenbogen mit einem plumpen, derben unteren Pol um zirka einen Querfinger.

Die Nieren sind der Bauchdeckenspannung wegen nicht palpabel.

Das Genitale zeigt nichts Auffälliges.

Von Reflexen sind die Konjunktivalreflexe nicht auslösbar. Die Bauchdeckenreflexe zeigen eine leichte Inkongruenz zugunsten der rechten Seite. Sonst sind die Reflexe unauffällig. Es bestehen keine pathologischen Reflexe.

Die Sensibilität zeigt sich auf taktile, kalorische und Schmerzreize intakt.

Aus dem Decursus morbi

Der Ikterus nimmt bei dem Patienten dauernd zu und es scheint am 24. Juni bereits ein kompletter Verschluß der Gallenwege zu bestehen. Gleichzeitig tritt ein geringer, zirka drei Querfinger hoher Erguß rechts pleural auf. Die Schmerzen bestehen in der in der Anamnese geschilderten Art weiter, ebenso das Erbrechen. Patient fiebert intermittierend, manchmal bis 38°. Die Therapie besteht aus dreimal 0,5 Kalium jodatum, Luminal und Brom. Lokal bekommt er bei Schmerzen Thermophor. Sind die Schmerzen sehr stark, bekommt Patient 0,01 Morphium s. c.

Am 30. Juni tritt eine Thrombophlebitis des rechten Beines auf mit Schmerzen, Schwellung und Rötung. Die Venen im Gebiete des Trigonum Scarpae sind als derbe Stränge palpabel. Gleichzeitig steigt die Temperatur bis 39,3°. Die Erscheinungen klingen gegen den 5. Juli zu ab, es kommt jedoch am 13. August zu neuerlichem, noch stärkerem Anschwellen des Beines und zu Blasenbildungen am Unter- und Oberschenkel. Therapie: Hochlagerung, Burow, Salbenverband.

Am 9. August wird Aszites nachweisbar, der rasch wächst, am 12. August bereits einen ziemlich hohen Grad erreicht hat. Am 9. August wird Patient

im Bett mit dem Magenschlauch ausgehebert. Die fraktionierte Ausheberung mit der Duodenalsonde mißlingt, da der Patient sie nicht
schlucken kann. Von einer Forcierung wird Abstand genommen, um bei
dem leicht erregbaren Patienten keinen Anfall auszulösen. Zweimal wird
in dieser Zeit versucht, die Schmidtsche Kernprobe durchzuführen. Doch
scheitert der Versuch jedesmal daran, daß Patient die Thymussäckchen
bald wieder erbricht. Vor jedem Versuche bekommt Patient 0,5 g Karmin.
Der Aszites nimmt dauernd zu. Patient ist nachts benommen und deliriert.
Die Temperatur sinkt. Am 15. August nachmittags tritt rascher Verfall
ein. Agonal treten noch Blutungen aus Mund und Nase auf und es kommt
zum Abgang dickbreiigen, pechschwarzen Stuhles, der sich mikroskopisch
und chemisch als reines Blut erweist. Um 6 Uhr abends Exitus letalis unter
den Zeichen des Lungenödems. Patient hatte während seines Spitalaufenthaltes keinen Anfall. Er hat während seines Spitalaufenthaltes in vierzehn
Tagen um 2,5 kg abgenommen.

*Auszug aus der Krankengeschichte der Heilanstalt für Kopfverletzte
und Nervenkranke. Wien XIX, Krottenbachstraße 4. Vom 23. August 1918
bis 2. Mai 1925.*

Diagnose: Parietalläsion.

Anamnese: Vor dem Kriegsdienste gesund. Patient rückte im
August 1914 ein, diente vom April 1915 an im Felde. Er wurde am
1. März 1918 am Kopfe (Gewehrstreifschuß), an der Radialseite des
rechten Unterarmes (Streifschuß) sowie am linken Unterschenkel verwundet, verlor einige Minuten nach der Verletzung das Bewußtsein,
erlangte es nach zehn Minuten wieder. Im Feldspital operiert. Knochensplitterentfernung. Patient litt an Kopfschmerzen, Schwindel, Kreuzschmerzen, hatte angeblich eine Ohreiterung rechts, keine Lähmung,
keine Anfälle. Klagt bei der Aufnahme über Kopfschmerzen, Schwindel,
ein Gefühl, „als ob Ameisen im Kopfe wären", Sausen im Kopf,
Schwäche in den Beinen. Lues negiert.

Befund: In der rechten Scheitelbeingegend eine zirka 4 cm lange
empfindliche Hautnarbe.

Röntgen: Schußfraktur des rechten Scheitel- und Schläfenbeines.
Durch die rechte Schläfenschuppe zieht in fast axialer Richtung ein Fissurenspalt, der von dem äußeren Gehörgang beginnt und nach oben zu ungefähr
am rechten Parietalhöcker endet. Keine metallischen Fremdkörper vorhanden.

Pupillen: Unter mittlerer Weite, auf Licht reagierend. Die linke
Pupille enger als die rechte, nicht vollkommen rund. Der Kornealreflex
herabgesetzt. Fundi normal. Fazialisparese rechts. Hypoglossus frei.
Läsion des inneren Ohres rechts höhergradig, links gering.

Extremitäten: Motilität ohne Störungen, ohne Differenzen.

Reflexe: Trizepssehnenreflex: Links gleich rechts; Patellarsehnenreflex: Links gleich rechts, lebhaft; Achillessehnenreflex: Links gleich
rechts, lebhaft; Bauchdeckenreflex: Links gleich rechts; Plantarreflex:
Links gleich rechts; Kremasterreflex: Rechts schwächer als links.

Kein Babinski, kein Romberg, keine Sensibilitätsstörungen.

Verlauf: Keine wesentlichen Änderungen. Häufig Kopfschmerzen,
Schwindelgefühl, gesteigerte Reizbarkeit, Empfindlichkeit gegen Lärm.
Oft Klagen über Schwäche, Ungeschicklichkeit des rechten Armes. Mangelhaftes Gefühl der rechten Hand. Oft Bronchitis, keine Anfälle.

Laboratoriumsbefunde

Harnbefund vom 18. Juni 1926: Aussehen: klar, rötlichgelb. Reaktion sauer. Spezifisches Gewicht: 1020. Albumen: negativ. Saccharum: negativ. Bilirubin: negativ. Urobilin: vermehrt. Urobilinogen: 1 : 16. Azeton: negativ. Azetessigsäure: negativ. Diazo: negativ. Indikan: nicht vermehrt. Chloride: nicht vermindert. Sediment: einzelne hyaline Zylinder, spärlich Leukozyten und Epithelien. — Am 20. Juni ist Bilirubin bereits positiv, am 24. Juni ist die Aldehydreaktion, die sich täglich vermindert hatte, zur Grünreaktion geworden. In dieser Form bleibt der Harnbefund dauernd bis zum Tode. Am 25. Juni ist Leuzin im Harn positiv, Tyrosin negativ. — Serumfarbstoffe vom 21. Juni Hijmans van der Berg direkt und indirekt prompt positiv. Urobilinogen negativ.

Blutbefund vom 21. Juni. Nativ: Erythrozyten von normaler Farbe. Keine Anisozytose. Keine Poikilozytose. Dellenbildung normal. Geldrollenbildung normal. Fibrinnetz nach 5 Minuten gut ausgebildet. Erythrozyten: 4 630 000, Sahli 69. Färbeindex 0,75, Thrombozyten 140 000, Leukozyten 13 050.

Differentialzählung: Regenerativ stabkernige neutrophile Leukozyten 2,3% (300), degenerativ stabkernige neutrophile Leukozyten 1,3% (157), polymorphkernige neutrophile Leukozyten 82% (10 701), eosinophile Leukozyten 0,3% (39, basophile Leukozyten —, Lymphozyten 10,3% (13 044), Monozyten 3,7% (483). — Giemsa: Erythrozyten wie im Nativpräparat, gut färbbar, keine Polychromasie. Die meisten polymorphkernigen Neutrophilen mit drei Segmenten, die übrigen mit 4, 5, 6 und 7 Segmenten. Die Lymphozyten von gewöhnlicher Größe, Kern fast bei allen rund. Die Monozyten klein, mit stark gelapptem Kern, bisweilen fast segmentiert, mehrere Übergangsformen.

Wassermann-Reaktion im Blute und Liquor negativ.

Lumbalpunktion vom 22. Juni ergibt zirka 15 cm³ einer wasserklaren, farblosen Flüssigkeit, die sich in schnellen Tropfen entleert. Rosse-John negativ, Nonne-Appelt negativ, Pandy negativ, Zellzahl 0, Sediment: sehr spärlich Lymphozyten, Spinnwebgerinsel negativ, Wassermann-Reaktion negativ, Goldsol: Angedeutete Lueszacke (max. 1 : 80 in Rotviolett).

Augenbefund: Es besteht normaler Sehnerveneintritt. Chorioiditis beiderseits.

Rektalbefund: Innerer, gestielter, aus dem Rektum herausragender Hämorrhoidalknoten. Guter Sphinktertonus. Prostata derb, kleinhöckerig. Etwa eine halbe Fingerlänge vom Sphinkter entfernt ragt aus der Prostata scharf umgrenzt eine derbe, höckerige, zirka walnußgroße, ein Viertel des Rektums vorne ringförmig umgebende Resistenz, die mit der Prostata fest verwachsen ist. Die Schleimhaut darüber ist intakt und verschieblich. Die übrige Austastung des Rektums zeigt keinen abnormen Befund. Die Abgänge sind fäkulent.

Rektoskopischer Befund vom 28. Juni: Hämorrhoiden, Schleimhaut tief düsterrot, zirka nußgroße Vorwölbung an der vorderen Wand, die Schleimhaut ist darüber unversehrt.

Stuhlbefunde: Makroskopisch: dickbreiiger Stuhl von mittelweicher Konsistenz, schmutziggelber Farbe und normal fäkulentem Geruche. Außer kleinen Pflanzenkörnern (Erdbeeren?) keine Speisereste. Mikroskopisch: Im Nativpräparat: Pflanzenreste, keine Muskelfasern, massenhaft Fettsäurenadeln, keine Erythrozyten, mäßig viel Leukozyten und Epithelien, Zelldetritus, einige gallig imbibierte Schollen, Bakterien, unter denen Stäbchen mit lebhafter Eigenbewegung vorherrschen. Lugol: keine freie Stärke, sehr spärlich Granuloseflora. Sudan: reichlich Fett in Tröpfchen verschiedenster Größe. Nilblau etwas Neutralfett. Gram: Überwiegen der Gram-negativen Flora in Form von Stäbchen und Kokken, in Diplo- und Haufenform, daneben auch kurze Ketten. Gram-positive, wenig dicke, plumpe Stäbe und Kokken. Giemsa: Die Flora wie im Gram-Präparat, ganz vereinzelte fusiforme Bakterien, keine Spirochäten. Ziehl-Neelsen: keine säurefesten Stäbchen.

Urobilinogen 1:64, Bilirubin negativ. In den spätern Stuhlbefunden war das Urobilinogen in immer geringeren Mengen vorhanden, schließlich eben noch nachweisbar. Sonst wiesen die Befunde keinen Unterschied gegenüber dem ersten auf.

Okkulte Blutung: Guajak negativ, Benzidin negativ, die Probe war in drei aufeinanderfolgenden Stühlen stets negativ.

Galaktoseprobe am 21. Juni: Es wurden im ganzen 1,6 g Galaktose ausgeschieden.

Löwys Adrenalinversuch: negativ.

3. Juli: Fermentproben: Diastase (37° 24 Stunden), Trypsin (37° 24 Stunden)

	Diastase	Trypsin
Stuhl:	3840	1536
Harn:	40	4
Serum:	1	0

Magenausheberung am 8. Juli: Nüchtern werden zirka 1,5 cm³ einer gelblichen, mit Schleim untermischten Flüssigkeit gewonnen. Im Schleim einige frische Blutspuren. Kongo: keine freie Salzsäure, Lackmus sauer, Nativ: Epithelien, Leukozyten, Bakterien und Schleim. In dem oben erwähnten Schleim mit Blutspuren reichlich gut erhaltene Erythrozyten. Keine Pflanzenreste, einige Fettropfen, spärlich Hefe. Lugol: keine Stärke. Sudan: einige Fettropfen. Gram: überwiegend Gram-positive Flora in kurzen, plumpen Stäben und Haufen. Selten in Ketten- und Diploform. Wenig Gram-negative Stäbchen, meist dünner und länger, wenig Gram-negative Kokken, etwas Hefe. Giemsa: Flora wie oben, keine fusiformen Bakterien, keine Spirochäten. Milchsäure negativ. 40 Minuten nach dem Probefrühstück ergibt die Ausheberung zirka 150 cm³ einer stark mit Speiseresten vermischten, farblosen Flüssigkeit von der Schichtung 9:1. Einige bräunlichrot gefärbte Schleimflocken. Nativ: reichlich Pflanzenreste, Stärkekörner, Fett und in den oben beschriebenen roten Flocken Leukozyten und Schleim, die mit roten, feinen Körnchen vollgepfropft sind (Karmin, die letzte Karmingabe erfolgte am 4. Juli). Lugol: viel unverdaute Stärke. Sudan: ziemlich viel Fett in Tropfen, freie Salzsäure 0, Gesamtazidität: — 20, Milchsäure negativ.

Blutdruck nach Riva-Rocci am 19. Juli: 118/75.

Röntgenbefund am 25. Juni 1926: Einwandfreie Beweglichkeit beider Zwerchfellhälften, Zwerchfellwinkel frei. Vermehrte Hiluszeichnung beiderseits. Keine Spitzendifferenz. Die Lungen und Spitzenfelder sind hell und zeigen keine abnormen Verdichtungen. — Der Herzschatten ist mäßig quer gelagert, im übrigen normal konfiguriert. Nicht verbreitert, Aorta ohne Besonderheiten.

Röntgenbefund am 30. Juni 1926: 6 Stunden post coenam ist zirka ein Fünftel Rest im Magen, das übrige Barium im unteren Ileum. Der aufgefüllte Magen ist ein links gelegener Hakenmagen. Der distale Anteil der Pars pylorica ist in Form eines schmalen Kanals aufzufüllen, welcher in nach oben konvexem Bogen verläuft und für Barium gut durchgängig ist. Keine wesentliche Druckempfindlichkeit. Peristaltik und Antrumbildung sind an dieser Stelle nicht zu sehen. Die proximalen Magenanteile und der Bulbus duodeni sind normal aufzufüllen. Die verengte Stelle am Magen ist aktiv und passiv gut beweglich. Einwandfreie respiratorische Beweglichkeit beider Zwerchfellhälften, Zwerchfellwinkel frei. Im Hilus nichts Abnormes. Die Lungen und Spitzenfelder sind hell und zeigen keine abnormen Verdichtungen. Der Herzschatten ist nicht vergrößert, normal gelagert, normal konfiguriert. Aorta ohne Besonderheiten.

Bei dem Patienten stehen zwei voneinander getrennte und unabhängige Symptomenkomplexe einander gegenüber. Der eine, ein zerebraler, ist uns zwar nur aus der Anamnese und dem Berichte der Kopfschußstation bekannt, wird aber von dem Patienten so prägnant geschildert, daß ein Zweifel an der Diagnose wohl kaum möglich ist. Fehlen zwar einerseits einige charakteristische Symptome, wie der halbseitige Beginn, die Aura, der Abgang von Stuhl und Harn während des Anfalles, so sind anderseits die Schilderung der Anfälle, ihr plötzliches Auftreten nach der Schußverletzung am Schädel, der Zungenbiß, die Amnesie so charakteristisch, daß man wohl berechtigt ist, eine posttraumatische Epilepsie anzunehmen. Wie schon erwähnt, hatten wir selbst keine Gelegenheit, einen Anfall zu sehen. Der Bericht der Kopfschußstation spricht in seiner Krankenanamnese davon, daß keine Anfälle aufgetreten sind, und erwähnt auch weiterhin keine. Es wäre daher immerhin möglich, daß es sich hier um eine Simulation oder aber um eine Neurose, eventuell im Sinne einer Rentenneurose, handelt. Bedenkt man aber, daß der Patient jahrelang auf der Kopfschußstation lag und von den Invaliditätskommissionen dauernd als vollinvalid erklärt wurde, so ist die Annahme des Bestehens der schweren zerebralen Läsion bei dem Mangel sonstiger schwererer Verletzungen wohl sehr wahrscheinlich, obzwar klinisch kaum beweisbar.

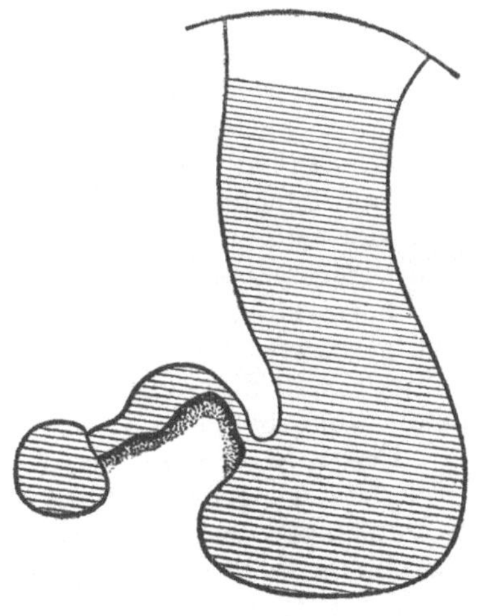

Skizze zum Röntgenbefund des Magens

Diesem zerebralen Komplex steht ein anderer abdomineller gegenüber, der in seinen subjektiven Manifestationen nicht sehr charakteristisch ist. In diesem Teil der Anamnese sind nur zwei Symptome betont: der Schmerz und das Erbrechen. Appetitlosigkeit und rasche Abmagerung zeigen einen kachektisierenden Prozeß an, und im Stuhl sind anamestisch die ersten Zeichen des beginnenden Ikterus zu erheben. Die Schmerzen besonders sind nicht charakteristisch, nicht in eine bestimmte Gedankenrichtung zwingend. Ihr Hauptsitz scheint in der Medianlinie zu liegen, eher rechts davon, so daß zunächst die Leber bzw. die Gallenblase in Frage kämen, was ja bei dem beginnenden Ikterus der nächstliegende Gedanke wäre. Aber hier schon taucht ein Einwand auf, der sich in den späteren Überlegungen immer wieder erhebt, die Ausstrahlung in die linke Schulter. Wir sind ja gewöhnt, gerade bei Gallenblasenerkrankungen die Schmerzausstrahlung in die rechte Schulter zu finden. Hie und da kommen bei Leberkranken wohl auch Ausstrahlungen in den rechten Oberschenkel vor, sie gehören aber doch zu den Seltenheiten. Eine Ausstrahlung in beide Schultern wird auch als Seltenheit noch berichtet. Das Ausstrahlen nur in die linke Schulter scheint aber doch eher gegen einen rein der Gallenblase bzw. der Leber angehörigen Prozeß zu sprechen. Der Magen könnte in Frage kommen. Der Hauptsitz des Schmerzes könnte dem Pylorus der Lage nach entsprechen. Es besteht auch ein gewisser Zusammenhang mit der Nahrungsaufnahme, insoweit als nach dem Erbrechen auch die Schmerzen geringer werden. Doch ist gerade diese Erscheinung nicht für eine Magenaffektion beweisend, da uns genügend andere Erkrankungen bekannt sind, bei denen Erbrechen vorkommt und nach dem Erbrechen eine kurze Zeit der Erleichterung eintritt. Auch ist das Ausstrahlen in die linke Schulter wieder ein schwerwiegender Einwand gegen die Annahme der Magenschmerzen, soweit keine Stenosenkoliken vorliegen. Ohne Zuhilfenahme perigastraler Beteiligung ist diese Schmerzform im Rahmen einer Magenerkrankung wohl kaum zu deuten. In einem gewissen Maße ähneln die Schmerzen dem Zöliakusschmerz. Aber am deutlichsten tritt wohl ihre Ähnlichkeit mit pankreatogen bedingten Schmerzen zutage. Sehen wir von den plötzlichen schockartigen Anfällen, wie sie der Pankreasnekrose oder der akuten Pankreatitis zukommen, ab, so finden wir hier das Bild wenigstens teilweise wieder, das die Schmerzbetonung in der Medianlinie horizontal lagert, vielleicht mit stärkerer Betonung der linken Seite und geringerer der rechten und mit Ausstrahlung in beide Schultern mit stärkerer Betonung der linken oder aber mit alleiniger Ausstrahlung in die linke Schulter.

Etwas leichter als der Schmerz ist das Erbrechen zu analysieren, besonders da genaues Befragen zeigt und auch die Beobachtung am Krankenbette deutlich bewies, daß der Patient größere Nahrungsmengen auf einmal nicht zu sich nehmen kann. Taucht hier der Gedanke der Stenose auf, so muß er wohl den dagegen sprechenden Argumenten rasch wieder weichen. Das Erbrechen ist nie reichlich, es handelt sich immer nur um geringe Mengen, es tritt stets knapp nach der Mahlzeit auf, im Erbrochenen fanden sich stets nur Speisen der letzten Mahlzeit. Gerade in dieser Richtung wurde sehr genau anamnestisch geforscht, und es konnten keinerlei Zeichen einer Retention erhoben werden. Der Gedanke an mikrogastrisches Erbrechen drängt sich hier wohl zwingend auf, sei es nun durch den Magen selbst, sei es durch eine Veränderung der Nachbarorgane bedingt. Abgesehen von diesem mikrogastrischen Symptomenkomplex, bietet das Erbrochene nur mehr wenig Anhaltspunkte zur Erweiterung der Diagnostik. Das Fehlen von Blutbeimengungen spricht weder für noch gegen eine Magenaffektion. Nur eines kommt noch in Betracht und das ist die Tatsache, daß es sauer schmeckte. Die Anazidität ist für das Magenkarzinom nicht unbedingt erforderlich. Ja wir kennen sehr wohl die Fälle kleiner, besonders Pyloruskarzinome, die dauernd azid bleiben. Dennoch wird uns jede Angabe, die die Azidität des Magens sicherstellt, die Annahme einer karzinomatösen Erkrankung des Organs erschweren. Wie immer man sich auch von der Anamnese leiten läßt, man wird stets im Auge behalten müssen, daß es sich um eine Erkrankung handelt, deren Schmerzsymptome am ähnlichsten denen des Pankreas sind, die einerseits mikrogastrische Beschwerden macht, anderseits zweifellos Leber oder abführende Gallenwege mit in sich einbegriffen hat. Für dieses letzte spricht der beginnende Ikterus.

Bei der objektiven Untersuchung fällt nun vor allem die Leber auf und stellt sich in den Mittelpunkt der diagnostischen Überlegungen. Sie ist besonders in ihrem rechten Lappen vergrößert, ist uneben und zeigt rechts eine derbe Prominenz von unebener kleinhöckriger Oberfläche. Die Größe der Leber würde ein Symptom erklären können: das mikrogastrische Erbrechen. Auch der Ikterus könnte durch die Leberveränderung erklärt werden. Schwerer ist es, die Schmerzen auf die Leber zu beziehen. Ihr Hauptsitz in der Medianlinie, das Ausstrahlen mehr nach links und in die linke Schulter passen schlecht zum Bilde einer Lebererkrankung.

Nach dem Palpationsbefund kämen für die Leber hauptsächlich drei Erkrankungen in Betracht, die uns eine derbhöckrige Prominenz im rechten Leberlappen erklärlich machen könnten. Es sind dies: das Karzinom, sei es primärer oder sekundärer Natur, die gummöse Form der Lues hepatis und die großknotige Form der Tuberkulose der Leber. Einen Abszeß, eine Aktynomykose, ein Kavernom anzunehmen, wird man nach Palpationsbefund und Verlauf der Erkrankung ebensowenig berechtigt sein wie etwa einen Echinococcus (multilocularis), der eventuell einen ähnlichen Palpationsbefund bieten könnte, aber wohl nie einen derartigen Verlauf zeigt und gegen den bis zu einem gewissen Grade auch das Fehlen der Eosinophilie spricht.

Der Verlauf, die rasch zunehmende Kachexie vor allem, ist es auch, der den Gedanken an eine großknotige Tuberkulose in den Hintergrund treten läßt. Schwerer ist die Differentialdiagnose zwischen Lues und Tumor. Für Lues spricht einiges in dem Krankheitsbilde. Der gleichzeitige Milztumor ist für Lues und gegen Karzinom verwertbar. Palpationsbefund und Ikterus wären im Rahmen einer Lues hepatis wohl möglich. Auffällig ist es freilich, daß die getastete Prominenz sehr derb ist, ferner daß gerade der rechte Lappen besonders stark vergrößert ist und nicht, wie wir es bei Lues gewöhnt sind, eher der linke. Die Anamnese gibt keinerlei Anhaltspunkte für Lues. Der Patient negiert jegliche venerische Affektion energisch, ist verheiratet, hat drei gesunde Kinder, seine Frau hat nie abortiert. Die Wassermann-Reaktionen in Blut und Liquor waren negativ, und schließlich war auch die antiluetische Therapie vollkommen effektlos.

Der Verlauf, die rasch zunehmende Kachexie sowie die große Derbheit des Knotens in der Leber sprachen von allem Anfang an am ehesten für Tumor. Das primäre Leberkarzinom tritt bei den differentialdiagnostischen Erwägungen wohl mehr in den Hintergrund. Der Lage nach ist es als „cancer massiv" gewöhnlich im rechten Lappen lokalisiert, doch metastasiert es selten, und falls dies eintritt, dann vor allem in die Lunge. Hier muß nun ein Befund angeführt werden, der die vorausgegangenen Überlegungen so ziemlich illusorisch macht. Es handelt sich um den Rektalbefund und um das Ergebnis der Rektoskopie. Die derbe, höckrige Prominenz in der Prostata kann nur als Tumor gedeutet werden, und es wirft sich nun die Frage auf, ob es sich hier um den Primärtumor oder um Metastase oder gar um einen zweiten, von der im Oberbauche lokalisierten Affektion unabhängigen Tumor handeln sollte. Gegen die Annahme des primären Leberkarzinoms in seiner knotigen Form spricht der Befund auf jeden Fall. Man müßte dann die Schmerzphänomene durch Metastasen im Oberbauch in der Gegend des Pankreas erklären und den Prostatatumor als parallellaufenden, selbständigen Krankheitsprozeß deuten. Die Art der Metastasierung wäre für das Leberkarzinom durchaus ungewöhnlich und die Annahme zweier gleichzeitiger Primärtumoren sehr erzwungen.

Es bleibt also nur die Annahme von Lebermetastasen, und damit ist die Frage nach dem Sitz des Primärtumors aufgeworfen. Nach der Lage der Dinge konnte ein solcher in der Prostata, im Magen, in der Gallenblase, im Pankreas und an der Papilla Vateri angenommen werden. Prostatatumoren mit Sicherheit als metastatisch zu erkennen, ist fast unmöglich. Immerhin wurde das vollkommene Fehlen von Beschwerden beim Urinieren, von Schmerzen, von Retentionserscheinungen als Argument gegen das primäre Prostatakarzinom angeführt. Ebenso der Umstand, daß die Inguinaldrüsen nicht vergrößert waren. Der Beginn der Beschwerden im Oberbauch bei vollkommenem Mangel von Erscheinungen von seiten der Prostata ließen den primären Sitz der Erkrankung, wenn auch nur mit Wahrscheinlichkeit, im Oberbauch annehmen.

Das primäre Gallenblasenkarzinom war aus mehreren Gründen unwahrscheinlich: Der Tastbefund in der Gallenblasengegend war negativ, sowohl was die Gallenblase selbst betrifft, als auch in Hinsicht auf die flächenhafte karzinomatöse Infiltration des Leberrandes neben der Gallenblase. Der Ikterus pflegt bei Gallenblasenkarzinomen meist erst sehr spät aufzutreten, viel später als die Metastasierung. Dann fehlt auch die zumindest für eine große Zahl der Fälle vorausgehende entzündliche Erkrankung der Gallenblase in Form der Cholezystitis und Cholelithiasis. Die Courvoisiersche Regel, die ja mehr für die Differentialdiagnose des Steinverschlusses im Gegensatze zum Tumor gegolten hat und heute auch in dieser Hinsicht schon bedeutend eingeschränkt ist, würde natürlich, wenn sie noch in vollem Maße Geltung besäße, mehr für ein Karzinom der Gallenblase als für einen tiefer unten die Gallenwege stenosierenden Tumor sprechen. In den letzteren Fällen müßten wir nach ihr die Gallenblase frei und prall gefüllt finden.

Von den Pankreastumoren kommt vor allem ein Karzinom mit Lokalisation im Körper des Pankreas in Betracht. Dafür spricht der Schmerztypus. Gerade bei dieser Lokalisation findet sich der Hauptsitz des Schmerzes in der Medianlinie, das zeitweise Exazerbieren mit Ausstrahlung nach beiden Seiten und in die linke Schulter. Zum vollen Bilde fehlt nur noch die fächerförmige Ausstrahlung nach unten gegen die Darmbeinteller zu. Der auftretende Ikterus könnte ebenso wie der später sich dazu gesellende Aszites in einer Mitbeteiligung des Pankreaskopfes seine Erklärung finden oder aber auch durch Drüsen ad portam hepatis bedingt sein. Überlegt man, daß die Stauung der Portalvene doch relativ selten beim Pankreaskopftumor zustande kommt, so ist die zweite Erklärungsmöglichkeit vorzuziehen. Auch das Erbrechen kann durch die Annahme eines Pankreastumors sehr gut gedeutet werden. Auf den Magen wirken die vergrößerte Leber und der Primärtumor von zwei Seiten her einengend. Es ist auch nicht ausgeschlossen, daß er selbst schon in seiner Wand sekundär infiltriert oder umwachsen und dadurch in seinem Fassungsvermögen gemindert ist.

Neben dieser Diagnose, die das Krankheitsbild in allen seinen Teilen klärt, konnten die zwei weiteren Möglichkeiten, die eines Karzinoms an der Papilla Vateri und die eines primären Magenkarzinoms, kaum bestehen. Für beide gleich bestand die Schwierigkeit, die Schmerzen durch mehrfache Metastasierung erklären zu müssen. Der Tumor der Papilla Vateri hätte zwar den Ikterus erklärt. Zeichen einer Duodenalstenose fehlten jedoch ebenso wie die Erscheinungen einer Pankreasfunktionsstörung. Beide Symptome sind freilich für die Annahme eines Karzinoms an der Papilla Vateri nicht unbedingt erforderlich, und so mußte ebenso wie für das Magenkarzinom die Röntgenuntersuchung abgewartet werden, um diese Affektion sicher ausschließen zu können.

Gegen das Magenkarzinom sprach, wie schon erwähnt, die Azidität des Erbrochenen, der Schmerztypus, das Fehlen des Widerwillens gegen gewisse Speisen, insbesondere gegen Fleisch.

So ist es verständlich, daß unsere Wahrscheinlichkeitsdiagnose nach der ersten Untersuchung lautete: Karzinom des Pankreas mit Metastasen in der Leber und an der Porta hepatis, mit Metastasen in der Prostata, mit Kompression des Ductus choledochus und mit Kompression des Magens.

Bei dieser Sachlage konzentrierte sich das Interesse auf den Stuhl- und Magenbefund und die Röntgenuntersuchung. Diese Befunde brachten aber nicht die gewünschte Klärung, sondern ließen gerade die entscheidenden Fragen offen, ja verleiteten sogar zu einem Fehlschluß. Im Stuhlbefund zeigte die Muskel- und Bindegewebsverdauung keinerlei Störung. Stärkeverdauung und Granuloseflora waren vollkommen normal. Die Fettverdauung zeigte sich zwar gestört, aber vorwiegend im Sinne einer verminderten Resorption von Fettsäuren und Seifen, wie sie ja dem hypocholischen Stuhle zukommt. Freilich waren auch die Neutralfettmengen, wie durch das Nilblau-Präparat gezeigt wurde, vermehrt, aber es findet sich bei jedem Stuhl, bei dem der Gallensäuremangel eine schlechte Resorption der Fettsäuren bewirkt, eine geringe Vermehrung des den Darm passierenden Neutralfettes. Eine für Pankreasinsuffizienz beweisende Störung der Neutralfettspaltung konnte aus diesem Befunde nicht herausgelesen werden. Die übrigen Pankreasfunktionsprüfungen blieben ebenfalls vollkommen negativ. Sowohl die Fermentauswertung in Stuhl, Harn und Serum als auch der Löwysche Adrenalinversuch zeitigten keine positiven Resultate. Die Schmidtsche Kernprobe konnte nicht durchgeführt werden, da Patient die in Gaze eingebundenen Tymusstückchen sofort wieder erbrach. Wir haben schon erwähnt, daß sich die Duodenalsondierung und damit auch leider die Auswertung der Fermente im Duodenalsafte als unmöglich erwies. Es wurde ferner die Probe auf okkulte Blutung angestellt. Sie gab ein negatives Resultat. Hier ist zu bedenken, daß im vorliegenden Falle auch ein positiver Ausgang der Probe nur mit Vorsicht verwertbar gewesen wäre, da der rasch zunehmende Ikterus positive Proben durch Hämorrhagien der Darmschleimhaut hätte verursachen können. Immerhin sprach der erhobene negative Befund mehr gegen die Annahme einer Erkrankung des Gastrointestinaltraktes und dadurch für die erstgestellte Diagnose eines primären Pankreaskarzinoms.

Überraschend wirkte der Röntgenbefund: Es war keine Kompression von außen nachzuweisen, auch keine Fixierung des pylorischen Teiles des Magens, wie er durch Umwachsung und Einbettung in Tumormassen zustande hätte kommen können. Gerade die freie Beweglichkeit dieses Magenanteiles hebt der Röntgenbefund hervor und gerade diese Stelle ist nach ihm der Sitz schwerer Veränderungen. Es wurde uns ein schmaler, für Barium passierbarer Kanal beschrieben, der scharfrandig beginnend, keine wesentliche Schleimhautveränderung aufzuweisen scheint. Peristaltik und Antrumbildung fehlen dieser Stelle. Allgemein wurde dieser Befund im Sinne einer malignen stenosierenden Wandveränderung gedeutet.

Dem Patienten ging es zu dieser Zeit schlecht. Er hatte eine Thrombophlebitis des rechten Beines auf Basis von Varizen bekommen. Sobald als möglich wurde die Magenaushebung durchgeführt. Der nüchterne Magensaft zeigte Fettropfen. Die Aushebung nach dem Probefrühstück förderte einige mit Karmin durchsetzte Schleimflöckchen zutage. Da Patient die letzte Karmingabe gelegentlich der Schmidtschen Kernprobe vier Tage vorher bekommen hatte, war das ein immerhin auffälliger Befund. Mikroretention soll gelegentlich auch beim Gesunden vorkommen. Das Karmin im Schleim könnte vielleicht so erklärt werden, daß es im Munde oder Rachen retiniert und erst später geschluckt worden wäre. Dafür spricht, daß sich die Leukozyten mit phagozytiertem Karmin vollgepfropft erwiesen. Es ist zum mindesten unwahrscheinlich, daß eine derartige Phagozytose sich im Magen abspielt. Sind diese Überlegungen auch Einschränkungen für die Annahme einer Mikroretention, so war doch der Eindruck gemeinsam mit dem Röntgenbefund der überwiegende und wurde noch durch das Fehlen freier Salzsäure unterstützt. Milchsäure wurde nicht gefunden. Auch die Magenflora wich von den gewohnten Stenosenbildern ab. Es war keine Sarzine zu finden, keine Boas-Opplerschen Stäbe, keine Spirochäten und fusiformen Bazillen.

So war die ursprüngliche Diagnose des Pankreaskarzinoms erschüttert. Röntgen, Achylie und Mikroretention schienen uns trotz der negativen okkulten Blutung ausschlaggebend und so sahen wir uns veranlaßt, unsere ursprüngliche Annahme fallen zu lassen und ein primäres Karzinom des Magens in seinem pylorischen Anteile zu diagnostizieren. Die Erklärung der Schmerzen konnte unter diesen Umständen nur in der Annahme reichlicher retroperitonealer Metastasen liegen, besonders in der Gegend des Plexus coeliacus, dessen Reizung wahrscheinlich auch den Anlaß für den Schmerztypus bei den Erkrankungen des mittleren Pankreasabschnittes gibt. Der rasch sich entwickelnde Aszites könnte auf zweierlei Weise gedeutet werden. Man konnte eine Peritonitis carcinomatosa annehmen oder auch eine Kompression der Vena portae in der Gegend des Leberhilus, eine Annahme, die um so mehr Wahrscheinlichkeit gewann, als dadurch auch der Ikterus genügende Erklärung fand. Die übrigen noch erhobenen Befunde waren für die Diagnosenstellung nicht von Bedeutung, und Patient ging in kurzer Zeit unter den Erscheinungen eines Lungenödems zugrunde.

Unsere Diagnose lautete nach dem oben Gesagten: Carcinoma ventriculi cum metastasibus in lymphogland. ligament. hepatoduodenalis subsequ. compressione duct. choledoch. et ictero. Carcinosis hepatis. Metastasis in prostata. Ascites, tumor lienis acutus. Morbus sacer traumaticus post vuln. sclopetar. capitis in parte dextra. Cicatrices cutis post vuln. sclopet. antibrachii dextri et articulat. genus dextr. et capitis. Cicatrix linguae postepilep. Thrombophlebitis extrem. infer. dextrae cum bull. haemorrhag. Haemorrhagia ex pharinge. Haemorrhagia e tract. intest. probab. e ventriculo.

Die Obduktion (Dr. Matras) zeigte, daß wir uns durch die letzten Befunde zu einem Irrtum hatten verleiten lassen und daß die ursprüngliche Annahme eines Pankreaskarzinoms die richtige war. Aus dem Bauchraum entleerte sich reichlich gelbliche, leicht sanguinolente Flüssigkeit. Im Kopf des Pankreas saß ein harter, apfelgroßer Tumor, der das Drüsengewebe vollständig ersetzte, weißlichgelbe Farbe zeigte und eine faserige Struktur aufwies. Der Schwanzteil des Pankreas atrophisch. Die Pankreasgeschwulst griff ohne scharfe Grenze auf die Umgebung über, infiltrierte vor allem das Ligamentum hepatoduodenale, griff hier auf den Ductus choledochus über, alle seine Schichten durchsetzend und ihn derart verengend, daß seine Lichtung kaum für eine Sonde durchgängig war. Die Infiltration des Ductus choledochus setzte sich auch über den Ductus cysticus auf den Gallenblasenhals fort. Die periportalen Lymphdrüsen waren vergrößert und neoplastisch infiltriert. Zahlreiche, große, metastatische Knoten hatten in der Leber ihren Sitz und ein mannsfaustgroßer Knoten nahm den Großteil des rechten Leberlappens ein. Auch das Bauchfell war von derben, knotigen Geschwulstmetastasen übersät, die besonders im Bereich des Zwerchfells und im Douglasschen Raum schwartenbildend miteinander zusammenflossen.

Die Milz auf das Doppelte vergrößert und an ihrem oberen Pol mit dem Zwerchfell durch krebsige Infiltrate verwachsen, wies auf dem Durchschnitt einen vom Hilus bis an die Oberfläche reichenden anämischen Infarkt auf sowie einen zweiten, kleineren nahe dem unteren Pol des Organs; daneben das Milzgewebe dunkelrot und derb. Die rechte Vena femoralis von varikösen Knoten am Unterschenkel angefangen bis unter das Poupartsche Band thrombosiert. Die ganze Extremität ödematös, die Epidermis vielfach blasig abgehoben. Auch im Bereiche der Brust waren beide Blätter der Pleura mit knotigen Geschwulstmetastasen übersät, das Lungengewebe selbst ödematös. Das Herz atrophisch.

Daß der Kopf des Pankreas der Sitz des Primärtumors war, kam uns weniger überraschend als der negative anatomische Magenbefund. Es ist bekannt, daß auch größere Tumoren des Pankreas ohne nennenswerte Funktionsstörung einhergehen können. Freilich war es erstaunlich, daß ein den ganzen Pankreaskopf einnehmender Tumor die Ausführungsgänge, selbst einen akzessorischen angenommen, der übrigens anatomisch nicht nachgewiesen werden konnte, nicht verlegt hatte. Immerhin hatte das Pankreas in unseren Erwägungen eine führende Rolle gespielt, bis die positiven Befunde von seiten des Magens uns in eine falsche Bahn lenkten. Gerade der Magen aber erwies sich als völlig frei. Zur Erklärung der erhobenen Befunde muß daher ein Symptomenbild herangezogen werden, an das wir bei unseren differentialdiagnostischen Erwägungen zu wenig gedacht hatten: an den regionären Gastrospasmus der Pars pylorica.

Der Gastrospasmus tritt in drei Erscheinungsformen auf und läßt sich zwanglos darnach gruppieren: Wir sehen ihn als totalen, den ganzen Magen ergreifenden, als regionären, nur einen Teil des Magens befallenden, z. B. die Gegend zwischen Pylorus und Pars media, und als zirkumskripten, an beliebiger, aber streng umschriebener Stelle. Seine Abgrenzung gegen andere Magenerkrankungen ist nicht immer leicht, doch gibt es eine Reihe von Symptomen, die unter Umständen eine sichere Differentialdiagnose gestatten. Zu diesen konstanten Erscheinungen gehören vor allem die an der betroffenen Stelle bei der Röntgendurchleuchtung fehlende Peristaltik, die scharfe Grenze zwischen befallenem und nicht befallenem Teil und die freiwillige, mehr gleichmäßige Schleimhautfaltung im Bereiche der kontrahierten Partien. Daß er häufiger nur einen Teil des Magens befällt, hilft bei der Differentialdiagnose ebenfalls mit. Besonders zur Trennung von der Hypertonie des Magens, die übrigens Peristaltik zeigt und die Fältelung der Schleimhaut vermissen läßt. Schließlich ist auch sein plötzliches Ende charakteristisch.

Sein Vorkommen wurde bei einer ganzen Reihe teils gastrointestinaler bzw. abdomineller, teils allgemeiner Erkrankungen beobachtet. So bei Magenwandveränderungen, z. B. bei Perigastritis, bei Phlegmone des Magens, bei Verätzungen des Magens und Duodenums, dann aber auch bei Duodenalulcera, bei Erkrankungen der Gallenwege, bei Pankreaserkrankungen, ferner Tabes, bei Tetanie, Urämie und Bleivergiftung, bei Hysterie, Nikotinabusus und nach Morphingaben, obzwar gerade in diesem Falle die Angaben in der Literatur sehr divergent sind und das Problem des Gastrospasmus bei Morphinanwendung zum mindesten beim Menschen noch nicht geklärt erscheinen lassen.

Die Austreibungszeit des Mageninhaltes ist dabei meist beschleunigt, seltener verzögert. In letzterem Falle ist aber die Verzögerung gewöhnlich erheblich und kann 12 bis 24 Stunden betragen. Die Verbindung des Pylorospasmus mit dem Gastrospasmus ist keine regelmäßige. Man kann hier zwei Typen unterscheiden; es gibt Gastrospasmusformen, die mit Pylorospasmus verlaufen, und andere wieder, bei denen wir eine Pylorusinsuffizienz beobachten können. Bestimmte Regeln über diese Kombination lassen sich nicht aufstellen. So gingen Fälle von Gastrospasmus bei Ulcus duodeni mit Pylorusinsuffizienz einher bei beschleunigter Austreibungszeit, Fälle von Gallenwegserkrankungen mit verzögerter Austreibungszeit. Interessant ist es in Hinblick auf unseren Fall, daß Holzknecht und Luger in ihren Arbeiten über den Gastrospasmus Fälle beschreiben, bei denen eine allerdings meist mit einer anderen Erkrankung kombinierte Pankreaserkrankung als primäre Ursache vorlag und von denen einzelne mit, andere ohne Pyloruspasmus einhergingen.

Nicht leicht und im vorliegenden Falle mehr diagnostisch, in anderen aber von größter praktischer Wichtigkeit ist die Differentialdiagnose gegenüber einem Pyloruskarzinom. Meist dient ja ein palpabler Tumor in der Pylorusgegend als Grundlage der differentialdiagnostischen Überlegungen. Hier gelten, sobald man einmal sicher ist, daß es sich um einen dem Pylorus angehörigen Tumor handelt, folgende Richtlinien: Der Spasmus bildet einen glatten, walzenförmigen, manchmal bis knorpelharten Tumor, der frei beweglich ist. Es genügt hier nicht die einmalige Palpation, sondern es muß im Gegenteil möglichst lange und häufig palpiert werden, um das Verschwinden des Tumors feststellen zu können, und zwar gilt hier als beweisend nur das Verschwinden unter der palpierenden Hand. Man könnte sich sonst dadurch täuschen lassen, daß eine Verlagerung des Tumors oder Vorlagerung von Darmschlingen ihn nicht mehr palpabel machen und den Anschein erwecken, als ob er verschwunden wäre. Atropin- und Papaveringaben unterstützen diese Versuche, die Lyse des Spasmus unter den Fingern zu erleben.

Was die Laboratoriums-Untersuchungsmethoden betrifft, so sei hier nur erwähnt, daß man gelegentlich auch bei Gastrospasmus okkulte Blutungen feststellen kann. Das wichtigste Hilfsmittel in der Differentialdiagnose dieser Zustände ist uns die Röntgendurchleuchtung. Für sie gelten folgende Gesichtspunkte: Die Begrenzung zwischen befallener und nicht befallener Magenpartie kann sowohl beim Gastrospasmus wie auch beim Magenkarzinom eine scharfe sein. Grobzackige Grenzen sprechen mehr für den malignen Prozeß. Der füllbare Kanal ist beim Tumor meist unregelmäßiger und gröber gewellt als beim Spasmus, obzwar auch das Karzinom ein feinwelliges, dem Spasmus analoges Schleimhautrelief zeigen kann. Im allgemeinen gilt die Regel: Je unregelmäßiger und gröber die Zacken sind, desto wahrscheinlicher ist Karzinom.

Das Fehlen der Peristaltik ist beiden Zuständen gemeinsam. Gelingt es, das Aufhören des Spasmus unter dem Röntgenschirm zu beobachten oder durch therapeutische Maßnahmen, wie Wärme, Atropin, Papaverin, herbeizuführen, so ist dies röntgenologisch genau so wie klinisch ein sicherer Beweis für den Spasmus. Jedoch ist in dieser Hinsicht nur der positive Befund von Bedeutung. Die Erfolglosigkeit der therapeutischen Maßnahmen berechtigt nicht zur Annahme eines Karzinoms. Daher ist es von Vorteil, die Untersuchung möglichst zu verlängern und zu wiederholen, um dieses Phänomen nachzuweisen.

In unserem Falle war kein Tumor in der Pylorusgegend palpabel. Möglicherweise war er durch die große Leber verdeckt, oder es war seine Palpation der hohen Bauchdeckenspannung wegen unmöglich, die bei dem Patienten bei jedem Palpationsversuch der Schmerzen wegen sofort einsetzte. Es ist aber nicht zu bezweifeln, daß es sich hier um einen regionären Gastrospasmus von langer Dauer handelte. Die Austreibungszeit war verlängert. Die scharfe Begrenzung, das Fehlen gröberer Zacken in dem völlig unauffälligen Schleimhautrelief des Kanals sprechen unbedingt dafür. Der Pylorus stand zur Zeit der Röntgenuntersuchung offen, doch kann dies ein rein passagerer Zustand gewesen sein. Die Ursache des Spasmus ist in unserem Falle kaum zu bestimmen. Das Pankreas, die Leber, das umgebende Peritoneum mit den retroperitonealen Lymphdrüsen lassen die Entscheidung, welcher Bezirk hier auslösend wirkt, schwer fallen. Möglich ist es auch, daß eine Summationswirkung der Reize bei der Vielheit der in der Umgebung befallenen Organe den Spasmus auslöste.

Eine Wiederholung der Röntgenuntersuchung, eventuell nach Atropin, hätte vielleicht Klarheit über die Sachlage gebracht.

Zusammenfassend illustriert der hier mitgeteilte Fall die differential-diagnostische Bedeutung des regionären Gastrospasmus, und wenn auch bei unserem Patienten die Entscheidung, ob es sich um ein primäres Magenkarzinom oder um ein solches des Pankreas handelte, nur von diagnostischer Bedeutung war, so zeigt doch anderseits der bekannte Fall von Schnitzler (Lyse des Spasmus während der Operation), der ja in der Literatur durchaus nicht alleinstehend ist, wie wichtig auch vom rein praktischen Standpunkte die Differentialdiagnose derartiger krankhafter Zustände des Magens sein kann.

Ein Beitrag zur Klinik der Nierenamyloidose
Von

V. Kollert und Ph. Rezek

Wir möchten im folgenden an einem Falle mit Hilfe vergleichender klinischer und histologischer Untersuchungen die wichtigsten Überlegungen besprechen, welche den Arzt am Krankenbett beschäftigen, wenn die Frage auftritt, ob überhaupt eine Amyloidose der Niere vorliegt und welche Bedeutung ihr für den Kranken im gegenwärtigen Augenblick zukommt. Zur leichteren Orientierung über den etwas komplizierten Fall sollen zunächst die klinischen Erscheinungen und der Autopsiebefund, soweit sie nicht mit dem Nierenbefund zusammenhängen, kurz besprochen werden, hierauf genauer die renalen Veränderungen und endlich die differentialdiagnostischen Erwägungen.

52jähriger lediger Kutcher, in die Klinik aufgenommen Juni 1926; gestorben November 1926.

Anamnese

1908 Magenschmerzen, Erbrechen, Ikterus, kein Fieber, keine Angaben über das damalige Verhalten des Stuhles erhältlich. Nach zehntägiger Beobachtung auf einer Klinik wurde Patient einer Probelaparotomie unterzogen. Aus dem uns freundlichst zur Verfügung gestellten Auszug aus dem Operationsprotokoll geht hervor, daß damals ein Tumor im Oberbauch gefunden wurde, der bei der Probelaparotomie als ein unoperables Pankreaskarzinom gedeutet wurde. Nach der Operation allmählicher Rückgang der Schmerzen und des Ikterus; vollständiges Wohlbefinden bis 1924. In diesem Jahre erkrankte Patient an einer linksseitigen exsudativen Pleuritis, derentwegen er mehrere Wochen in einer Krankenhausabteilung lag. Seither immer matt, langsam progrediente Abmagerung. Seit Januar 1926 Jackson-Anfälle, bei welchen der Kopf auf die rechte Seite gezogen wird und wobei eine zuerst vorübergehende, dann persistierende Parese der rechten oberen Extremität auftrat. Seit März 1926 bemerkt er eine schmerzlose Vorwölbung unterhalb des rechten Rippenbogens, derentwegen er die Klinik aufsuchte.

Die klinische Diagnose des Falles (auf die genaue Begründung derselben kann nicht eingegangen werden) lautet: Pancreatitis chronica. Chronische Tuberkulose des linken Oberlappens mit Destruktion. Geringgradige Veränderungen rechts. Linksseitige Pleuraschwarte. Tuberkulom der linken motorischen Region.

Die Autopsie (Dr. Altmann) bestätigte die obige Diagnose und ergab außerdem eine Karies der rechten siebenten Rippe mit Senkungsabszeß (dem oben erwähnten Tumor unterhalb des rechten Rippenbogens entsprechend), Tuberkulose der periaortalen Drüsen in der Höhe der Niere, Amyloidose der Milz, in der rechten Nebenniere einen tuberkulösen Käseherd, in der linken Nebenniere ein Rindenadenom mit Amyloid sowie eine Fettleber mit hämosiderotischem Pigment.

Nierenbefunde: Bereits im Jahre 1924 wurde zur Zeit der Pleuritis exsudativa eine Albuminurie von $3^{0}/_{00}$ gefunden; Angaben, die auf eine Nephritis zu deuten waren, konnten nicht erhoben werden. Bei der Spitalsaufnahme im Juni 1926 bestanden hochgradige Ödeme der Unterschenkel, des Skrotums, der Lendengegend und des rechten Armes. Besonders auffällig war die sackartige Ansammlung der Flüssigkeit im Bereiche der Ellbogengegend rechts. Das Gesicht während der ganzen Beobachtungszeit ohne Schwellung, keine Zyanose. Glandula thyreoidea kaum tastbar. Die Gefäße etwas rigider als normal, der zweite Aortenton nicht wesentlich akzentuiert. Keine Druckempfindlichkeit der Nierengegenden. Albuminurie zwischen 2

und 28⁰/₀₀. Beim Wasserkonzentrationsversuch (nach Zufuhr von 1000 cm³)
eine Ausscheidung von 245 cm³ in vier Stunden, maximale Dilution 1007,
maximale Konzentration 1020. Blutdruck dauernd zwischen 110 und 120 mm
Hg. Das Sediment war stets sehr spärlich, es enthielt wenige fein granulierte
Zellen, ganz wenige Erythrozyten, Plattenepithelien, Detritus, vereinzelte
Leukozyten. Lipoide wurden während der ganzen Beobachtungsperiode nur
einmal nachgewiesen. Die NaCl-Konzentration des Harns war bei NaCl-
armer Ernährung dauernd um 0,2%. RN um 30 mg%. Augenbefund (Dozent
Dr. A. Fuchs) normal. Die Kongorotprobe nach Bennhold ergab nach
60 Minuten eine Abnahme des Farbstoffgehaltes des Serums um 30%. Bereits
15 Minuten nach der Injektion zeigte der Harn eine rötliche Farbe, zwei
Stunden nach der Injektion war die Kongorotreaktion im Harn stark positiv;
die Farbstoffausscheidung dauerte mindestens 72 Stunden. Die mittlere
Erythrozytensenkungsgeschwindigkeit betrug eine Minute bei 4450000
Erythrozyten (normal 90 bis 150 Minuten).

Die klinischen Diagnose der internen Erkrankung lautete: Nephrose;
mäßige Konzentrationseinschränkung entweder auf der Basis einer leichten
chronischen Glomerulonephritis oder einer Amyloidose.

Bei der Autopsie waren die Nieren blaßgrau-gelblich und von herab-
gesetzter Konsistenz, so daß makroskopisch eine Degeneratio adiposa
diagnostiziert wurde. Die histologische Untersuchung ergab folgendes:
Bereits bei Lupenvergrößerung kann man an den Glomerulis eine gewisse
Homogenisierung der Schlingen feststellen, auch scheinen die Knäuelchen
näher aneinandergerückt als in der Norm. Bei stärkerer Vergrößerung
und verschiedenen Färbungen sieht man, daß die beiden Blätter der
Bowmanschen Kapsel vielfach miteinander verklebt bzw. verwachsen
sind, doch fehlt eine Wucherung des Kapselepithels; wohl aber besteht
hier eine Quellung des Protoplasmas bei gleichzeitiger Hyperchromatose
der betreffenden Kerne. Diese sind infolge der Quellung des Protoplasmas
gelegentlich buckelförmig in den Kapselraum vorgetrieben, der durch
die schwer veränderten Schlingen häufig komplett ausgefüllt ist, in den
übrigen Fällen aber jeglichen Inhaltes entbehrt. Die Schlingen sind
überall verändert, teils gebläht, teils homogenisiert, sie sind eher zellarm
und enthalten nur wenige Erythrozyten. Bei Oxydasereaktion vermißt
man Vermehrung granulierter Elemente. Mit der Kongorotreaktion zur
Darstellung des Amyloids ergibt sich eine intensive Rotfärbung der
Schlingen; namentlich die homogenisierten unter ihnen erscheinen oft
untereinander verbacken. Die Fibrinfärbung nach Weigert ist überall
negativ. Am Scharlachrotpräparat sieht man in allen Glomerulis Fett
in Form allerfeinster Stippchen bis zur Größe der Granula der eosinophilen Leukozyten. Diese Fettröpfchen liegen teils frei, teils in den Zellen
der beiden Kapselblätter sowie in jenen der Schlingen. Bei Untersuchung
eines Gefrierschnittes im polarisierten Lichte sieht man, daß das Fett
wohl hell aufleuchtet, doch vermißt man durchwegs das für Lipoid-
tröpfchen charakteristische schwarze Kreuz in der Mitte. Da die Präparate
lange in Formalin fixiert wurden, kann man nach Chalatow aus diesem
negativen optischen Verhalten noch nicht auf das Fehlen von Lipoiden
schließen, um so mehr als im Sudanpräparat zahlreiche auf Lipoide

verdächtige Stellen eine schmutziggelbe Farbe annahmen, eine Reaktion, die für diese Stoffe charakteristisch ist. Gelegentlich findet man an Stelle der Glomeruli Zystchen, die hie und da die Tendenz zu verkalken zeigen.

Bei der Beschreibung der Epithelialveränderungen muß zunächst darauf hingewiesen werden, daß die Obduktion des Falles erst 14 Stunden nach dem Tode erfolgte, so daß bereits autolytische Vorgänge das histologische Bild trübten; daher müssen wir uns in der Deutung der einzelnen gefundenen Veränderungen einer gewissen Zurückhaltung und strengeren Kritik befleißen. Im allgemeinen ist das Epithel im Bereiche der Tubuli contorti und der Pars recta am schwersten alteriert, während die übrigen Abschnitte weniger geschädigt sind. Der geringste Grad von Zellveränderung äußert sich in einer Vergrößerung der Zellen, Homogenisierung des Protoplasmas und verminderter Färbbarkeit der Kerne. In einzelnen Zellen sind an Stelle des Protoplasmas zahllose kleinste Tröpfchen, die sich mit Eosin mehr minder rot, mit van Gieson gelbweißrötlich färben; kleine Tröpfchen finden sich auch im Lumen der Kanälchen. Stellenweise ist auch eine sogenannte vakuoläre Degeneration der Epithelien zu sehen. Im Scharlachrotpräparat läßt sich eine starke Verfettung der Zellen im Bereiche der Tubuli contorti erster Ordnung feststellen; das Fett ist in Form kleiner Tröpfchen und amorpher Massen vorhanden. Weiters sieht man zahlreiche sich regenerierende und junge Epithelien, die durch geringe Höhe, starke Affinität zu saueren Farben, dunkle Kerne und häufige Riesenzellbildungen erkennbar sind. Einzelne Nierenkanälchen sind zystisch erweitert, von einer homogenen, am Hämalaun-Eosin-Präparat blaßrosa gefärbten Masse erfüllt; ihr Epithel ist meist ganz flach. Der Inhalt der übrigen Lumina besteht entweder aus den gleichen homogenen Massen oder weist einen mehr lockeren, körnig-schölligen Aufbau auf. Niemals ist der Inhalt mit Kongorot färbbar. An manchen Tubuli sind die Epithelien so geschwollen, daß das Lumen aufgehoben ist.

Das interstitielle Bindegewebe ist in geringem Grade universell vermehrt; daneben finden sich aber auch größere Narbenherde, die meist eine mehr oder minder starke Zellinfiltration aufweisen, die aus Lymphozyten sowie vereinzelten Plasmazellen besteht. In diesem Narbengewebe sieht man Reste untergegangener Nierenepithelien, einzelne, frisch gebildete Harnkanälchen sowie gelegentlich auch Riesenzellbildungen, die jedoch niemals den Langhansschen Typus aufweisen und über deren Herkunft sich nichts Sicheres sagen läßt. Bei entsprechender Färbung sind große, Fettröpfchen führende Zellen ziemlich häufig. Auch das Gram- und Ziehl-Neelsen-Präparat ist hier in allen anderen Teilen der Niere negativ.

Die kleinsten Gefäße zeigen bei Hämalaun-Eosin- und Elastikafärbung keine deutlichen Abweichungen bezüglich ihrer Wand und der Weite ihres Lumens. Hingegen findet sich bei Kongorotfärbung eine deutliche Amyloidinfiltration der Gefäßwand; ganz vereinzelt sieht man in der Media der Vasa afferentia Fettröpfchen.

Die mittleren und größeren Gefäße weisen mehr minder schwere Wandveränderungen auf: Das Endothel der Intima zeigt den Beginn einer regressiven Umwandlung ohne auffällige Endothelhyperplasie oder Quellung; die Media ist deutlich aufgelockert, wobei die einzelnen glatten Muskelzellen durch Ödem auseinandergedrängt sind. Am Weigert-Präparate zeigt die Elastica interna schwere Veränderungen; sie ist meist verringert, an vielen Stellen aufgesplittert, gelegentlich auch gequollen; manchmal zertrümmert. Mitunter erscheint sie ganz zu fehlen. Zwischen den Trümmern und den aufgebündelten Elementen sieht man eine lichtblaue, homogene Substanz. Die kleinen elastischen Elemente der Media sind wohl nur scheinbar durch Quellung dieser Wandabschnitte rarefiziert. Verfettung der Wand der größeren Gefäße ist fast nirgends anzutreffen; im Gegensatz zu den kleineren Gefäßen tritt auch die amyloide Entartung hier deutlich in den Hintergrund.

Mit Rücksicht auf den Umstand, daß bei dem Patienten in der letzten Zeit eine leichte Erythrozyturie bestand, wurden die verschiedensten Nierenschnitte auf Blutung untersucht, ohne daß eine renale Blutung mit Sicherheit gefunden werden konnte. Ein erschwerender Umstand für die Deutung der Hämaturie liegt auch in dem Umstand, daß die Blase bei der Obduktion aus technischen Gründen geschont werden mußte.

Die histologische Diagnose der Niere lautet daher: Amyloidose der kleinsten Nierengefäßchen mit konsekutiver beginnender Nierenschrumpfung. Tubuläre Nephropathie. Arteriosklerose der mittleren und größeren Gefäße.

Wenn wir nunmehr darangehen, die klinischen und anatomischen Befunde — soweit sie mit dem renalen Prozeß in Zusammenhang stehen — zu vergleichen und zu deuten, so muß zunächst daran erinnert werden, daß ein Nierenleiden mit stärkerer Albuminurie, hochgradigen Ödemen und ohne Blutdrucksteigerung besteht. Bekanntlich bezeichnen wir derartige Erkrankungen in den letzten Jahren als degenerative Nephropathien oder Nephrosen, während der früher vielfach gebrauchte Ausdruck parenchymatöse Nephritis wegen seiner Vieldeutigkeit in den Hintergrund getreten ist.

Wenn wir uns fragen, ob das hier vorliegende Krankheitsbild vollständig einer Nephrose entspricht, so fallen uns zwei Abweichungen auf: Das spezifische Gewicht des Harns übersteigt nie 1020, während man bei den klassischen Nephrosen auffällig hohe spezifische Gewichte antrifft. Weiters fanden sich im Harnsediment, wenn auch spärlich, Erythrozyten, während das Fehlen der Hämaturie für unkomplizierte Nephrosen feststeht.

Das relativ niedrige spezifische Gewicht läßt darauf schließen, daß unser Fall keine reine tubuläre Erkrankung ist, sondern daß die Epithelveränderungen nur die Begleiterscheinung eines anderen Nierenprozesses sind. Hier kommt vor allem die Glomerulonephritis in diagnostische Erwägung. Bekanntlich steht Aschoff für die überwiegende Mehrzahl der sogenannten Nephrosen auf dem Standpunkt, daß es sich dabei tatsächlich um leichte Nephritiden mit starker Epitheldegeneration handle. Unterstützend für diese Idee wäre im vorliegenden Beispiel, daß einzelne Erythrozyten im Sediment gesehen wurden. Man könnte gegen diese Auffassung vom klinischen Standpunkt wohl einwenden, daß bei dem Patienten niemals Zeichen, die auf eine Nephritis hinweisen, aufgefallen waren, aber dieser Einwand hätte wenig Bedeutung, da wir ja viele Fälle von Nephritis, auch solche schwerer Natur, kennen, die in ihrer Entwicklung vollständig unbemerkt verliefen.

Die Idee einer latenten Glomerulonephritis als Ursache des nephrotischen Bildes kann mit Sicherheit erst durch die histologische Untersuchung der Nieren ausgeschlossen werden. Es fehlt die Kernvermehrung am Glomerulus; namentlich ist wichtig, daß mit der Oxydasereaktion sich keine Zunahme der Zellen der Granulozytenreihe feststellen läßt. Daß die Hämaturie nicht aus den Glomerulis kommen dürfte, wurde bereits bei Besprechung der histologischen Einzelheiten dargelegt; sie ist also in diesem Falle vom klinischen Gesichtspunkte aus täuschend. Erwähnt mag werden, daß man aus dem Fehlen der Blutdrucksteigerung allein noch nicht den Bestand einer Glomerulonephritis ausschließen kann, da leichte Erkrankungen dieser Art nur ganz vorübergehende Drucksteigerungen hervorrufen können.

Lehnen wir also die Glomerulonephritis als Ursache der mangelhaften Konzentrationsfähigkeit ab, so müssen wir uns fragen, welche andere Leiden für dieses Symptom verantwortlich gemacht werden könnten. Da käme z. B. die Arteriosklerose der kleinen Arterien der Niere in Betracht, eine Erkrankung, die wir (maligne) Nephrosklerose nennen, wenn sie systematisch die kleinen Nierenarterien befällt und die Zirkulation in den Glomerulis so sehr schädigt, daß eine mangelhafte Konzentrationsfähigkeit (sogenannte Hyposthenurie) auftritt. Aber diese Krankheit verläuft mit sehr hohen Blutdruckwerten, meist über 200 mm Hg, einem Symptom, das im vorliegenden Falle vollständig fehlt. Damit ist die Idee einer Nephrosklerose aufzugeben. Man könnte einwenden, daß die histologische Untersuchung ja doch schwere Schädigungen im Aufbau der elastischen Fasern der Arterien ergeben habe, und daß solche Veränderungen ein charakteristisches Merkmal der Arteriosklerosen seien. In dieser Hinsicht muß darauf hingewiesen werden, daß diese Erkrankung nur die mittleren und größeren Arterien betraf, die kleineren aber frei ließ. Es ist nun eine wichtige klinische Regel, daß Arteriosklerose der größeren Nierengefäße wohl anatomisch feststellbare Narben in der Niere hervorruft, klinisch aber latent verläuft und für die Gesamtfunktion des Organs fast stets bedeutungslos und von der Nephrosklerose höchstwahrscheinlich wesensverschieden ist.

Wie die histologische Untersuchung zeigte, war neben den tubulären Veränderungen eine ausgedehnte Amyloidose der Niere vorhanden, und es erhebt sich damit die Frage, wie weit diese klinisch diagnostizierbar war und ob sie die oben beschriebene Hyposthenurie zu erklären vermag.

Die klinischen Bilder, unter welchen eine Amyloidose der Niere auftritt, sind weitgehend verschieden: es kann 1. eine reine Amyloidose ohne Degeneration der Tubuli ohne klinische Erscheinungen verlaufen, 2. eine Amyloidose + Nephrose vorhanden sein, wobei klinisch nur die Nephrose erkennbar ist, 3. eine Amyloidose mit oder ohne Nephrose vorliegen, bei der die starke Amyloidinfiltration zu Funktionsstörungen geführt hat (Terminalstadium: „Amploidschrumpfniere").

Wenn wir unseren Fall unter dem Gesichtspunkte der obigen von F. Koch geschaffenen Einteilung betrachten, so müssen wir ihn wohl der dritten Gruppe zuzählen: Die Amyloidose haben wir histologisch festgestellt, die Nephrose klinisch und histologisch (aus der Epitheldegeneration), die Funktionsstörung aus der Hyposthenurie geschlossen. Bemerkt kann werden, daß Nephrose und Amyloidose zwei in demselben Organ durch die gleiche Schädigung (den Infekt) hervorgerufene Veränderungen sind, die einander zugeordnet sind, also Parallelerscheinungen darstellen.

Wenn wir zur Frage zurückkehren, ob die Amyloidose der Nieren als solche diagnostizierbar war, so ist darauf zunächst zu antworten, daß bei Betrachtung des ganzen Falles an sie gedacht werden mußte, daß ihr Vorhandensein in der Niere aber erst nach Ablehnung einer Glomerulonephritis diagnostiziert werden konnte. Da nun die Schwierigkeiten der Ausschließung der Glomerulonephritis — wie oben dargelegt — intra vitam unüberbrückbar waren, ist auch die Unsicherheit der klinischen Amyloiddiagnose in unserem Fall erkennbar.

Wir müssen an dieser Stelle der Bennholdschen Probe zur Diagnose einer Amyloidose im Körper gedenken. Man geht dabei bekanntlich so vor, daß man Kongorot intravenös injiziert und die Stärke der Serumfärbung 4 und 60 Minuten nach der Injektion miteinander vergleicht. Ist die Farbstoffabnahme innerhalb einer Stunde größer als 40%, so liegt mit Wahrscheinlichkeit Amyloidose vor, falls nicht der Farbstoff stark durch die Niere ausgeschieden wird (was bei Nephrosen und gelegentlich bei Tuberkulose der Niere der Fall ist), oder eine Speicherung der Farbe in den Zellen einer Gaucherschen Splenomegalie statthat. In unserem Falle betrug die Abnahme 30%, was einem ±-Resultat entspricht. Außerdem erfolgte eine starke Ausscheidung der Farbe durch den Harn, ein Umstand, der das Fehlen einer Amyloidose wahrscheinlicher machte als ihr Vorhandensein. Trotz dieses Versagens möchten wir im Anschluß an andere eigene Fälle die Probe aber nicht für ganz wertlos halten, wohl aber zur Vorsicht bei ihrer Anwendung raten, namentlich bei negativem Ausfall.

Das Fehlen der Blutdrucksteigerung in unserem Falle spricht erfahrungsgemäß nicht gegen Amyloidose. Daß sich bei dieser gelegentlich einzelne Erythrozyten im Harn finden, ist bekannt.

Es sei weiters die vom klinischen Gesichtspunkt aus nicht uninteressante Frage erörtert, warum es in diesem Falle zur Amyloidose gekommen sein dürfte. Bekanntlich hat man früher wohl das Auftreten von Amyloid bei den verschiedensten schweren Schädigungen des Körpers gekannt, gleichzeitig aber stets das Launenhafte seines Auftretens betont. Während der eine Kranke die Komplikation aufwies, ließ sie ein zweiter anscheinend analoger Fall vollständig vermissen. In dieses Dunkel haben wir in den letzten Jahren durch die experimentellen Untersuchungen Domagks und Anderer etwas hineinzusehen gelernt. Domagk hat gezeigt, daß man bei vorher sensibilisierten Tieren durch darauf folgende Injektion großer Mengen lebender Kokken in kurzer Zeit Amyloid erzeugen kann. Man kann tatsächlich, wie F. Koch gezeigt hat, wenn man die Krankengeschichten der Amyloidotiker genau analysiert, nicht ganz selten zwei aufeinander folgende Infekte finden. Nach den oben angedeuteten experimentellen Untersuchungen müßte man dem ersten eine sensibilisierende, dem zweiten eine amyloidbildende (ausfällende?) Wirkung zuschreiben.

Sieht man nun von diesem Gesichtspunkte unseren Fall durch, so findet man Ähnliches: Patient hat im Jahre 1908 eine so schwere Entzündung des Pankreas gehabt, daß ein palpabler Tumor entstand, der bei der Probelaparotomie irrtümlicherweise für einen malignen angesehen wurde. Wohl ging diese Schwellung zurück, es blieb aber, wie die Autopsie zeigte, eine schwere Veränderung des Organs im Sinne der Durchwucherung mit Bindegewebe (Zirrhose) zurück. Auch bei genauer Untersuchung des Pankreas konnte hier keine Tuberkulose gefunden werden; wir glauben daraus schließen zu können, daß der die Pankreatitis verursachende Infekt von der Tuberkulose wesensverschieden war. Über die ausgedehnte Tuberkulose der Lunge, das Tuberkulom des Gehirns, die Rippenkaries wurde bereits oben genügend berichtet. Unser Fall scheint demnach den theoretischen Forderungen Domagks zu entsprechen.

Auch die sogenannte nephrotische Schrumpfniere kommt in differentialdiagnostische Erwägung. Dabei handelt es sich um folgenden pathogenetischen Vorgang: Fahr hat gezeigt, daß der degenerative Prozeß in der Niere sich vielfach nicht auf das Tubularsystem beschränkt, sondern auch die Glomerulusschlingen befällt („Glomerulonephrose"). Der dadurch eingeleitete Vorgang kann zum Untergang der Glomeruli führen und damit alle jene klinischen Symptome erzeugen, die wir von den anderen Schrumpfnierenformen kennen. — Dazu ist aber zu bemerken, daß unkomplizierte Vorgänge solcher Art wohl äußerst selten sind und sich vermutlich meist der klinischen Diagnose entziehen. Wie sehr es in unserem Beispiel falsch wäre, eine nephrotische Schrumpfniere zu diagnostizieren (trotzdem sich hier zu einer Nephrose Konzentrationsunfähigkeit gesellte), zeigte die histologische Analyse, die als Ursache der geschädigten Nierenfunktion Amyloidablagerung aufdeckte.

Es wären ergänzend noch einige Worte darüber zu sagen, warum wir eine Funktionsstörung der Niere annehmen, trotzdem der Reststickstoff des Serums normal war. Beim Wasserkonzentrationsversuch nach Volhard sehen wir, daß der Kranke nur eine Konzentration des Harns bis zu einem spezifischen Gewicht von 1020 leisten konnte, während ein normaler Mensch leicht bis 1027 oder mehr konzentriert. Diese Hyposthenurie geht nun der im Serum nachweisbaren Anhäufung von Schlackenstoffen weit voraus und ist ein feines Zeichen für eine beginnende Leistungsunfähigkeit der Nieren.

Am Schluß erscheint es noch angezeigt, das beim Patienten beobachtete Ödem etwas genauer zu analysieren. Es könnte der Einwand erhoben werden, daß seine Entstehung nicht renal sei, sondern entweder kardial oder durch Stoffwechselstörungen bedingt. Der Einwand kann sich auf die Verteilung der Flüssigkeit stützen, die während der ganzen Beobachtungszeit das Gesicht frei ließ, während in den klassischen Fällen von renalem Ödem bekanntlich gerade das flüchtige Gesichtsödem charakteristisch ist. Wir werden versuchen, den Einwand der nicht renalen Genese per exclusionem zu widerlegen. Zunächst sei zur Frage des „Stoffwechselödems" bemerkt, daß hier vor allem zwei Formen in Diskussion kommen: Das sogenannte kachektische Ödem und jener Typus, den wir bei Hypothyreosen kennen (Eppinger). Die erste Form erreicht gewöhnlich nicht so hohe Grade, wie wir sie hier sehen; daß in unserem Falle die Kachexie einen mitbegünstigenden Faktor für Ödembildung dargestellt haben kann, muß aber zugegeben werden. Mit Sicherheit ausschließen läßt sich die zweite Form. Wohl war bei dem Patienten die Glandula thyreoidea nicht palpabel, ähnlich wie dies Eppinger in seinen Fällen beschrieben hat. Aber der Grundumsatz war vollständig normal und die Behandlung mit Thyreoidin besserte die Ödembildung nicht. Damit ist diese Form außer Diskussion. Auch die kardiale Genese ist äußerst unwahrscheinlich. Zunächst war das Herz klinisch vollkommen normal und zeigte auch autoptisch keine Veränderungen. Weiters fehlte die passive Hyperämie der Leber, wie sie in solchen Fällen fast durchwegs anzutreffen ist. Aus allen diesen Gründen scheint uns die renale Genese am wahrscheinlichsten, insbesondere da die Chloridausscheidung — wie oben ausgeführt — eine ganz unzulängliche war. Erwähnt kann schließlich werden, daß die atypische Verteilung renaler Ödeme bei Komplikationen des Nierenprozesses durch andere Erkrankungen nicht ganz selten ist. So haben wir jetzt einen Patienten mit Nephrose und vermutlicher Concretio cordis cum pericardio in Beobachtung, bei dem nur ein Aszites besteht.

Die vorliegenden klinischen Überlegungen sollen zeigen, wie vieldeutig die einzelnen Symptome renaler Erkrankungen sind, wie vorsichtig man mit ihrer Deutung sein muß, und wie die vollständige Klärung der Verhältnisse häufig erst durch die Gegenüberstellung klinischer und autoptischer Befunde möglich ist. Es wird dadurch verständlich, daß diese vergleichende Methode heute in der Nierenpathologie als souverän angesehen wird.

Abdominelle Stauung. Der trikuspidale Stauungstypus, der parakardialadiastolische Symptomenkomplex

Endocarditis chronica fibrosa unter dem Bilde der Einflußstauung

Von

E. Lauda

Anamnese

Die Frau und ein Kind des 39jährigen Patienten, der vom Beruf Monteur ist, sind gesund, seine Mutter starb nach einer Entbindung an einer Gehirnentzündung, der Vater und fünf Geschwister leben und sind gesund.

Im Alter von sieben Jahren machte der Patient Masern durch.

Mit vierzehn Jahren erkrankte er plötzlich unter Fieber mit schmerzhaften Schwellungen der Knöchelgegend. Das Gehen wurde wegen heftiger Schmerzen unmöglich. An Einzelheiten kann sich der Patient nicht erinnern. Er stand damals durch mehrere Wochen wegen Gelenksrheumatismus in Spitalsbehandlung; er verließ diese Anstalt nach Abklingen der akuten Erscheinungen in wenig gebessertem Zustande; Schmerzen und Schwellungen verschwanden erst nach einem Jahr vollständig nach einer vom Patienten selbst eingeleiteten Behandlung mit Einpacken der Gelenke in mit Ameisensäure und Alkohol getränkte Tücher. Herzklopfen, Atemnot oder andere Herzbeschwerden bestanden zu dieser Zeit nicht.

Im Jahre 1917 erlitt der Patient im Feld eine Granatsplitterverletzung am linken Oberschenkel, die innerhalb kurzer Zeit in breiter Narbe ausheilte. Eine wesentliche Vereiterung der Wunde bestand nicht, der Wundverlauf war fieberfrei.

Im September 1921 unterzog sich der Patient einer Nasenpolypoperation. Die Polypen hatten ihm geringgradige Sprech- und Atembeschwerden bereitet. Die Operation verlief ohne Komplikationen. Drei Wochen nachher trat eine Schwellung der unteren Extremitäten auf, und zwar vorerst der linken Seite; erst als der linke Unterschenkel bis zum Knie geschwollen war, schwoll auch der rechte an. Ein längeres Intervall zwischen dem Auftreten der Schwellung der linken und rechten Extremität bestand jedoch nicht. Er hatte keine Schmerzen, nur ein Gefühl der Spannung in beiden Extremitäten. Die Schwellung war hochgradig und behinderte das Gehen. Zwei bis drei Wochen später beobachtete der Patient auch eine gleichmäßige Anschwellung des Bauches, er hatte das Gefühl der Völle im Bauch, „als ob Wasser im Bauch wäre“. Zu diesen Erscheinungen gesellte sich schließlich noch eine flüchtige, nur wenige Tage anhaltende Schwellung des Gesichtes. Auch diese Schwellungen waren nicht schmerzhaft. Der Fingerabdruck blieb im Bereiche der geschwollenen Haut bestehen. Patient kann sich an die damals ausgeschiedenen Harnmengen, auch an die Farbe des Harns nicht genau erinnern, er glaubt, er habe mehr und dunkler gefärbten Harn entleert als früher. Gleichzeitig mit den Schwellungen trat ein leichter Husten mit spärlichem schleimigen Auswurf ohne Herzbeschwerden auf. Es bestanden weder Fieber noch Atemnot noch Magenbeschwerden. Nach Ablauf von drei Monaten verschwanden die Schwellungen unter Zunahme der Harnmenge und Lichterwerden der Harnfarbe. Nach kurzer Rekonvaleszenz konnte der Patient seinem Beruf, in dem er schwere körperliche Arbeit leisten mußte, wieder nachgehen.

Im Verlauf dieser Erkrankung war Patient durch einige Zeit heiser. Die Heiserkeit stellte sich zumeist nach Sprechen ein. Kehlkopf- oder Schluckbeschwerden bestanden damals ebensowenig wie Temperaturerhöhungen oder Nachtschweiß. Er magerte nicht ab, etwa zwei Wochen vor Beginn der Heiserkeit hatte er leichtblutigen Auswurf; er expektorierte in einer halben Stunde ungefähr ein Wasserglas voll reinen Blutes. Die Heiserkeit ging in der Folge langsam zurück, ohne aber vollständig zu verschwinden.

Der Patient war in der Folgezeit bis zum Januar 1923 gesund und arbeitsfähig. Zu dieser Zeit trat neuerdings eine Schwellung des linken Fußes auf, die allmählich bis zum Knie vorrückte; hierauf schwoll auch die rechte untere Extremität an. Beinschmerzen irgendwelcher Art bestanden nicht. Wenige Tage nach dem Auftreten der Schwellungen der unteren Extremitäten bemerkte der Patient, daß auch sein Abdomen wieder an Umfang zunahm, und daß sich gleichzeitig auch eine leichte Schwellung des Gesichtes und Halses einstellte. Soweit sich Patient erinnern kann, war die Gesichtsschwellung des Morgens beim Erwachen stärker, um während des Tages etwas nachzulassen; sie war in der Umgebung der Augen am ausgesprochensten, doch auch am übrigen Schädel sicher vorhanden. Zu dieser Zeit stellte sich zum erstenmal auch ein drückender Schmerz in der Magengrube ein, der nirgendshin ausstrahlte, nach Nahrungsaufnahme intensiver wurde und dadurch gekennzeichnet war, daß er nur von der Quantität, nicht aber von der Qualität der Speisen abzuhängen schien. Kein Erbrechen, kein Brechreiz, kein Aufstoßen, keine Schluckbeschwerden. Stuhl und Harn boten einen normalen Aspekt, über die Harnmengen kann er nichts angeben. Während dieser Krankheitsperiode bestanden auch zum erstenmal leichte Atembeschwerden im Sinne von Atemnot, insbesondere nach körperlicher Anstrengung. Der schon bestehende Husten verschlimmerte sich; es handelte sich um einen lockeren Reizhusten mit spärlichem schleimigen Auswurf. Der Patient wurde am 29. November 1922 auf die II. medizinische Klinik aufgenommen; unter einer Liegekur und einer Behandlung mit harntreibenden Mitteln gingen die Schwellungen vollständig zurück, auch der Husten, die Atemnot und die Magenbeschwerden schwanden. Nach einmonatiger Behandlung konnte der Patient anscheinend gesund die Klinik verlassen. Er war in der Folgezeit den schweren körperlichen Anstrengungen seines Berufes wieder vollständig gewachsen.

Eineinhalb Jahre später, im Juni 1924, stellten sich neuerdings Beschwerden ein, die im wesentlichen jenen der letzten Krankheitsperiode glichen: erst Schwellung der unteren Extremitäten, der bald eine Schwellung des Bauches, des Halses und des Kopfes folgte, ohne Schmerzen, nur mit einem Spannungsgefühl der Haut, leichte Atemnot bei körperlicher Anstrengung, leichte Magenbeschwerden der früher geschilderten Art. Diesmal bestanden jedoch auch leichte stechende Schmerzen in der linken vorderen Brustseite, welche nach unten hinten in die Lendengegend und nach oben in den linken Arm ausstrahlten. Die Schmerzen waren von der Atmung unabhängig, nicht konstant, dauerten meist nur eine Stunde und wiederholten sich in unregelmäßigen Intervallen.

Wegen der in den letzten Tagen hochgradigen Zunahme der Schwellungen, insbesondere der unteren Extremitäten, die das Gehen außerordentlich erschwerten, wurde Patient im Oktober 1924 neuerdings auf die II. medizinische Klinik aufgenommen.

Status praesens

Die Untersuchung des Kranken ergab den folgenden Befund: Mittelgroßer Patient von kräftigem Knochenbau und gut entwickelter Muskulatur, Hautfarbe blaß mit leichter, aber deutlicher Zyanose insbesondere der Akra (Finger- und Zehenspitzen, Nasenspitze, Ohrläppchen) und der Lippen. Die Haut ist allenthalben stark ödematös, ausgenommen die Partien des obersten Thorax, wo die Haut leicht in Falten abhebbar ist. Das Hautödem ist in den beiden Flankengegenden, ad sacrum und an beiden unteren Extremitäten am stärksten entwickelt, aber auch die oberen Extremitäten, Hals und Kopf und hier insbesondere die Augenlider sind deutlich geschwollen. Der Fingerdruck bleibt in den ödematösen Bezirken bestehen. Die Haut ist trocken, im Bereich der starken Schwellungen glänzend, im übrigen leicht schuppend. Im oberen Drittel der Innenseite des linken Oberschenkels findet sich eine etwa 8 cm lange, 1 cm breite, am Rande strahlig eingezogene, zum größten Teil mit der Unterlage innig verwachsene, aber gegen den Knochen verschiebliche, alte, indolente Narbe.

Der Schädel ist normal konfiguriert, das Gesicht macht einen deutlich gedunsenen Eindruck, auch die Schädelschwarte ist ödematös verdickt, auch an der Haargrenze bleibt der Fingerdruck bestehen, wenn auch undeutlich. Die Konjunktiven sind stark durchtränkt. Augen und Augenreflexe ohne Besonderheiten. Mundhöhle und Rachenorgane zeigen nichts Abnormes, bis auf ein geringgradiges Ödem der Uvula.

Der Hals ist kurz, gedrungen, breit, die Haut ödematös. Trotz des Ödems sind die Jugularvenen deutlich sichtbar, vorspringend, sie zeigen keine Pulsation, beim tiefen Inspirium schwellen sie nicht ab, sondern bleiben unverändert. Die Supraklavikulargruben sind beiderseits in gleicher Weise, teils durch das Hautödem, teils durch Venenkonvolute ausgefüllt. Der Puls der Karotis und Subklavia ist beiderseits gleich, keine Pulsation der Jugula. Oliver-Cardarelli angedeutet positiv.

Der Thorax ist gut gewölbt und zeigt eine entsprechende Tiefe. Er ist bis auf eine leichte Abflachung im Bereiche der Herzgegend symmetrisch. Die Interkostalräume sind von normaler Weite. Die Wirbelsäule zeigt einen

geradlinigen Verlauf. Bei tiefer Atmung bewegen sich die beiden Thoraxhälften symmetrisch; man gewinnt den Eindruck, daß sich das untere Sternum
bei forciertem Inspirium nicht entsprechend hebt (daß es vielleicht sogar
eher einsinkt?).

Lunge: Atmung etwas beschleunigt (24), die Grenzen liegen allenthalben
etwas höher als normal, die Verschieblichkeit des Zwerchfells ist entsprechend
seinem etwas erhöhten Stande in mäßigem Grade eingeengt; die Verschieblichkeit des unteren Lungenrandes ist im Bereiche der nach allen Seiten
etwas vergrößerten absoluten Herzdämpfung mit Sicherheit nicht nachweisbar. Über der ganzen Lunge normaler Perkussionsschall, etwas verschärftes, leicht unreines vesikuläres Atmen mit spärlichen trockenen, nicht
klingenden Rasselgeräuschen, besonders an der Basis. Flüsterstimme,
Stimmkonsonanz und Stimmfremitus ohne Besonderheiten, D'Espine negativ.

Herz: Im Bereich des vierten und fünften Interkostalraumes links
erscheint der Thorax, wie früher erwähnt, etwas weniger gewölbt als auf
der rechten Seite. Der Spitzenstoß ist nicht sichtbar und in Rückenlage
nicht palpabel. In linker Seitenlage sieht man in einem etwa fünfkronenstückgroßen Bezirk im vierten und fünften Interkostalraum etwas außerhalb
der Mammillarlinie eine leichte herzsystolische Erschütterung.

Herzgrenzen: Im vierten Interkostalraum, 1,5 Querfinger außerhalb
des rechten Sternalrandes, links oben am oberen Rand der dritten Rippe,
unten nach links außen im fünften Interkostalraum 0,5 Querfinger außerhalb
der Mammillarlinie. Die Herztaille ist vorhanden, aber etwas verstrichen.
Auskultatorisch: Über sämtlichen Ostien leise Töne. Die zweiten Töne
an der Basis nicht akzentuiert; über allen Ostien ein leises systolisches
Geräusch mit dem Punctum maximum an der Herzspitze. Dieses Geräusch
leitet sich weder in die Axilla noch in den Rücken fort, es ändert bei Lagewechsel seine Intensität in keiner Weise. Daneben hört man an verschiedenen
Stellen über dem Herzen, am deutlichsten in der Gegend des Erbschen
Punktes, ein rauhes perikardiales Reiben. Tachykardie (90 Schläge in der
Minute). Inspiratorisch scheint die Höhe der Pulswelle in der Radialis
beiderseits etwas abzunehmen, um auch während der forcierten Inspirationsstellung dauernd etwas kleiner zu bleiben (Andeutung eines echten Pulsus
paradoxus?).

Abdomen: Handbreit über dem Niveau des Thorax starkes, beiderseits
gleichmäßiges Ausladen der beiden Flanken, Nabel verstrichen. Keine
Kollateralen, starkes Hautödem allenthalben, insbesondere in den abhängigen
Partien (Flanken und Sakralgegend). Deutliche, etwa handbreit große,
bei Lagewechsel prompt verschiebliche Flankendämpfung. Im Stehen stellt
sich die Dämpfung in einem horizontalen Niveau ein. Deutliche Fluktuation.
Die Leber ist sowohl perkutorisch als palpatorisch leicht abgrenzbar, sie ist
in allen Durchmessern vergrößert, reicht in der rechten Mammillarlinie drei
Querfinger unterhalb des Rippenbogens; der untere Rand schneidet die
Mittellinie in der Mitte zwischen Processus xyphoideus und Nabel und
erreicht den linken Rippenbogen außerhalb der linken Parasternallinie. Die
Oberfläche ist glatt, die Konsistenz erhöht. Die Leber ist auf Druck
etwas empfindlich, sie zeigt keine pulsatorischen und auskultatorischen
Phänomene. Die Milz ist nicht palpabel, in rechter Seitenlage kann eine
einer etwas vergrößerten Milz entsprechende Dämpfungsfigur nachgewiesen werden.

Genitale bis auf hochgradiges Ödem ohne Besonderheiten.
Nervenstatus normal.

Riva-Rocci 115/90 mm/Hg.

Harnbefund: Spezifisches Gewicht 1020, Spuren von Albumen, leicht erhöhter Urobilinogenwert, Sediment ohne Besonderheiten.

Sputum von bronchitischem Charakter, säurefeste Stäbchen nicht nachweisbar (Antiforminpräparat).

Blutbefund: Hinsichtlich der Erythrozytenzahlen und des Hämoglobinwertes normale Verhältnisse. Leukozyten 8100. Differentialzählung: bis auf eine mäßig hohe Eosinophilie ohne Besonderheiten.

Röntgenbefund: Einwandfreie respiratorische Beweglichkeit beider Zwerchfellhälften, die Hiluszeichnung ist beiderseits vermehrt und in derselben sind mehrere vergrößerte Drüsenschatten zu sehen. Vermehrte Lungenzeichnung in beiden Lungen, kleinfleckige und streifige Verdichtungen im Bereiche beider Spitzenfelder und beider subapikalen Partien. — Der Herzschatten ist durch mäßigen Hochstand beider Zwerchfellhälften quer gelagert, zeigt jedoch einwandfreie Beweglichkeit bei Lagewechsel. Czyhlarz positiv, der Herzschatten ist mäßig vergrößert, normal konfiguriert, Aorta nicht verbreitert (3 cm). Für eine Vergrößerung des linken Vorhofes besteht röntgenologisch kein Anhaltspunkt.

Larynxbefund: Linkes Taschenband verdickt, das Stimmband überdeckend. Hinterwand stark prominierend, keine Exulterationen nachweisbar (Tuberkulose?).

Konzentrationsversuch bei Trockendiät: spezifisches Gewicht des Harns steigt von 1020 auf 1031.

Probepunktion des Abdomens: seröser Erguß.

Zusammenfassend ergibt sich also, daß wir es mit einem 30jährigen Kranken zu tun hatten, der im Alter von 14 Jahren einen Gelenksrheumatismus überstand und in der Folgezeit, abgesehen von einer Granatsplitterverletzung, bis zum Alter von 26 Jahren gesund war. Damals traten im Anschluß an eine Nasenpolypoperation Krankheitserscheinungen auf, die durch schmerzlose Ödeme der unteren Extremitäten eingeleitet wurden, zu denen sich später eine Schwellung des Bauches und eine flüchtige Schwellung von Hals und Schädel gesellten. Nach drei Monaten war der Patient wieder vollständig hergestellt, nur eine Heiserkeit, die sich im Laufe der Krankheit entwickelt hatte, blieb weiterhin, wenn auch in vermindertem Maße, bestehen. Zwei Jahre später stellten sich die gleichen Beschwerden in erhöhtem Maße wieder ein. In rascher Aufeinanderfolge schwellen die unteren Extremitäten, der Bauch und diesmal auch in hohem Grade Hals und Schädelhaut an. Die Krankheit ist nun auch durch Magenbeschwerden kompliziert, die allem Anschein nach mikrogastrischen Charakter haben, im Druckgefühl nach Aufnahme größerer Nahrungsmengen, einerlei welcher Art, bestehen. Während Atembeschwerden in der ersten Krankheitsperiode nicht angegeben werden, finden wir sie in der jetzigen Krankengeschichte verzeichnet, wobei aber betont wird, daß sie nur leichten Grades waren und nur nach körperlicher Anstrengung auftraten. Nach einer Behandlung mit harntreibenden Mitteln und einer Liegekur gehen die Krankheitssymptome neuerlich vollkommen zurück, der Patient ist wieder körperlich durchaus leistungsfähig, er erleidet aber eineinhalb Jahre später neuerlich einen Rückfall. Es treten die gleichen Beschwerden wieder auf, die sich diesmal durch leichte Schmerzen stechenden Charakters in der Herzgegend komplizieren.

Die objektive Untersuchung des Patienten ergibt zu dieser Zeit, kurz zusammengefaßt, den folgenden Befund: Leichte Zyanose, hochgradige allgemeine Wassersucht; die Ödeme im Bereiche der unteren Hohlvene beherrschen das klinische Bild. Hochgradige Ödeme der unteren Extremitäten, des Bauches, der Lendengegend, Aszites. Es besteht aber auch ein starkes Ödem von Hals, Gesicht, im besonderen der Lider, Schädelschwarte, Rachenorgane (Uvula). Wie in der Anamnese bereits vermerkt, ist die linke Extremität stärker geschwollen als die rechte, ein Befund, der sich zwanglos durch die tiefgehende, die Oberschenkelvenen anscheinend strikturierende Narbe nach der Granatverletzung im linken Oberschenkel erklärt. Es wird eine mächtige Stauung der Halsvenen festgestellt, pulsatorische Phänomene an diesen werden nicht beobachtet. Bei tiefem Inspirium schwellen die Venen nicht prompt ab. Andeutung eines Oliver-Cardarellischen Phänomens, leichte Abflachung des Thorax im Bereiche der Herzgegend. Das untere Sternum hebt sich bei tiefer Inspiration nicht entsprechend, die Verschieblichkeit der Lungenränder ist entsprechend dem Zwerchfellhochstand etwas eingeschränkt, im Bereich der absoluten Herzdämpfung mit Sicherheit nicht nachweisbar. Das Herz ist nach allen Durchmessern mäßig vergrößert. Der Spitzenstoß nicht sichtbar, in Rückenlage nicht palpabel; in linker Seitenlage wird eine leichte systolische Erschütterung im Bereiche des vierten und fünften Interkostalraumes nachweisbar. Leise Herztöne; leises systolisches Geräusch mit dem Maximum über der Mitralis; das Geräusch ist zwar konstant, leitet sich aber in die Axilla und auf den Rücken nicht fort. Keine Akzentuierung des Pulmonaltones, einwandfreies perikardiales Reiben. Leichte Tachykardie und Tachypnoe. Andeutung eines Pulsus paradoxus? Mächtiger Aszites, hochgradige Leberstauung. Mäßige Bluteosinophilie.

Nach diesem Befunde waren die folgenden differentialdiagnostischen Überlegungen berechtigt:

Bei der hochgradigen generellen Wassersucht, die laut der Anamnese wenigstens anfänglich ohne irgendein Zeichen einer kardialen Insuffizienz bestand, mußte an einen nephrotischen Symptomenkomplex gedacht werden. Das Fehlen einer höhergradigen Albuminurie, eines entsprechenden Harnsedimentes, insbesondere von doppelbrechenden Substanzen im Harn, der ganze weitere Verlauf der Krankheit und endlich auch die anamnestische Angabe, daß regelmäßig erst die Stauungen im Bereiche der unteren Hohlvene, erst später der oberen auftraten, läßt eine derartige Annahme jedoch ohne weiteres ablehnen. Die dunkle Farbe des Harnes beim Auftreten der Ödeme, das Lichterwerden bei dessen Abklingen muß auf die höhere bzw. niedrigere Konzentration des Harnes bei der Retention bzw. Ausschwemmung der Ödeme bezogen werden. Eine Nierenfunktionsstörung war klinisch nicht nachweisbar.

Der anamnestische und der objektive Befund wiesen wohl in erster Linie auf das Herz; die zuerst an den unteren Extremitäten und am Bauch, erst später im Gesicht und den oberen Extremitäten auftretende Wassersucht mit der allerdings nur leichten Bronchitis wiesen in diese Richtung. Die Untersuchung des Herzens und des Herzbeutels ließ denn auch ohne weiteres mit Sicherheit die Diagnose einer trockenen Herzbeutelentzündung stellen, das von der Atmung unabhängige, sich an die Herzphasen nicht haltende, auch im Bereiche der absoluten Herzdämpfung hörbare Geräusch von reibendem Charakter ließ hier keinen Zweifel. Soweit aus der Lokalisation des Reibens ein Schluß erlaubt war, schien es sich um lokalisierte perikarditische Auflagerungen, nicht um eine trockene Entzündung des gesamten Perikards zu handeln. Keinesfalls konnte mit einer derartigen, also wahrscheinlich nur partiellen trockenen Perikarditis für die Erklärung des ganzen Krankheitsbildes das Auslangen gefunden werden, und es war die Frage, ob nicht das Herz selbst erkrankt sei. Das systolische Geräusch an der Herzspitze ließ zusammen mit der Vergrößerung des Herzens an einen Klappenfehler der Mitralis denken, dessen Diagnose durch den anamnestisch erhobenen Gelenksrheumatismus in der Jugend eine Stütze gefunden hätte. Das Fehlen der wesentlichen Merkmale des organischen Mitralinsuffizienzgeräusches, die mangelhafte Fortleitbarkeit des Geräusches gegen die Axilla und auf den Rücken, ferner das Fehlen einer Akzentuation des zweiten Pulmonaltones und einer deutlichen mitralen Konfiguration des Herzens sprachen aber dagegen. Obzwar das Geräusch zu verschiedenen Zeiten und auch bei Lagewechsel konstant war, war es — eine muskuläre oder relative Insuffizienz der Mitralis war unwahrscheinlich — scheinbar akzidenteller Natur, wofür auch angeführt werden konnte, daß reine endokardiale Mitralinsuffizienzen sehr selten sind und irgendwelche auskultatorische Phänomene, die für eine gleichzeitig bestehende Stenose hätten gewertet werden können, gefehlt haben. Konnte eine reine myokardiale Schädigung vorliegen? Die lokalisierte Perikarditis hätte mit dieser Annahme allerdings in Einklang gebracht werden können, kleine myokarditische Herde hätten den Entzündungsreiz für das benachbarte Epikard abgeben können, aber das ganze klinische Bild ließ den Gedanken an eine reine Myokardschwäche aus folgenden Gründen ablehnen.

Wir wollen uns die Tatsache vergegenwärtigen, daß wir es mit einem Patienten zu tun hatten, der an einer generellen Wassersucht litt, daß die Wassersucht zu der relativ geringen Atemnot in einem gewissen Gegensatze stand, daß sich anamnestisch mit dem Auftreten der Ödeme sehr rasch ein hochgradiger Aszites einstellte, daß die objektive Untersuchung, die schon anamnestisch vermutete starke Leberstauung bestätigte, daß ferner auch die Vena cava superior, wie die starke Stauung der Jugularvenen und die Ausfüllung der Supraklavikulargruben beiderseits bewies, unter sehr erschwerten Abflußbedingungen stand, und daß trotz dieser schweren Zirkulationsstörungen relativ geringfügige objektive und subjektive Herzveränderungen gefunden wurden: ein nur leicht vergrößertes Herz, eine leichte Tachykardie bei regelmäßiger Herzaktion, ein leises systolisches Geräusch an der Herzspitze. Die Diskrepanz des objektiven Herzbefundes und die Stauungserscheinung schwersten Grades ließen eine primäre reine Herzmuskelschwäche ablehnen. Wenn wir ins Auge fassen, daß bei jedem neuerlichen Auftreten der schweren Ödeme die Wassersucht zwar primär an den unteren Extremitäten beobachtet wurde, daß sich aber immer sehr frühzeitig Aszites einstellte, der auch jetzt im Vordergrunde des objektiv nachweisbaren pathologischen Geschehens stand, und daß eine mächtig geschwollene, in ihrer Konsistenz erhöhte, also durch die Stauung anscheinend schon leicht zirrhotisch veränderte Leber gefunden wurde, so mußten Affektionen in differentialdiagnostische Erwägungen einbezogen werden, die eben in erster Linie durch die hochgradige Leberstauung und den frühzeitigen Aszites charakterisiert sind.

Es handelt sich in unserem Falle zwar nicht um einen echten „Ascites praecox", worunter wir einen hydropischen Erguß im freien Bauchraum als erstes Zeichen der kardialen Wassersucht verstehen, da neben dem Aszites Ödeme bestanden und diese laut Anamnese der Bauchwassersucht zeitlich vorangegangen waren. Immerhin kam der Aszites regelmäßig so frühzeitig, daß wir ihm doch die Dignität eines Ascites praecox zuzusprechen berechtigt sind.

Auf die Theorien des wohl nicht voll geklärten Entstehungsmechanismus des frühzeitigen Aszites soll vorläufig nicht eingegangen, nur die Frage seiner differentialdiagnostischen Bedeutung näher beleuchtet werden.

Es ist bekannt, daß die Trikuspidalinsuffizienz, und zwar insbesondere die organische, zur frühzeitigen Bauchwassersucht führt. Eine funktionelle Insuffizienz war übrigens beim Fehlen von sicheren Zeichen einer Myokardschädigung, von Arhythmien und bei den verhältnismäßig geringen Herzdimensionen a priori auszuschließen. An eine organische Läsion auf endokarditisch-rheumatischer Grundlage mußte aber gedacht werden, das Fehlen eines entsprechenden systolischen Geräusches mit dem Maximum über der Trikuspidalis, einer entsprechenden epigastrischen Pulsation, einer nach allen Dimensionen erfolgenden Leberpulsation, einer entsprechenden Hypertrophie des rechten Ventrikels mit Hebung des unteren Sternums, endlich das Fehlen eines positiven Jugularvenenpulses, eventuell mit Bambergerschem Ton am Bulbus venae jugularis (bedingt durch das systolische Zusammenfallen der Venenklappe durch den systolisch rückläufigen Blutstrom) und das Fehlen der Ausdrückbarkeit der Leber in die Jugularis ließ den Klappenfehler an der Trikuspidalis mit Sicherheit ausschließen.

Gerade das Fehlen von Veränderungen am Herzen selbst bei relativ kleinem Herzen, bei gleichzeitiger hochgradiger Stauung im großen Kreislauf unter besonderer Mitbeteiligung der Leber, der von Pollitzer in klassischer Weise geschilderte Gegensatz zwischen der Ruhe über der Herzgegend, Fehlen sichtbarer Pulsationen usw. und der schweren Insuffizienzerscheinungen lenkte aber die differentialdiagnostischen Erwägungen in die Richtung einer bestimmten Gruppe von Erkrankungen, die eben durch die genannten Symptome charakterisiert sind, Zustände, die wir unter der Bezeichnung der chronischen Mediastino-Perikarditis zusammenfassen können.

Wir verstehen darunter chronisch-entzündliche, narbige Veränderungen im Bereiche des Perikards und des angrenzenden Mediastinums, welche je nach Intensität, Extensität und Lokalisation einander zwar ähnliche, aber immerhin bis zu einem gewissen Grade klinisch unterscheidbare Krankheitsbilder zur Folge haben. In der älteren Literatur erscheinen alle diese Zustände unter der Bezeichnung der Concretio pericardii cum corde et accretio cordis zusammengefaßt. Dieser Name trifft das Wesentliche, soferne im speziellen Fall durch den chronischen Entzündungsprozeß viszerales und parietales Blatt des Perikards miteinander verwachsen sind, und das Perikard, und damit auch das Herz, an der Thoraxwand in abnormer Weise fixiert sind. Es handelt sich um eine Serositis und eine narbige Mediastinitis, die durch ihre vorzugsweise Lokalisation in der Gegend der Herzspitze zu einer pathologischen straffen Anheftung des Herzens an die vordere Thoraxwand geführt hat. Ging die alte Lehre dahin, daß es infolge dieser Anheftung des Herzens und durch die systolische Behinderung der Herzaktion zu den früher beschriebenen Herzinsuffizienzerscheinungen komme, so muß doch betont werden, daß es sich in der Mehrzahl dieser Fälle nicht nur um eine an der Herzspitze lokalisierte Mediastinitis handelt, sondern daß auch hier zumeist eine Schrumpfung des ganzen Mediastinums besteht und daß in diesen bestimmten Fällen die Fixation der Herzspitze an die vordere Thoraxwand die Herzaktion ganz besonders stark beeinträchtigt. Wir haben es also in der Mehrzahl der Fälle von Concretio und Accretio mit einer allgemeinen Mediastino-Perikarditis zu tun, welche als Teilbild die narbige Schrumpfung des Mediastinums im Bereiche der Herzspitze, die Accretio, erkennen läßt. Die Concretio und Accretio ist relativ selten. Tritt die Accretio klinisch nicht in Erscheinung, so haben wir es mit einer Mediastino-Perikarditis zu tun, bei welcher das Herz von mediastinalen Schwielen eingescheidet, eingemauert und hiebei wohl auch in seiner Lage, nicht aber unmittelbar an das Knorpel-Knochengerüst des Thorax fixiert ist. Volhard hat mit Nachdruck darauf hingewiesen, daß man zwei Spielarten des in Rede stehenden Symptomenkomplexes unterscheiden müsse, „je nachdem die äußeren Verwachsungen des verödeten Herzbeutels mit der Brustwand oder die Schrumpfung des schwielig verdickten Herzbeutels das klinische Bild beherrschen“. Volhard erblickt in beiden Zuständen bei aller Ähnlichkeit doch einen prinzipiellen Unterschied: Während dem Herzen bei der Accretio während der Systole eine Mehrarbeit erwächst, die systolische Einziehung der fixierten Thoraxwand, der es endlich erliegt, so ist bei der Umklammerung die Unfähigkeit, sich während der Diastole zu dilatieren, der Kernpunkt im Mechanismus des krankhaften Geschehens. Die behinderte Diastole kann sekundär zu einer Unfähigkeit einer kräftigen systolischen Kontraktion führen, wodurch auch bei Bestehen der Fixation des Herzens an der Herzspitze mit der Zeit die Accretio-Symptome, vor allem die Einziehung der Thoraxwand, ausbleiben müssen. Nach dieser Auffassung würde es sich bei beiden Spielarten der mediastinalen Schwielenbildung um verschiedene Grade der gleichen Erkrankung handeln. Von analogen Gesichtspunkten aus unterscheidet Leschke eine Pericarditis adhaesiva externa (Accretio pericardii, Mediastino-Perikarditis), bei welcher stets auch eine Obliteration des Herzbeutels besteht, und bei welcher das Krankheitsbild durch die Verwachsungen des Herzens mit den Nachbarorganen: Pleura, Zwerchfell, Mediastinum, Brustwand, beherrscht wird, und eine Pericarditis fibrosa comprimens (Compressio fibrosa cordis), bei welcher die schwielige Einscheidung und Umklammerung des Herzens im Vordergrunde steht; während bei der ersten Form in erster Linie die Systole beeinträchtigt wird, ist bei der zweiten die Diastole vorzugsweise erschwert. Pollitzer will den Unterschied zwischen den Fällen, in welchen es in erster Linie zur Einmauerung bzw. in erster Linie zur Verwachsung mit den Nachbarorganen, besonders mit der Brustwand, kommt, verwischen und ist der Ansicht, daß in beiden Fällen die Adiastolie, die Unfähigkeit des Herzens, sich zu erweitern, Ursache der Zirkulationsstörung ist.

Bei der Anheftung des Herzens an die vordere Brustwand wie auch bei der Umklammerung des Herzens finden wir nun jenen Stauungstypus wieder, den wir oben beschrieben und den Türk als trikuspidalen Stauungstypus bezeichnet hat. Ursache desselben ist neben der Einscheidung der Hohlvenen vor allem die behinderte Diastole, ein Zustand, den Volhard als „Einflußstauung", Pollitzer als „parakardial-adiastolische Stauung" bezeichnet hat.

Pollitzer hält die Bezeichnung Türks „Trikuspidaltyp der Concretio" für unzweckmäßig, da nur die primäre Stauungsleber mit Aszites und Ödem der Beine der Trikuspidalinsuffizienz und der Mediastinitis gemeinsam seien, beide Zustände sich aber in wesentlichen Punkten voneinander unterschieden. Während nach Pollitzer bei der Trikuspidalinsuffizienz kein Ödem des Gesichtes, frühzeitig subikterische Skleren, ein positiver Halsvenenpuls, ein intakter Thorax, ein Herzbuckel mit starker pulsatorischer Erschütterung und mit einer hochgradig verbreiterten Herzdämpfung, verlagertem hebenden Spitzenstoß, ferner Herzgeräusche, Arhythmie und eine große, stark pulsierende Leber zu finden seien, wären bei der Mediastinitis ein Ödem der Lider, lange Zeit kein subikterisches Kolorit, kein positiver Venenpuls, ein schwer veränderter Thorax, kein Herzbuckel, ein kleines, nicht pulsierendes Herz, keine Geräusche und rhythmische Töne in „halbiertem Pendelrhythmus", schließlich eine große, nicht pulsierende Leber nachweisbar. Die Richtigkeit dieser Gegenüberstellung soll in keiner Weise bezweifelt werden, wenn es auch Ausnahmen von der Regel gibt und ein Ödem des Gesichtes z. B. auch bei der Trikuspidalinsuffizienz gefunden werden kann, wie wir aus eigener Erfahrung wissen. Verstehen wir aber unter „Trikuspidaltyp der Concretio" jenen Stauungsprozeß, in welchem vor allem die primäre Leberstauung mit vorzeitigem Aszites vorherrscht, so scheint uns die alte, in der Klinik eingebürgerte Bezeichnung doch vollauf berechtigt.

Wenn sich Pollitzer ferner gegen die Volhardsche Nomenklatur wendet, da jede venöse Stauung eine Einflußstauung sei, so ist ihm gewiß beizupflichten, die von ihm vorgeschlagene, langatmige Bezeichnung „parakardial-adiastolische Stauung" hat aber wenig Aussicht, sich zu behaupten.

Wenn wir wieder auf unseren Fall zurückkommen und uns fragen, ob ein in diese Gruppe der Erkrankungen zu zählendes Krankheitsbild vorliegen konnte, so möchten wir vor allem noch einmal betonen, daß die beobachtete Stauung den Charakter der mediastinalen Stauung trug: Mitbeteiligung der Vena cava superior und inferior, Gesichtsödem, Jugularvenenstauung ohne Pulsation, hochgradige Stauungsleber, relativ frühzeitiger Aszites. Das Fehlen eines Abschwellens der Halsvenen beim tiefen Inspirium, die Zyanose, die Tatsache, daß die physikalische Untersuchung unserer Meinung nach einen Herzfehler und eine höhergradige Myokardschädigung, die eine derartige kardiale Stauung erklärt hätte, nicht nachweisen konnte, müssen hier angeführt werden. Es soll besonders hervorgehoben werden, daß zu dieser Zeit nur eine geringgradige Vergrößerung des Herzens feststellbar war, ein Umstand, der zugunsten der mediastinalen Erkrankung besonders unterstrichen werden muß: hat doch Volhard gerade den Gegensatz zwischen einem kleinen, normal großen Herzen und den schweren kardialen Insuffizienzerscheinungen als wichtigstes, ja meist einzig beweisendes Symptom der Einflußstauung hingestellt und hat doch Pollitzer dem nicht oder kaum nachweisbaren Spitzenstoß bei normal großem Herzen eine besondere Bedeutung für die Erkennung der mediastinalen Erkrankung zugesprochen. Es waren schließlich in unserem Fall eine Reihe von Symptomen wenigstens angedeutet, welche im allgemeinen als der klinische Ausdruck der mediastinalen Schwielenbildung betrachtet werden: Der Kehlkopf zeigte in der Oliver-Cardarellischen Versuchsanordnung eine Andeutung einer Pulsation nach abwärts (Pulsus laryngeus descendens [Radoničić]); beim tiefen Inspirium hatte man den Eindruck, daß das untere Sternum gegenüber den übrigen Thoraxanteilen etwas zurückblieb, ein abnormer Atemmechanismus, dessen Bedeutung Wenckebach, auch Ortner, für die Erkennung der Mediastino-Perikarditis beschrieben hat. Die Tachykardie, insbesondere die Verkürzung der Herzpause im Sinne einer Andeutung eines „halbierten Pendelrhythmus" (Ortner), die nicht sicher nachweisbare Verschieblichkeit der Lungenränder im Bereiche der absoluten Herzdämpfung und endlich die Andeutung eines Pulsus paradoxus mit anhaltend kleineren Pulsen während der ganzen Dauer der tiefen Inspiration sprechen im gleichen Sinn. Es ist hier auch die auffallende Tatsache zu erwähnen, daß zwischen der objektiv nachweisbaren Herzinsuffizienz (Ödeme, Leberstauung) und der Atemnot, dem subjektiven Befinden des Patienten überhaupt, eine Diskrepanz bestand, die sich unserer Meinung nach bei Concretio häufiger findet, was auch Leschke, Pollitzer und andere hervorgehoben haben, womit allerdings die Angaben anderer Autoren nicht durchaus übereinstimmen. Der Mehrzahl dieser letztgenannten Symptome mußte zwar wegen ihrer geringeren Ausprägung eine entscheidende Bedeutung abgesprochen werden; doch auch für den Fall, als man sie als nicht genügend deutlich nachweisbar und daher für die Diagnose als unverwertbar betrachten wollte, würde dies an der Berechtigung der Diagnose einer Mediastino-Perikarditis nichts ändern, da ihnen allen nur eine akzessorische Bedeutung zukommt.

Daß sich an dem krankhaften Geschehen das Perikard mitbeteiligte, war durch die einwandfreie Feststellung eines perikardialen Reibens erwiesen. Da dies nur an umschriebenen Stellen hörbar war, so schien die Annahme berechtigt, daß der Herzbeutel nur partiell obliteriert war, und daß sich nur in umschriebenen Bezirken noch akut entzündliche Veränderungen abspielten.

Bei dem Versuch einer Abgrenzung der Einmauerung des Herzens in schwieliges, mediastinales Gewebe gegen eine Concretio und Accretio, einer Abgrenzung der beiden oben erwähnten Spielarten der Mediastino-Perikarditis, konnten wir uns ohne weiteres für die Einmauerung entscheiden. Die der Accretio zukommenden Symptome waren nicht nachweisbar: die systolische, plurikostale Einziehung in der Gegend der Herzspitze (Skoda), das diastolische Thoraxwandschleudern (Brauer) und der Brauersche Schleuderton.

Die obigen Ausführungen führen demnach zur Diagnose einer Mediastino-Perikarditis, und zwar einer speziellen Unterart derselben, der Einmauerung des Herzens, der Pericarditis fibrosa comprimens.

Der Röntgenbefund hatte einen Symptomenkomplex aufgedeckt, welcher allerdings die Richtigkeit der gestellten Diagnose in Zweifel ziehen konnte. Das Czyhlarzsche Phänomen, das Auftreten eines hellen Streifens zwischen dem unteren Herzrand und der Zwerchfellfurche bei tiefem Inspirium bei Röntgenuntersuchung, war nachweisbar. Auch glaubte der Röntgenologe eine, wenn auch eingeschränkte Verschieblichkeit des Herzens bei Seitenlage feststellen zu können, ein Umstand, der zur Vorsicht hätte mahnen sollen.

Hinsichtlich der Ätiologie der Erkrankung lieferte die Untersuchung des Patienten ebensowenig wie die Anamnese sichere Anhaltspunkte; unter Hinblick auf die seinerzeit wahrscheinlich durchgemachte Kehlkopftuberkulose wurde mit Wahrscheinlichkeit eine tuberkulöse Ätiologie angenommen.

Unter Bettruhe, Diuretin-, Agurin- und Digitalistherapie setzte eine kräftige Diurese bis zu einer Harnmenge von 3,5 l täglich ein. Die Ödeme und der Aszites bildeten sich in relativ kurzer Zeit zurück, und der Patient konnte nach Monatsfrist in einem wesentlich gebesserten Zustande aus der klinischen Behandlung entlassen werden. Er klagte nicht mehr über Atembeschwerden, auch nicht bei körperlicher Anstrengung, objektiv blieb nur eine geringgradige Stauung der Halsvenen und insbesondere die, wenn auch nun etwas verminderte, aber immerhin noch mächtige Leberstauung nachweisbar. Die Remission war jedoch nicht von langer Dauer. Nach ungefähr einem halben Jahre traten die alten Beschwerden in geringerem Maße wieder auf und zwangen den Patienten, nach anderthalb Jahren im Juni 1926 wegen in der letzten Zeit rascher Zunahme der Ödeme und der Bauchwassersucht die Klinik neuerlich aufzusuchen.

Zu dieser Zeit waren am Kranken die gleichen, früher beschriebenen Symptome objektiv nachweisbar, die Wassersucht hatte einen höheren Grad erreicht, der Aszites war mächtiger, es bestand ein hochgradiges

Skrotalödem, welches die Miktion behinderte, das Gesicht war stark gedunsen, am Hals bestand ein einem Stokesschen Kragen gleichendes Ödem, in welchem die palpabeln, stark gestauten Halsvenen nicht sichtbar waren. Die früher genannten Zeichen der Einmauerung des Herzens schienen auch diesmal in gleicher Ausprägung vorhanden. In zweierlei Hinsicht war jedoch eine Veränderung aufgetreten. Erstens war diesmal das perikardiale Reiben nicht nachweisbar und zweitens ergab die physikalische und röntgenologische Untersuchung des Herzens eine wesentliche Vergrößerung desselben in allen Durchmessern, mit einem Transversaldurchmesser von 19 cm bei einer besonderen Ausladung der Herzschatten nach rechts. Auskultatorisch waren auch jetzt wieder leise Töne und ein leises systolisches Geräusch vom alten Charakter zu hören. Auf Folia-Digitalis-Therapie zeigte der Patient keine wesentliche Besserung, doch gelang es durch fortgesetzte hohe Dosen von Salyrgan, jeden zweiten Tag 2 cm³, in Kombination mit anderen Diuretizis, wie Euphyllin, Theocin, Urea (30 bis 80 g pro die) die Diurese in Gang zu bringen, insbesondere nachdem durch eine Hautdrainage die mächtigen Ödeme von Ober- und Unterschenkel zum Teil lokal entfernt worden waren, und endlich den Patienten wieder vollständig zu entwässern. Auch in dieser Wassersuchtsperiode war es auffallend, daß die hochgradigen Ödeme mit der verhältnismäßig geringen Atemnot, insbesondere der relativ guten Gehfähigkeit des Patienten in einem gewissen Gegensatz standen; die mächtige Leberstauung blieb auch nach der Entwässerung bestehen.

In diesem Stadium der Erkrankung ergab sich die Frage, ob an der Diagnose einer Einmauerung des Herzens festgehalten werden könne, wenn sich innerhalb Jahresfrist das Herz so wesentlich vergrößert hatte. Hatte doch das von Volhard und Pollitzer besonders hervorgehobene Symptom, der Gegensatz zwischen dem mächtigen Ödem und dem kleinen Herzen, wesentlich zur Diagnosenstellung der Mediastino-Perikarditis mit Einmauerung des Herzens beigetragen. Wir nahmen nun für unseren Fall an, daß sich zu dem besprochenen schwieligen Prozeß eine myokardiale Schädigung gesellt habe, und glaubten, eine Erweiterung des Herzens trotz der dasselbe einscheidenden Schwielen damit erklären zu dürfen, daß einerseits die mediastinalen Verwachsungen in der Umgebung des Herzens vermutlich keine allseitigen waren, und daß die Schwielen sich bei Erlahmen der Herzkraft doch überdehnen könnten. Wir glaubten, an unserer Diagnose um so mehr festhalten zu sollen, als Fälle bekannt sind, bei welchen der eigentümliche Stauungstypus mit großem Herzen beobachtet wurde. Türk beschreibt einen Fall von autoptisch verifizierter Mediastino-Perikarditis (Fall IV Türk), in welchem klinisch und autoptisch ein mächtig vergrößertes Herz gefunden wurde. Dieser Autor glaubte sogar, als maßgebenden Gesichtspunkt für die Erklärung der Zirkulationsstörung bei der Concretio in überwiegendem Maße eine primäre Schwäche des rechten Herzens bei Ausschluß eines Herzklappenfehlers hervorheben zu müssen. Türk fand in allen seinen Fällen von Concretio eine vorwiegende Mitbeteiligung des rechten Herzens, eine Herzdilatation mit wesentlicher Vergrößerung des Herzens nach rechts bei annähernd normalem Stande der Herzspitze. Der gleiche Autor hebt ja auch hervor, daß sich aus diesem Grunde die Zirkulationsstörungen auf Digitalis und Strophanthin zumeist wesentlich bessern.

Wir möchten hier hervorheben, daß sich Digitalis in unserem Fall bei der ersten Aufnahme als sehr wirksam erwies, daß es in der letzten Beobachtungsperiode dagegen keinen sicheren Effekt hatte. Die Beurteilung der Digitaliswirkung war wohl keine ganz sichere, da wegen des schweren Zustandes des Patienten alsbald eine kombinierte Therapie mit kräftigen Diuretizis eingeleitet wurde. Pollitzer sagt, daß Digitalis bei einfacher Mediastino-Perikarditis zwar nicht von Nutzen sei, daß ein Versuch mit Digitalis aber doch immer gemacht werden müsse, da wir von vornherein nie wissen können, wie viel an muskulärer Insuffizienz sich einer anderweitig bedingten Kreislaufstörung beimenge; es handle sich um eine Analyse ex iuvantibus.

Hatten wir bei dem ersten Aufenthalt auf unserer Klinik den Eindruck, den Kreislauf des Patienten durch interne therapeutische Maßnahmen in normale Bahnen gelenkt zu haben, und hatten wir gehofft, bei entsprechender Schonung des Patienten eine neuerliche Verschlimmerung in absehbarer Zeit nicht fürchten zu müssen, so lagen die Dinge jetzt ganz anders. Die jetzt sicher bestehende, schwere myokardiale Komponente mußte unter der weiteren Einwirkung der Muskelschädigung durch die mediastinalen Schwielen immer schwerer ins Gewicht fallen, und eine interne Therapie schien dagegen machtlos.

Die operative Behandlung der Mediastino-Perikarditis wurde von Brauer inauguriert. In Fällen, in welchen ausgedehntere Bezirke der vorderen Brustwand herzsystolisch eingezogen werden, woraus dem Herzen eine hochgradige, schließlich zur Insuffizienz führende Mehrarbeit erwächst, hat Brauer durch Resektion der knöchernen Bedeckung dieser vorderen Herzabschnitte, die Kardiolyse, das Herz zu entlasten versucht. Obzwar die Methode bereits ein Vierteljahrhundert bekannt ist und eine beträchtliche Anzahl von Fällen dieser Operation zugeführt wurden, so läßt sich ein sicheres Urteil über den Wert derselben nicht geben. Wir müssen aber hervorheben, daß entgegen der Meinung einiger Autoren gelegentlich doch einwandfreie günstige Resultate erzielt werden, und daß Patienten, welche der chronischen Wassersucht, dem dauernden Siechtum, verfallen schienen, nach dem Eingriff für viele Jahre arbeitsfähig wurden. Ob wirklich Dauererfolge erzielt wurden, ist allerdings die Frage. Mit Leschke muß betont werden, daß sich nicht alle Fälle von Mediastino-Perikarditis für die Operation eignen; die Kardiolyse kann nur dort helfen, wo die Fixation des Herzens an die vordere Thoraxwand das ausschlaggebende Hemmnis der Herztätigkeit darstellt, Fälle, die in erster Linie durch die plurikostale systolische Einziehung und das diastolische Zurückfedern des Thorax charakterisiert sind. Da dies in unserem Falle nicht zutraf, kam diese Operation nicht in Frage.

Für die schwielige Umklammerung des Herzens kommt nur ein Verfahren in Betracht, welches den Herzmuskel aus den dicken, ihn einschneidenden Schwiel herausschält, die Perikardektomie, welche nach vergeblichen Versuchen in früherer Zeit neuerdings wieder von Rehn und später von Schmieden in die Therapie der schwieligen Umklammerung des Herzens eingeführt wurde. Trotz der Gefahren, die eine derartige Operation nach dem heutigen Stande unserer Kenntnisse sicherlich in sich trägt — die Zahl der Mißerfolge ist beträchtlich —, scheint uns in geeigneten Fällen der Versuch der Operation doch gewagt werden zu müssen, da zweifellos auch ausgezeichnete Operationsresultate erzielt wurden (Volhard-Schmieden). In unserem Falle schien die Diagnose sicher zu stehen, der Patient war, wie früher berichtet, nach mehrwöchiger Behandlung auf der Klinik wieder ödemfrei, der Herzmuskel schien sich wieder erholt zu haben. So rieten wir denn dem Patienten zur Operation. Professor Schmieden in Frankfurt a. Main hatte die Freundlichkeit, den Patienten über unsere Bitte auf seine Klinik aufzunehmen. Da sich der Zustand des Patienten im Verlaufe von zwei Wochen, die er vor Antritt der Reise nach Frankfurt außerhalb der Klinik verbrachte, und insbesondere während der für ihn zu anstrengenden Reise von Wien nach Frankfurt wesentlich verschlechtert hatte, so daß der Patient mit schweren Ödemen am Reiseziel anlangte, und die Wassersucht sich dort trotz mehrwöchiger Behandlung nur schlecht zurückbildete, nahm Professor Schmieden von einer Operation Abstand. Der Patient kehrte nach Wien zurück und wurde neuerdings auf die Klinik aufgenommen (Oktober 1925).

Der Patient blieb dauernd arbeitsunfähig, er lag im darauffolgenden Jahre in Intervallen durch viele Wochen auf der Klinik, in der Zwischenzeit befand er sich in häuslicher Pflege. Das Krankheitsbild blieb unverändert, die Wassersucht war durch Diuretika immer weniger beeinflußbar, auf Digitalis reagierte er nicht mehr.

Es schien auffallend, daß die Bauchwassersucht nun im Vergleich zu den übrigen Ödemen einen ganz besonders hohen Grad erreichte, ein Umstand, der die Vermutung aufkommen ließ, daß im Bereiche der Pfortader ein zweiter zirkulationshemmender Faktor aufgetreten sei. Es war die Möglichkeit gegeben, daß sich aus der chronischen Leberstauung eine Stauungszirrhose, eine „cirrhose cardiaque", entwickelt haben könnte, wie sie Friedel Pick als Pseudoleberzirrhose beschrieben hat, es war ferner an die Möglichkeit zu denken, daß sich an der Oberfläche der Leber ein chronisch fibröser, der Perikardveränderung parallel gehender Prozeß, eine Zuckergußleber, im Rahmen einer chronisch fibrösen Polyserositis entwickelt hätte. Diese Überlegung zusammen mit dem immer bedrohlicher werdenden hochgradigen Aszites, der sich nach Punktionen immer wieder rasch auffüllte, und der hochgradige Eiweißverlust nach den oftmalign Punktionen, die ihre Wiederholung verboten, waren schließlich dafür bestimmend, eine Talmasche Operation zu versuchen, die auf der ersten chirurgischen Klinik (Vorstand: Hofrat Prof. Dr. Eiselsberg) ausgeführt wurde. Es handelte sich naturgemäß nur um

den letzten Versuch einer symptomatischen Therapie. Die Leberoberfläche zeigte bei der Operation keine Veränderungen im Sinne der Zuckergußleber. Die Operation hatte wohl den gewünschten Effekt; die zu
dieser Zeit fast vollständig darniederliegende Diurese kam vorübergehend wieder in Gang, die Ödeme fielen etwas ab, die Atmung war
etwas erleichtert, das Allgemeinbefinden etwas gebessert.

Die Besserung hielt aber nicht lange an, die Wassersucht trat in
unveränderter Stärke wieder auf und unter den Zeichen der kardialen
Insuffizienz ebenso wie unter den Zeichen einer subakuten septischen
Infektion (siehe Obduktionsbefund) kam der Patient am 5. September 1926
ad exitum.

Die klinische Diagnose lautete: Mediastino-Pericarditis chronica
fibrosa (Compressio fibrosa cordis), Myodegeneratio cordis cum dilatatione
cordis lateris utriusque, praecipue dextri, Hyperaemia passiva viscerum,
praecipue hepatis, Ascites chronicus, Oedema anasarca, Bronchitis sicca
chronica.

Die pathologisch-anatomische Diagnose (Dr. Coronini) aber lautete:
Residua endocarditidis parietalis late extensae cordis ventriculi dextri,
atrii dextri nec non cordis ventriculi sinistri cum thrombosi parietali in
regione apicis cordis sinistri inveterata, partim in calcificatione. Fibrosis
diffusa myocardii probabiliter e myocarditide obsoleta. Incrassatio
valvulae mitralis ex endocarditide peracta cum insufficientia valvulae
et stenosi ostii. Incrassatio valvulae tricuspidalis ex endocarditide
obsoleta cum insufficientia. Cirrhosis cardiaca hepatis, abscessus inveterati et recentiores hepatis lobi dextri. Nephritis apostematosa.
Cicatrix regionis epigastricae dextrae ex operatione secundum Talma.
Hydrops ascites, Hydrothorax bilateralis, praecipue lateris sinistri,
Hydropericardium, Oedema scroti, Tumor lienis chronicus.

Aus dem ausführlichen Obduktionsprotokoll soll auszugsweise
das Folgende Raum finden:

Der Herzbeutel stark vergrößert, schwappend, bei seiner Eröffnung
entleert sich eine größere Menge serösen Exsudates. Das nicht sehr
große Herz in all seinen Anteilen derb, zeigt eine eigentümliche, über
dem rechten Ventrikel zutage tretende Höckerung der Oberfläche. Der
rechte Vorhof beträchtlich erweitert. Im Bereiche des linken Ventrikels
das Endokard allenthalben, besonders aber an der Spitze schwielig
verdickt (2 bis 3 mm). An der Herzspitze ein nicht ablösbarer parietaler
Thrombus, dessen villöse, in das Ventrikellumen ragende Exkreszenzen
kleine Verkalkungsherde beherbergen. Der Schließungsrand der Mitralis
in einen hyalinen Ring umgewandelt, die Sehnenfäden verdickt, verkürzt und miteinander verschmolzen. Das Myokard von Schwielengewebe diffus durchsetzt. Ähnliche parietale Veränderungen, wie im
linken Herzen in noch ausgedehnterem Maße an den Wänden des rechten
Ventrikels. Sie greifen hier auf die Papillarmuskeln über, die dadurch
in fibröse, geschrumpfte, starre Gebilde umgewandelt sind. Die stark
insuffiziente Trikuspidallappe zeigt am Schließungsrand ebenfalls leicht
hyaline Verdickungen. Parietale Veränderungen finden sich ferner

im linken Herzohr und am Ostium der Vena cava superior. Letztere sowie die Einmündungsstelle der Kopf- und Armvenen erweitert, sonst jedoch ohne Besonderheit.

Im Abdomen finden sich mehrere Liter einer bernsteingelben, klaren Flüssigkeit. Der Serosaüberzug der Dünndarmschlingen sowie sämtlicher Baucheingeweide verdickt, derb.

Die Leber beträchtlich vergrößert, überragt den rechten Rippenbogen etwa anderthalb Handbreit, ihre Oberfläche unregelmäßig grobhöckerig. Durch die Kapsel eine ziemlich gleichmäßige Marmorierung erkennbar, die dadurch zustande kommt, daß kleinere gelbliche Areale mit ebensolchen dunkelroten abwechseln. Auf dem Durchschnitt erscheint das Organ umgebaut, in großen bindegewebeumschlossenen Bezirken finden sich kleine, unregelmäßig begrenzte gelbliche und rötliche Herde. Im rechten Leberlappen in etwa einem apfelgroßen Bereich Reste alter Abszesse, daneben größere und kleinere mit deutlicher pyogener Membran versehene und miteinander kommunizierende Höhlen, die von einem grünlichen, rahmigen Eiter erfüllt sind. Die Vena portae sowie die Mesenterialgefäße frei.

Die klinische Diagnose erwies sich also in ihrem Hauptpunkte als unrichtig. Statt perikardialer und mediastinaler Veränderungen deckte die Autopsie in erster Linie schwere Veränderungen am Endokard auf, die offenbar Residuen einer ausgedehnten valvulären und parietalen Endokarditis darstellen. Das Hydroperikard ist ante exitum aufgetreten und kommt für die folgende Diskussion nicht in Betracht. Perikarditische Veränderungen fehlten vollständig, auch Residuen einer Perikarditis waren nicht nachweisbar. Die diagnostizierten umschriebenen perikarditischen Herde, die in den myokardialen Veränderungen (s. unten) eine anatomische Grundlage gefunden haben, waren mit restitutio ad integrum ausgeheilt.

Wenn wir uns a posteriori fragen, ob der autoptisch erhobene Befund einer chronischen Endokarditis nach unserer klinischen Erfahrung an anderen Fällen mit dem hier beobachteten Symptomenkomplex und dem Krankheitsverlauf in Einklang zu bringen ist, so muß betont werden, daß endokardiale Veränderungen gleiche Symptomenkomplexe im allgemeinen nicht hervorzurufen imstande sind und daß in diesem speziellen Fall besondere Bedingungen vorliegen mußten, die dem Krankheitsbild den eigentümlichen Charakter, insbesondere den Charakter der parakardialen Adiastolie, der Einflußstauung Volhards, verliehen.

Wenn wir vorher nachsehen, ob alle unsere früher angeführten Argumente, die für die klinische Diagnose herangezogen worden waren, einer strengen Kritik standhalten und ob nicht doch gewichtige Einwände gegen die klinischen Überlegungen erhoben werden könnten, so muß allerdings zugestanden werden, daß eine Reihe von Symptomen, die für die Diagnose der Mediastino-Perikarditis ins Treffen geführt wurden, nur andeutungsweise vorhanden waren (s. oben) und nur im Rahmen des ganzen Krankheitsbildes Beachtung gefunden haben. Die mangelhafte oder fehlende Verschieblichkeit der Lungenränder im Bereiche

der absoluten Herzdämpfung war offenbar lediglich durch den Zwerchfellhochstand bedingt. Es muß gewiß zugegeben werden, daß vielleicht
ein oder das andere Symptom (Wenckebachs Zeichen des Zurück-
bleibens des unteren Sternums bei tiefer Atmung, die Andeutung des
Oliver-Cardarelischen Phänomens, die Andeutung eines echten
paradoxen Pulses) vielleicht Fehlbeobachtungen waren und daß bei der
Annahme einer chronischen Mediastinitis auf Grund anderer Symptome
und bei der Suche nach den übrigen, das Krankheitsbild charakteri-
sierenden Zeichen die Einstellung des Untersuchers nicht mehr ganz
objektiv blieb, eine Erscheinung, der sich wohl kaum ein Kliniker vollständig wird entziehen können. Wir müssen aber betonen, daß wir uns
bei Besprechung der differentialdiagnostischen Gesichtspunkte dieser
Möglichkeit bewußt blieben, daß wir allen diesen kleinen Symptomen
eine ausschlaggebende Bedeutung nicht zusprachen und betonten,
auch ohne ihr Vorhandensein an der Diagnose der mediastinalen Schwielenbildung festhalten zu müssen. Zwei Bedenken, die wir seinerzeit leider
zu zerstreuen gewußt haben, wurden, wie wir jetzt sehen, ungenügend
berücksichtigt: Wir erinnern uns an die während der zweiten Krankheitsperiode abnorm rasche und starke Dilatation des Herzens, deren Erklärung uns bei der Annahme der Herzeinmauerung schwer fiel, wir
erinnern uns an das positive Czyhlarzsche Phänomen, endlich an die
vom Röntgenologen nachgewiesene, allerdings geringe Beweglichkeit
des Herzens bei Lagewechsel. Diese Symptome hätten vielleicht den
richtigen Weg weisen können, um so mehr als Czyhlarz betont, daß
der Nachweis seines Phänomens eine Concretio mit Sicherheit ausschließt.
Die letztgenannten Einwände gegen die Diagnose sind gewiß schwerer
Natur, wir haben an ihr aber doch festgehalten, weil wir glaubten, den
ganzen Symptomenkomplex auf ein pathologisches Geschehen zurückführen zu müssen, dem das in die Augen springendste Symptom der
Erkrankung, der eigentümliche Stauungstyp, zukam, und eine Trikuspidalinsuffizienz unserer Meinung ausgeschlossen schien.

Die Frage, ob die klinische Symptomatologie des Falles die Diagnose
des autoptisch gefundenen Mitral- und Trikuspidalfehlers gestattet
hätte, muß allerdings dahin beantwortet werden, daß weder die Zeichen
der Mitralinsuffizienz und -stenose noch der Trikuspidalinsuffizienz vorlagen und daß auch hier wieder besondere Umstände für die Verschleierung
des Klappenfehlers bestimmend gewesen sein mußten.

Hinsichtlich der Berechtigung, vom klinischen Standpunkt aus
den Mitral- bzw. Trikuspidalfehler auszuschließen, sei auf das früher
Gesagte verwiesen. Hier soll nur betont werden, daß das Fehlen eines
positiven Leber- und Jugularvenenpulses bei Trikuspidalinsuffizienz
im allgemeinen nur im ersten Entwicklungsstadium des Herzfehlers
vorkommt. In einem späteren Stadium — wie in unserem Falle —
müßte die Pulsation im Bereiche der Hohlvenen nachweisbar sein, und
zwar, wenn wir Wenckebach folgen, in erster Linie im Bereiche der
Leber, da der positive Venenpuls nach diesem Autor bei frisch entstandenen Trikuspidalinsuffizienzen an der Jugularis gewöhnlich deut-

licher ist als an der Leber, der Leberpuls bei längerem Bestande des Klappenfehlers deutlicher, der Jugularpuls relativ undeutlicher wird. Elias und Feller erklären diese Tatsache mit dem Befunde, daß durch das aus dem rechten Ventrikel regurgitierende und an den unteren Rand des Torus Loweri anströmende und zurückgeworfene Blut die untere Hälfte des rechten Vorhofes mehr gedehnt wird als die obere Hälfte, wodurch auch die untere Körperhälfte stärker gestaut wird als die obere.

Wir haben die Überzeugung, daß die Fehldiagnose ihren Grund in erster Linie in dem Fehlen der klassischen Symptome der Mitralinsuffizienz und -stenose und der Trikuspidalinsuffizienz und auch in dem Umstande hatte, daß ein „trikuspidaler Stauungstypus" ohne positiven Venenpuls vorlag.

Vermag nun der Obduktionsbefund die klinische Symptomatologie unseres Falles, insbesondere das Fehlen der Zeichen der Klappenfehler und das Fehlen des positiven Venenpulses, zu erklären? Wir glauben, hier das Folgende hervorheben zu müssen. Am Endokard des linken und insbesondere des rechten Ventrikels, ferner des linken Herzohres und am Ostium venae cavae superioris wurden bis zu 3 mm dicke, fibröse Schwielen, Reste einer chronischen Wandendokarditis gefunden; die endokarditischen Veränderungen an der Mitral- und Trikuspidalklappe sind nur ein Teil der Residuen dieser chronisch-entzündlichen Veränderungen. Die bindegewebig-fibröse Innenauskleidung der beiden Ventrikel, zum Teil auch der Vorhöfe, war außerordentlich derb, wie die Obduzentin, Frau Assistentin Dr. Coronini, ausdrücklich hervorhob. Auch das Myokard war von alten Schwielen dicht durchsetzt. Es sei hier nachgetragen, daß die histologische Untersuchung (s. Abb. 1 auf der Tafel am Schlusse des Buches) Schwere dieser fibrösen Veränderungen an Endo- und Myokard erst recht deutlich veranschaulichte. Dieser Befund, der zumindest in einer derartigen Ausdehnung zu den Seltenheiten gehört, scheint uns nun das Ausbleiben der klinischen Symptome der Klappenfehler z. B. die anfänglich ausgebliebene Herzdilatation wohl zu erklären.

Dieser seltene, abnorme Befund scheint uns auch das Fehlen des Leber- und Jugularvenenpulses verständlich machen zu können. Die Kontraktion der Ventrikel, insbesondere des muskelschwächeren rechten, war durch die fibröse Wandauskleidung und die dadurch bedingte Verspreizung, welche den Ventrikel in einem bestimmten Kontraktions- bzw. Dilatationszustande mehr minder fixierte, und auch durch die chronische Myokarditis sicherlich schwer behindert, ein Regurgitieren des Blutes aus dem rechten Ventrikel war trotz offener Trikuspidalklappe nur in so beschränktem Maße möglich, daß Pulsphänomene an den Jugularvenen und an der Leber nicht zustande kamen.

Diesem Erklärungsversuch steht die Tatsache gegenüber, daß der trikuspidale Stauungstyp (große Leber, frühzeitiger Aszites) doch in voller Ausprägung vorhanden war, und daß dieser der herrschenden Ansicht nach doch in erster Linie durch das pulsatorische Zurückfluten des Ventrikelblutes zustande kommt. Wollen wir daher die obige Erklärung für das Ausbleiben einer Pulsation im Hohlvenensystem akzeptieren, so müßten wir die Entwicklung des trikuspidalen Stauungstypus auf andere Weise erklären, wenigstens nachsehen, ob nicht neben einer geringgradigen, nicht zur Pulsation führenden, aber doch herzsystolischen Rückstauung des Blutes durch die insuffiziente Trikuspidalklappe noch andere, die Sachlage klärende Momente herangezogen werden können. Ehe wir aber den Versuch einer derartigen Erklärung machen, sei ganz allgemein an der Hand der Literatur die Frage des Zustandekommens des trikuspidalen Stauungstypus erörtert.

Türk glaubte den Grund für die Prävalenz der Stauung im Bereich der Leber und des Peritonealraumes bei der Concretio und Accretio hauptsächlich in durch diese Erkrankung bedingten, besonders ungünstigen Verhältnissen für die Arbeit des rechten Herzens zu erblicken. Er stellte den Stauungstypus jenem bei der trikuspidalen Insuffizienz in Parallele, bei welchem neben einer Herzmuskelschwäche an sich das pulsatorische Zurückfließen des Blutes in die Hohlvenen die Ursache der eigentümlichen Stauung sei. Bei der Concretio und Accretio glaubte er neben der Herzmuskelschwäche des rechten Herzens einen ähnlichen zweiten fördernden Umstand darin zu erblicken, daß der rechte Ventrikel durch die Verwachsung des Herzbeutels mit dem Zwerchfell geschädigt wurde, daß es neben der Muskelschädigung auf Grund der Zerrung des Zwerchfells zu einer inspiratorischen Dehnung des rechten venösen Herzostiums und damit zu einer inspiratorischen relativen Trikuspidalinsuffizienz käme, daß nebenbei auch mediastinale Schwielenbildungen bestünden, daß die Lebervenen nahezu senkrecht in die Vena cava einmünden, wodurch eine Stauung im einmündenden Nebenfluß, eben in der Lebervene, zustande käme („Hochwassertheorie" Türks), daß es ferner im Verlaufe einer Polyserositis nicht selten auch zu einer Perihepatitis mit sekundärer Pfortaderstauung käme, und daß endlich die Hohlvenen und die Lebervenen durch die polyserositischen Verwachsungen eingeschnürt und abgeschnitten würden. Es finden sich in der Literatur auch tatsächlich Fälle (Immerwol), in welchen perikardiale Verwachsungen in der Umgebung des Zwerchfells zu einer Einengung der Vena cava inferior führten. Es soll aber hier gleich betont werden, daß diese Fälle selten sind, daß Ortner und Wenckebach ja sogar einmal eine durch Zug erweiterte Vene beobachten konnten. Auch Elias und Feller berichten aus jüngster Zeit über einen einschlägigen Fall. Wenckebach warnt aber, jeder gefundenen Kavaverengerung Bedeutung beizumessen, da auch in Normalfällen eine erstaunlich enge Vena cava inferior gefunden werden könne. Schließlich denkt Türk an den zirkulationfördernden Einfluß des Zwerchfells, die Zwerchfellbewegung, welche durch perikarditische Verwachsungen eingeschränkt sein kann, wodurch sich gelegentlich eine weitere Ursache für die Leberstauung ergibt.

Ortner rekurriert hinsichtlich der Bildung einer überragenden Stauungsleber und eines überragenden Stauungsaszites bei der Concretio und Accretio ganz besonders auf die konkomitierende Atmungsuntätigkeit des Zwerchfells, allerdings ohne andere Haupt- und Hilfsmomente gering einzuschätzen. Ausgehend von der Beobachtung eines Falles, in welchem auf Grund des Stauungstypus die Diagnose der Concretio neben beiderseitiger adhäsiver Pleuritis gestellt worden war und autoptisch nur geringe Reste einer Pericarditis circumscripta ohne Adhäsionen gefunden wurden, dagegen neben einer chronischen Perihepatitis und Peritonitis ausgedehnte beiderseitige pleurale Adhäsionen nachgewiesen wurden, konnte Ortner zufolge eigener Erfahrung und des Studiums der Literatur 42 Fälle von Concretio zusammenstellen, in welchen nur drei basale Adhäsionen vermissen ließen. Er stützt sich hiebei insbesondere auf die Angaben von Hess, der die weitaus größte Literaturübersicht gegeben hat. Ortner gelangte zu dem Schluß, daß nahezu alle Fälle von Concretio und Accretio cordis cum pericardio mit einer Affektion beider Pleuralblätter oder des rechten allein einhergehen, welche eine diaphragmale Atmung verhindern. Die häufige Kombination von Concretio mit adhäsiver Pleuritis ist unter der Auffassung der Concretio als Teilerscheinung einer Polyserositis (Polyorrhymenitis der italienischen Autoren) nichts Erstaunliches. Unter Zugrundelegung der Arbeit von Hasse, der gezeigt hat, daß infolge der Zwerchfellatmung das Diaphragma nicht allein gespannt, sondern auch abgeflacht, die Leber gepreßt und ausgedehnt, das Foramen venae cavae erweitert (s. früher) und schließlich der untere Perikardialraum in höherem Maße als bei der Brustatmung erweitert wird, und in der Überzeugung, daß die aspiratorische Tätigkeit des Herzens und der Atmungsmuskeln erleichtert und die Strömung in der Leber vergrößert wird, je ausgiebiger die Herztätigkeit und vor allem aber die Atembewegung ist, erblickt Ortner in dem häufigen Zusammentreffen von basalen Adhäsionen, die die Zwerchfellatmung behindern, die Hauptursache für das Auftreten der Stauungsleber. Die Stauung muß einen um so größeren Grad haben, als die mangelhafte oder fehlende Zwerchfellatmung infolge basaler Adhäsionen ihre Hebel an zwei Punkten ansetzt: an der Leber und auch am Herzen, da Erschwerung der Inspiration aus beliebigen Gründen auch Erschwerung des Abflusses des Venenblutes zum rechten Herzen bedeutet. Die Erklärung Wenckebachs, der neben einer mangelhaften Entleerung der Leber durch den behinderten Atemmechanismus eine systolische Abknickung der Cava inferior am Durchtritt durch das Diaphragma annimmt, gibt Ortner für bestimmte Fälle zu, wie ja auch Wenckebach dieser Erklärung nur für Fälle von totaler Verwachsung des Herzbeutels mit dem Herzen mit gleichzeitiger Schwielenbildung im Mediastinum gelten lassen will. Schließlich erblickt Ortner auch in einer konkomittierenden Mediastinitis noch ein Hilfsmoment der Leberstauung: Starke Verengerung von großen Ästen der Vena cava superior führt zur Überschwemmung der cava inferior. Ist eine Stauungsleber zur Entwicklung gelangt, wird die Zwerchfellatmung noch mehr beeinträchtigt; führt die Stauungsleber zur Perihepatitis, so führt auch dieser Umstand zur Hemmung der Zwerchfelltätigkeit. Trotz alledem will Ortner nicht leugnen, daß Fälle von Concretio zur Beobachtung gelangen, in welchen keine Mediastinitis, keine Pleurasynechien nachgewiesen werden können, und in welchen doch der gleiche Stauungstypus zur Beobachtung gelangt. Diese Fälle könne man ungezwungen den Fällen von Vitium cordis, Mitralstenose anreihen, bei welchen ohne sekundäre Trikuspidalinsuffizienz der gleiche Stauungstypus, namentlich die gleiche besondere Mitbeteiligung der Leber, zur Beobachtung gelangt (s. unten).

Elias und Feller haben mit Recht betont, daß die obere und untere Hohlvene bei der Trikuspidalinsuffizienz in gleichem Maße gestaut sein müßten, was aber nicht der Fall ist; auch sie betonen die zuerst von Potain hervorgehobene Tatsache, daß die Vena cava superior oft trotz hochgradiger Zyanose viel weniger gestaut ist als die Vena cava inferior und vor allem das Portalgebiet. Sie erklären dieses besondere Verhalten damit, daß Patienten mit Trikuspidalinsuffizienz mehr als bei einer anderen Art der Dekompensation den Thorax in vertikaler Stellung halten müssen, widrigenfalls sich ein zunehmender Hustenreiz und eine schwere Dyspnoe einstellen, und daß das rückläufige Blut in die Vena cava superior gegen die Schwerkraft in viel geringerer Menge einfließe als in die Vena cava inferior. Die auffällige Mitbeteiligung der Leber vermögen allerdings auch diese Autoren nicht verständlich zu machen.

Galten die angeführten Erklärungsversuche für den eigentümlichen Stauungstypus mit besonderer Bevorzugung der Vena cava inferior, besonders der Leber, speziell für die Concretio und Accretio, also für Mediastino-Perikarditis mit Fixation des Herzens an die vordere Thoraxwand, so war die Ursache des Stauungstypus bei der Umklammerung des Herzens in neuerer Zeit Gegenstand besonderen Interesses. Es ist das Verdienst Volhards, erkannt zu haben, daß bei diesen Zuständen die Hauptursache der Stauung in einer Behinderung der Diastole des Herzens, speziell des rechten Herzens, zu suchen sei, worauf schon früher hingewiesen wurde. Pollitzer brachte mit der Bezeichnung der parakardial-adiastolischen Stauung den gleichen Gedanken zum Ausdruck; dieser Autor ging insoferne weiter als die übrigen Forscher, als er meinte, daß auch in Fällen von klinisch diagnostizierter Accretio nicht die Behinderung der Systole, sondern auch hier immer die Einmauerung des Herzens in Schwielen und die dadurch bedingte Unfähigkeit, sich diastolisch zu entfalten, das Wesentliche der pathologischen Veränderung sei.

Die Ursache des eigentümlichen Stauungstypus wurde also — wenn wir zusammenfassen — von den einen Autoren hauptsächlich in einer übermäßigen Belastung des rechten Herzens, von anderen vornehmlich in der Behinderung der Diastole gesucht.

Kehren wir nun zur Besprechung unseres Falles zurück und fragen uns, ob neben der Trikuspidalinsuffizienz als solcher, die zum Zurückfließen einer geringen Blutmenge während der Systole in das Hohlvenensystem geführt haben mag (s. oben), gleichartige Momente für die beobachtete Stauung maßgebend sein könnten, so können wir feststellen, daß eine übermäßige systolische Belastung des rechten Herzens durch die Klappenfehler zweifellos gegeben war. Wir glauben aber, für unseren Fall auch eine Behinderung der Diastole annehmen zu müssen, da es uns scheint, daß eine endokardiale, die gesamte Ventrikelauskleidung betreffende dicke Schwiele einer perikardialen, das Herz komprimierenden Schwiele hinsichtlich der Behinderung der Diastole gleichzusetzen sei. Wir haben es auch hier mit einer Adiastolie zu tun, bedingt durch eine Verhinderung der Ausdehnung des Herzens durch die chronisch-fibröse Wandendokarditis. Beide Herzen waren betroffen, beim muskelschwächeren rechten Ventrikel aber mußte die Auswirkung eine stärkere sein. Wir dürfen uns gewiß nicht verhehlen, daß eine straffe bindegewebige Auskleidung des Ventrikels nicht nur die Diastole, sondern gewiß auch die normale Systole behindert, daß sich das Herz also in einem bestimmten Grade von Adiastolie und Asystolie befindet, ein Zustand, den wir übrigens auch für die extrakardiale Compressio cordis anzunehmen geneigt sind; wir sind der Meinung, daß eine endokardiale und parakardiale Schwiele adiastolisch-asystolisch wirkt, allerdings mit stärkerer Betonung der passiven Diastole. Wir haben es mit einer Art Immobilisierung des rechten Ventrikels zu tun, mangelhafte Kontraktion und mangelhafte Entfaltung, die uns einerseits die hochgradige Stauung, anderseits auch das Ausbleiben von Hohlvenenpulsationen trotz insuffizieneter Trikuspidalklappe zu erklären imstande ist, was früher bereits ausgeführt wurde. Die schwielige Myokarditis würde zum Teil gleichsinnig wirken wie der endokarditische Prozeß.

Der trikuspidale Stauungstypus unseres Falles scheint uns also einerseits durch eine nur sehr geringgradige, durch die Trikuspidalinsuffizienz bedingte, pulsatorische Regurgitation von Blut aus dem rechten Ventrikel, anderseits durch eine auf chronischer, endokardialer (und myokardialer) Schwielenbildung beruhende Adiastolie und Asystolie besonders des rechten Herzens bedingt zu sein. Die Trikuspidalinsuffizienz als solche war für den beobachteten „trikuspidalen Stauungstyp" von untergeordneter Bedeutung.

Wir glauben uns auf Grund dieser Überlegungen zur Annahme berechtigt, daß das gleiche Krankheitsbild auch ohne Trikuspidalinsuffizienz, auf Grund der endokardialen und myokardialen Schwielen allein zustande kommen könnte. Ein derartiger Fall wäre dann in die Gruppe jener zu rechnen, in welchen der gleiche Stauungstypus bei Mitralstenose ohne perikarditisch-mediastinale Veränderungen beobachtet werden kann, über die Ortner sagt: „Für diese wenigen Fälle bleibt bisweilen nichts anderes übrig, als das Schwergewicht klarerweise auf die Läsion des rechten Herzens, vielleicht voran des rechten Vorhofes, die dadurch bedingte mangelhafte Aspiration desselben, welche für die Zirkulation gerade im Gebiete der von unten nach aufwärts verlaufenden Vena cava inferior höchst bedeutungsvoll ist, zu legen und anzunehmen, daß dank der fast senkrechten Einmündung der Lebervenen in die Vena cava inferior gerade in der Leber die Stauung einen günstigen Entwicklungsboden findet."

Enterocolitis infiltrativa. Sigmoiditis, Perisigmoiditis
Von
E. Lauda
Anamnese

Die 27jährige Patientin F. J., Mutter eines gesunden dreijährigen Kindes, aus gesunder Familie, erkrankte am 3. November 1927 akut unter Fieber, Schmerzen in der rechten Unterbauchgegend, Üblichkeit und Erbrechen. Das Fieber wurde durch ein leichtes Frösteln eingeleitet und stieg rasch auf zirka 39°. Die Schmerzen in der rechten Unterbauchseite waren von ziehendem Charakter und kontinuierlich, exazerbierten jedoch zeitweise und nahmen hiebei krampfhaften Charakter an; sie zeigten vielleicht eine geringe Ausstrahlung in die rechte untere Extremität; gegen das Kreuz und gegen die Harnblase bestand jedenfalls keine Ausstrahlung der Schmerzen. Die Üblichkeit hatte anfänglich zu mehrmaligem Erbrechen geführt, wobei vorerst das Genossene, später gallig gefärbte Flüssigkeit entleert wurde. Das Erbrechen sistierte aber nach dem ersten Krankheitstage völlig. Gleichzeitig mit den Beschwerden waren leichte Durchfälle aufgetreten. Der herbeigerufene Arzt stellte die Diagnose einer akuten Appendizitis, gestützt auf die charakteristische Anamnese und insbesonders auch, wie er uns später mitteilte, auf den objektiven Befund. Er stellte nämlich wenige Stunden nach Beginn der Attacke eine défense musculaire in der rechten Unterbauchgegend fest, er fand einen MacBurneyschen Druckpunkt, ein Blumbergsches Phänomen, eine mangelhafte Beteiligung der rechten Unterbauchgegend an der Atmung und eine Hyperästhesie der Haut im gleichen Bezirk. Er riet damals zur Operation. Die Patientin konnte sich zu dieser nicht entschließen, hauptsächlich wohl deshalb, weil sich das Allgemeinbefinden rasch besserte; das Üblichkeitsgefühl schwand, die Temperaturen kehrten fast zur Norm zurück, auch die Schmerzen ließen nach, vorübergehend sogar vollständig. Da die Temperaturen am zweiten Tag der Erkrankung aber neuerlich anstiegen und zirka 39° erreichten und der behandelnde Arzt berechtigterweise eine Komplikation fürchtete, wurde ich zur Begutachtung der außerhalb Wiens wohnenden Patientin zugezogen.

Die eben mitgeteilte Anamnese war so typisch, daß die Diagnose unzweifelhaft schien, und es hätte der Schilderung des objektiven, vom Hausarzt erhobenen Abdominalbefundes scheinbar kaum bedurft, um die Diagnose einer Appendizitis zu stellen.

Die vorerst flüchtige Untersuchung des Abdomens ergab aber das überraschende Resultat, daß die erwarteten lokalen peritonitischen objektiven Symptome nicht rechts in der Ileozökalgegend, sondern links in der Gegend des Sigmoids nachweisbar waren, daß die Ileozökalgegend sogar als vollständig frei gefunden wurde; nur das Blumbergsche Phänomen fiel auch hier angedeutet positiv aus, beim raschen Loslassen des Druckes der gegen die Ileozökalgegend palpierenden Hand wurde auch hier Schmerz empfunden, allerdings gleichzeitig auch links, und zwar hier sogar stärker als rechts. Dieser auffallende Umstand, ebenso wie die für eine Appendizitis ungewohnte Tatsache, daß die Patientin gleichzeitig mit den geschilderten Symptomen Durchfälle hatte, waren der Anlaß, vorerst eine genauere Anamnese zu erheben, die folgendes ergab:

Die Patientin, die von Jugend an ein schwächliches und immer blasses Kind war, kränkelte bereits seit ungefähr zehn Jahren. Es handelte sich scheinbar niemals um eine ernstliche Erkrankung, die Beschwerden wechselten häufig ihren Charakter, und es wechselten daher auch die jeweils gestellten Diagnosen ebenso wie die Behandlung, der die Patientin unterzogen wurde. Das eine Mal bestand ein leichter Husten ohne Auswurf mit Müdigkeit, leichten subfebrilen Temperaturen, gelegentlich Nachtschweißen, die Patientin wurde damals wegen Lungenspitzenkatarrh ins Hochgebirge geschickt. Dann wurde wieder wegen ihrer Blässe eine Blutarmut angenommen und eine entsprechende Therapie eingeleitet, später traten durch längere Zeit uncharakteristische Magenbeschwerden auf, die hauptsächlich in einem Druck im Epigastrium nach Nahrungsaufnahme bestanden, es wurde eine Magensenkung konstatiert und der Patientin eine in einem Sanatorium durchgeführte Mastkur mit Massage der Bauchdecken verordnet. Was den Stuhl anlangt, so hat die Patientin seit etwa zehn Jahren oder auch etwas länger zumeist eher weichen Stuhl, nur selten war sie ein bis zwei Tage obstipiert; zeitweise kamen aber auch Perioden mit mehreren Stuhlentleerungen im Tag, wobei die Stühle vorübergehend Durchfallcharakter annahmen. Über nähere Details, über das etwaige Vorkommen von Schleim, Blut oder Eiter im Stuhl vermag die Patientin sichere Angaben nicht zu machen. Sie glaubt nicht, daß die Qualität der genossenen Nahrung (Fleisch oder Kohlehydrate) den bestehenden Durchfall verschlimmerte oder etwa den Durchfall auslöste, und sie vermag auch nicht anzugeben, daß die in den früheren Jahren öfters aufgetretenen Durchfallperioden mit Temperatursteigerungen verbunden gewesen wären. Die Patientin war sich ihrer Durchfallkrankheit kaum bewußt, sie vermag aber doch die obigen Angaben über die Unregelmäßigkeit der Stuhlentleerung und über die periodenweise auftretenden Durchfälle mit Sicherheit zu machen.

Status praesens

Die genauere Untersuchung der Patientin ergab nun den folgenden Befund:

Große, schlanke Patientin, Farbe von Haut und sichtbaren Schleimhäuten leicht blaß, Panniculus adiposus nicht krankhaft reduziert. Muskulatur und Skelettsystem ohne Besonderheiten. Sensorium frei. Temperatur 39°. Schädel ohne Besonderheiten. Pupillenreaktion normal. Zunge feucht, dick, weißlich belegt. Die übrige Mundhöhle und die Rachenorgane ohne Besonderheiten. Thorax normal konfiguriert. Lunge und Herzbefund normal.

Abdomen: Unter dem Niveau des Thorax bei tiefer Atmung bleiben die unteren Partien links vielleicht stärker als rechts zurück, keine abnorme Vorwölbung. Bei der Palpation sind die Bauchdecken im Bereich der beiden oberen und des rechten unteren Quadranten weich, leicht eindrückbar, im Bereiche des linken unteren Quadranten besteht eine deutliche défense musculaire, die sich auch bei vorsichtigem, langsamem Eingehen einstellt. Die oberen Bauchdeckenreflexe sind beiderseits leicht, die unteren rechts angedeutet, links nicht auslösbar. Während in der Ileozökalgegend auch tiefer Druck kaum schmerzhaft empfunden wird, besteht im Bereich des linken unteren Quadranten eine ausgesprochene Druck- und Klopfempfindlichkeit. Die Druckempfindlichkeit ist nahe der Spina iliaca superior am intensivsten und verliert sich allmählich gegen die Mittellinie, nach oben etwa in der Höhe der Nabelhorizontale. Eine sichere Hauthyperästhesie läßt sich hier nicht feststellen; das Blumbergsche Phänomen — Schmerz bei plötzlichem Loslassen des Druckes — ist zwar, wie schon früher erwähnt, auch in der Ileozökalgegend vorhanden, die Patientin verspürt den Schmerz aber gleichzeitig auch links; links ist das Phänomen ausgesprochen positiv. Hochheben des gestreckten Beines bei gleichzeitigem Druck der palpierenden Hand in die Ileozökalgegend gegen den sich anspannenden Musculus psoas verursacht keine Schmerzen, bei gleicher Untersuchungstechnik auf der linken Seite wird lebhafter Schmerz geäußert. Bei tieferem und sehr vorsichtigem Eingehen in die linke Unterbauchseite hat man den Eindruck, einen anscheinend dem Sigma entsprechenden Strang zu erreichen, dessen Palpation außerordentlich heftige Schmerzen verursacht; wegen der Bauchdeckenspannung ist eine deutliche Abtastung der Gegend allerdings ausgeschlossen. Es ist noch hervorzuheben, daß auch kräftiger und tiefer Druck in der Medianlinie über der Symphyse keine Schmerzen auslöst.

Die Lumbalgegend ist ohne Besonderheiten, es besteht weder eine Klopfempfindlichkeit der Dornfortsätze, noch eine Succussio renalis. Kein Stauungsschmerz. Die Konfiguration der Lumbalgegend ist beiderseits symmetrisch, normal. Die Inguinalgegend beiderseits ohne Besonderheiten. Keine offenen Bruchringe, keine Lymphdrüsenschwellungen.

Die Bewegungen der unteren Extremitäten sind frei. Der Nervenstatus ergibt keinen krankhaften Befund.

Die diagnostischen Erwägungen waren im gegebenen Fall in erster Linie durch den anamnestisch erhobenen Symptomenkomplex einer Appendizitis und durch den von einem erfahrenen Praktiker am Tage vorher festgestellten objektiven Befund in der Ileozökalgegend im Sinne einer lokalen Peritonitis (Appendizitis) und durch den gegenwärtigen auffallenden lokalen peritonitischen Befund in der Gegend des Sigmoids bestimmt. An der Teildiagnose eines akuten entzündlichen peritonitischen Prozesses in der linken Unterbauchgegend war ja auf Grund der obigen Symptome (défense musculaire, Druckschmerzhaftigkeit, Blumbergsches Phänomen, Fehlen des Bauchdeckenreflexes, Zurückbleiben der Gegend bei der Atmung, hohe Temperatur usw.) kein Zweifel. Bei der Suche nach dem Ausgangspunkt der umschriebenen Bauchfellentzündung links unten war der nächstliegende Gedanke das Genitale. Dieses mußte um so mehr in Frage kommen, als vom behandelnden Arzt ursprünglich allem Anscheine nach einwandfrei ein rechtsseitiger lokalperitonitischer Symptomenkomplex festgestellt worden war, jetzt aber ein analoger Prozeß links vorlag und diesem die Seite wechselnden Symptomenbild am ehesten eine beiderseitige Entzündung der weiblichen Adnexe — erst der rechten, dann der linken Seite — entsprochen hätte. Der behandelnde Kollege hatte, und zwar mit Recht, am ersten Tag der Erkrankung eine rechtsseitige Adnexitis in Erwägung gezogen — ist doch eine akute rechtsseitige Adnexitis von einer akuten Appendizitis oft kaum zu unterscheiden —, er hatte vaginal untersucht, aber einen normalen gynäkologischen Befund erhoben, wozu noch kam, daß die Anamnese gegen irgendeine Affektion des Genitales sprach. Auch die jetzt neuerlich vorgenommene vaginale Exploration hatte ein negatives Ergebnis. Uterus und Adnexe waren frei und der palpierende Finger vermochte per vaginam die in der Sigmoidgegend bei der abdominellen Palpation festgestellte druckempfindliche, strangförmige Resistenz nicht zu erreichen. Auch die rektale Untersuchung fiel negativ aus. Das Genitale mußte somit mit großer Wahrscheinlichkeit als Ausgangspunkt der Peritonitis ausgeschlossen werden.

Die Druckempfindlichkeit der linken Unterbauchgegend, insbesondere auch die empfindliche Resistenz im Bereiche des Sigmoids, hätte vielleicht einem Senkungsabszeß entsprechen können. Doch auch dieser Gedanke mußte angesichts der Tatsache fallen gelassen werden, daß diese Resistenz strangartig, die Inguinalgegend frei war und Anhaltspunkte für eine Wirbel- oder Rippenkaries nicht gewonnen werden konnten. Schließlich sprach auch der Verlauf der Erkrankung gegen diese Annahme, der kalte Abszeß führt in der Regel nicht zu peritonitischen Symptomen, es sei denn, daß er mischinfiziert ist; sichere Zeichen anders lokalisierter Tuberkulose konnten weder in der Anamnese noch im klinischen Befund aufgedeckt werden. Annähernd gleiche Argumente ließen sich auch gegen die Annahme sekundär infizierter retroperitonealer Lymphdrüsen mit folgender Peritonitis vorbringen.

Ein am linken Ureter eingekeilter Stein kann allerdings zu einem gleichartigen peritonitischen Bild führen; der Beginn der Erkrankung, die hinsichtlich einer Steinkrankheit negative Anamnese, insbesondere das Fehlen charakteristischer, gegen die Blase zu ausstrahlender Schmerzen, ließen aber auch diese Diagnose ausschließen, um so mehr, als eine an Ort und Stelle vorgenommene Harnuntersuchung negativ ausfiel und im Sediment Erythrozyten nicht aufgefunden werden konnten.

An die eben aufgezählten Möglichkeiten mußte also wohl gedacht werden, ihre Ablehnung gelang aber ohne Schwierigkeiten. Anders stand es mit der Frage einer Appendizitis bzw. einer von der Appendix ausgehenden umschriebenen Peritonitis. Bekanntlich kann ja die Entzündung des Wurmfortsatzes auf verschiedene Weise zu einem linksseitigen Symptomenkomplex führen. Eine fehlerhafte Lokalisation des Schmerzes durch den Patienten allein kam bei unserer Kranken kaum in Frage, da ja auch alle objektiven Symptome einwandfrei auf der linken Seite festgestellt wurden. Es bestand aber die Möglichkeit eines Situs viscerum inversus partialis mit links gelegener Appendix. Abgesehen davon, daß diese Annahme den ursprünglichen, vom Hause aus beobachteten rechtsseitigen Symptomenkomplex nicht erklärt hatte, konnte der Situs inversus partialis auf Grund des übrigen Organbefundes, insbesondere der normal gelagerten Leber und Milz, ausgeschlossen werden; ein Situs inversus des Darmes allein lag nicht vor, man hatte nämlich den Eindruck, in der Sigmoidgegend das Sigmoid als den oben beschriebenen, druckempfindlichen Strang zu palpieren und das Rektum zeigte bei rektaler Palpation den normalen Verlauf nach links. Schwieriger zu beantworten war die Frage, ob nicht eine atypisch verlagerte Appendix zu peritonealen Reizerscheinungen im Bereich des Sigma geführt hatte, oder ob nicht die primär am ersten Krankheitstag vom Hausarzt festgestellte Appendizitis tatsächlich bestand und sich nach dem Abklingen derselben an der Spitze der über die Medianlinie hinaus gegen das Sigmoid gelagerten Appendix ein periappendizitisches und zugleich perisigmoiditisches Infiltrat entwickelt hatte. Diese letztere Annahme würde den initialen appendizitischen und den spätern perisigmoiditischen Symptomenkomplex erklären.

Mit der Annahme der Appendizitis als Ausgangspunkt der Entzündung schien aber ein Befund nicht leicht vereinbar, der gleichzeitig mit der akuten Schmerzattacke aufgetretene Durchfall; Diarrhöen sind bei der Appendizitis selten, außer wenn dieser eine akute Kolitis zugrunde liegt. Wollte man die Durchfälle diagnostisch verwerten, so schien eine, wenn auch nur flüchtige, unter den gegebenen Verhältnissen mögliche Stuhluntersuchung notwendig.

Die Besichtigung eines frisch abgesetzten Stuhles ergab, daß es sich um einen leicht faulig riechenden, zum Teil breiigen, zum Teil dünnflüssigen Stuhl handelte; gröbere Speisereste waren nicht zu finden. Besondere Beachtung verdient die Tatsache, daß mit freiem Auge eine ziemlich große Anzahl von größeren, durchscheinenden, leicht grauen Schleimflöckchen zu finden war. Um die entzündliche oder nichtentzündliche Genese dieser Schleimbeimengung sicherzustellen, wurde aus der benachbarten Apotheke ein Mikroskop beschafft, und die Untersuchung der fraglichen Flocken ergab nun, daß diese zum Teil aus Schleim, zum Teil aber aus polymorphkernigen neutrophilen und vereinzelten eosinophilen Zellen zusammengesetzt waren, welche wieder mit spärlichen Darmepithalien untermengt waren; diagnostisch war schließlich noch besonders wertvoll, daß sich in einer Reihe von Nativpräparaten zum Teil im Schleim, zum Teil in den übrigen Stuhlpartien eine beträchtliche Anzahl von zumeist intakten Erythrozyten nachweisen ließ, ein Befund, der die akute entzündliche bis ulzeröse Natur des Darmprozesses nahelegte und zusammen mit dem übrigen Stuhlbild die Diagnose einer Kolitis erlaubte.

Damit schien diagnostisch sehr viel gewonnen, denn die Darmanamnese, die sich auf zirka zehn Jahre zurückverfolgen ließ, führte weiterhin folgerichtig zur Annahme einer chronischen Kolitis. Auf Grund dieser ließ sich das ganze, in den letzten Tagen entwickelte Krankheitsbild von einem anderen Gesichtspunkte aus betrachten.

Fassen wir vorerst wieder nur den linksseitigen, in der Sigmoidgegend lokalisierten, peritonitischen Symptomenkomplex ins Auge, so war dieses Teilbild nun ohne weiteres durch die Annahme einer Sigmoiditis, welche auf das Peritoneum übergegriffen und zur Perisigmoiditis geführt hatte, erklärbar. Die Diagnose einer Sigmoiditis gewann noch wesentlich an Wahrscheinlichkeit, wenn man in Rechnung setzte, daß in der Sigmoidgegend ein Strang palpiert wurde, der einem kontrahierten entzündlichen Sigmoid zu entsprechen schien. Bedenken gegen die Diagnose ergaben sich nur, wenn man das initiale appendizitische Bild erklären wollte; doch auch hierfür boten sich zwei Erklärungsmöglichkeiten: Entweder lag tatsächlich eine von der Sigmoiditis mehr unabhängige, vielleicht auch eine von der Kolitis ausgehende Appendizitis vor, oder aber es handelte sich um eine Perityphlitis-Periappendizitis im Verlaufe einer chronischen Kolitis. Jede infektiöse Darmerkrankung kann ja zu leichteren oder schwereren Veränderungen der Serosa führen und eine Lieblingslokalisation für diesen Vorgang ist das Zökum bzw. die Ileozökalgegend. Das Krankheitsbild hat mit einer leichten Appendizitis weitgehende Ähnlichkeit. Noorden betont, daß diese Fälle im allgemeinen mit relativ geringen Temperaturen einhergehen und verhältnismäßig kurz dauern, selten länger als zwei bis drei Tage.

Zwischen den beiden obengenannten Möglichkeiten glaubte ich der letzteren Annahme einer Perityphlitis zuneigen zu sollen, da es doch recht unwahrscheinlich war, daß eine akute Appendizitis, die tags zuvor noch so schwere, von dem Kollegen beobachtete Symptome gemacht hatte, nun völlig zurückgegangen sein sollte. Eine Pseudoappendizitis im Rahmen einer Kolitis schien wahrscheinlicher und so stellte ich die folgende Diagnose:

Perisigmoiditis bei chronischer, insbesondere im Sigmoid lokalisierter Kolitis mit initialer Perityphlitis. Ich war geneigt, eine echte infiltrative Entzündung des Sigmas anzunehmen, welche wahrscheinlich ihren Ausgang aus ulzerösen Veränderungen der Schleimhaut genommen hat. Die Natur der Entzündung, ob spezifisch (Tuberkulose, Aktinomykose, Paratyphus usw.) oder unspezifisch, konnte auf Grund der früher gegebenen Krankengeschichte und des objektiven Befundes nur vermutet werden; eine spezifische Infektion schien unwahrscheinlich, eine unspezifische Darmentzündung hatte die größte Wahrscheinlichkeit für sich.

Die Frage, ob am Sigmoid eine echte Sigmoiditis infiltrativa oder eine sogenannte Pseudosigmoiditis infiltrativa vorlag, schien im gegebenen Falle von untergeordneter Bedeutung. v. Noorden spricht von einer Pseudosigmoiditis in Fällen, in welchen sich infolge von Kotverhärtung, Kotstauung und sekundären Wandgeschwüren, von der geschädigten Wandstelle kleine, umschriebene, phlegmonöse, zur Abszeßbildung neigende Infiltrate mit kollateralem Ödem entwickeln, ein Zustand, der zumeist gutartiger Natur ist, da er im allgemeinen zum Durchbruch in den Darm führt und dann restlos ausheilt. v. Noorden meint, daß die Differentialdiagnose mit dem Rektoskop gestellt werden könne, betont aber, daß auch die Pseudosigmoiditis unter Umständen zur Mitbeteiligung

7*

des Peritoneums führe. Wenn in unserem Falle tatsächlich eine Pseudosigmoiditis vorlag, so war diese schwere Komplikation am Peritoneum bereits eingetreten.

Das vorerst einzuschlagende Behandlungsverfahren war durch die folgenden Überlegungen und durch die folgenden äußeren Umstände bestimmt:

Nach Aussage des behandelnden Arztes und insbesondere auch der Patientin selbst hatte sich das Krankheitsbild im Laufe des letzten Tages wesentlich gebessert, das Erbrechen hatte aufgehört, es bestand keine Üblichkeit, es stellte sich sogar Hunger ein, die Schmerzen waren erst erträglich geworden, später bei ruhiger Lage zeitweise sogar vollständig verschwunden, so daß man den Eindruck gewinnen konnte, daß eine rasche Rückbildung der Erscheinungen zu gewärtigen sei. Die andauernd hohe Temperatur ließ allerdings gegen eine derartige optimistische Auffassung Bedenken aufkommen. Da aber perisigmoiditische Symptomenkomplexe sich sehr häufig spontan zurückbilden und im allgemeinen prognostisch doch relativ gut zu bewerten sind — wir kommen darauf später noch zurück —, da ferner ein chirurgischer Eingriff im gegebenen Augenblick meiner Überzeugung nach nicht in Frage kam, eine abwartende Haltung indiziert war und die nächstgelegene Stadt, wo eine Operation hätte vorgenommen werden können, 100 km entfernt war, riet ich, die Patientin vorläufig an Ort und Stelle zu belassen. Ein Transport der Kranken schien die guten Aussichten für eine spontane rasche Rückbildung der Erscheinungen zu gefährden. Diese Überlegungen schienen ausschlaggebend, wenn auch die Unterbringung der Kranken in einer Anstalt, wo jederzeit der etwa notwendig werdende Eingriff hätte durchgeführt werden können, gewiß wünschenswert gewesen wäre. Ich empfahl eine sehr vorsichtige Reinigung des Darmes mit Mikroklysmen, Kälteapplikation auf die linke Unterbauchgegend, als Diät gezuckerten Tee.

Zwei Tage später wurde die Patientin auf die Klinik eingeliefert. An dem meinem Besuche folgenden Tage hatte sich nämlich früh und abends ein heftiger Schüttelfrost eingestellt, die Temperatur war über 40° gestiegen, das Allgemeinbefinden hatte sich verschlechtert, Erbrechen und heftige Schmerzen in der Sigmoidgegend waren aufgetreten. Diese allem Anscheine nach schweren peritonitischen Symptome waren während des Transportes nach Wien zum größten Teil wieder verschwunden und die Patientin fühlte sich beim Eintreffen auf der Klinik relativ wohl.

Die nun vorgenommene objektive Untersuchung ergab insofern eine Veränderung gegenüber dem zwei Tage vorher erhobenen Befund, als sich in der linken Unterbauchgegend, etwa zwei Querfinger oberhalb der Spina iliaca superior eine deutliche druckempfindliche Resistenz entwickelt hatte; man hatte den Eindruck, neben dem als Strang fühlbaren, kontrahierten Sigma einen etwa eigroßen, eher weichen Tumor zu palpieren, der sich sowohl nach oben wie nach unten gegen das kleine Becken ohne scharfe Grenze verlor. Eine jetzt vorgenommene vaginale Untersuchung ergab im Bereiche der linksseitigen Adnexe eine früher nicht nachgewiesene Resistenz; diese schien aber nicht den Adnexen selbst anzugehören, sondern eher der vorderen

Bauchwand anzuliegen und dem unteren Pol der beschriebenen, bei abdomineller Palpation nachgewiesenen Resistenz zu entsprechen. Der zugezogene gynäkologische Konsiliarius Dr. Spilka (Assistent der Klinik Piskaček) bestätigte diesen Befund und sprach sich dahin aus, daß die Adnexe offenbar frei und nur durch einen von oben her kommenden, der vorderen Bauchwand nahen Tumor nach unten etwas verdrängt seien.

Der Befund bestätigte also die seinerzeit gestellte Diagnose, er ließ annehmen, daß die Perisigmoiditis die erhoffte Rückbildung nicht gezeigt hatte, daß es vielmehr zu einer lokalisierten exsudativen Peritonitis gekommen war und daß der perisigmoiditische Abszeß die Tendenz zeige, nach abwärts gegen das kleine Becken zu wandern.

Unter diesen Umständen lehnten wir vorläufig einen chirurgischen Eingriff neuerlich ab und auch der mehrmals zugezogene genannte gynäkologische Konsiliarius, ebenso wie unser chirurgischer Berater Prof. Breitner (Assistent der I. chirurgischen Klinik) schlossen sich unserer Meinung an.

Decursus morbi

Der weitere Fortgang der Krankheit schien auch keinen Zweifel darüber zu belassen, daß wir uns auf dem rechten Wege befanden. Im Laufe der nächsten Woche nämlich trat der Senkungsabszeß im Douglas immer mehr und mehr in Erscheinung, nach ungefähr einer weiteren Woche, am 19. November, hatte sich ein etwa faustgroßer, bereits deutliche Fluktuation zeigender Douglasabszeß entwickelt, dessen Eröffnung die definitive Heilung der gefährlichen Komplikation erwarten ließ. Die Temperaturen, die bei der Aufnahme noch 39° erreichten, waren in den nächsten Tagen mit vorübergehenden Unterbrechungen, wobei einmal 38,7, einmal 38,1 gemessen wurde, auf subfebrile Werte gefallen, das Allgemeinbefinden war relativ gut. Die Behandlung beschränkte sich auf feuchte Umschläge und Thermophorapplikation auf die linke Unterbauchgegend, auf die Verordnung eines Lichtkastens auf die gleiche Gegend ein- bis zweimal täglich durch eine Stunde und endlich auf Maßnahmen, die gegen die Kolitis gerichtet waren (Yatren per os, einmal täglich ein vorsichtiges Klysma mit kleinen Mengen physiologischer Kochsalzlösung). Die ursprünglich bestandenen leichten Durchfälle sistierten auch unter dieser Behandlung.

Die nach Eröffnung des Douglasabszesses erwartete Ausheilung des peritonealen Prozesses blieb aber aus. Am 29. November wurde die Inzision im hinteren Scheidengewölbe durch Dr. Spilka vorgenommen, es entleerten sich zirka 600 cm³ gelben, dünnflüssigen Eiters. In diesem wurden zum Teil in Diploform, zum Teil in kurzen Ketten gelagerte Gram-positive Kokken nachgewiesen, der Eiter war geruchlos. In die Inzisionsöffnung wurde ein Drainrohr eingelegt. Schon am Tage nach der Inzision erhob sich die in den letzten Tagen subfebrile Temperatur auf 38°, am folgenden Tage auf 39° und von diesem Zeitpunkte an begann eine Periode eines septischen, remittierenden Fiebers, welches zwischen 39,3 und 37,9 schwankte und fast täglich einmal zumindest 39° erreichte. Es wurde vorerst an eine Eiterretention, an eine fehlerhafte Lage, an eine Verstopfung des Drainrohres gedacht; die vom Gynäkologen vorgenommene Wund- und Verbandrevision konnte diesen Verdacht aber nicht bestätigen. Die in den ersten Tagen noch reichliche Eitersekretion durch das Drainrohr versiegte allmählich, auch nach vollständiger Entfernung desselben entleerten sich nur ganz geringe Sekret-mengen. Zur gleichen Zeit entwickelten sich im Unterbauch neuerlich Resistenzen, die zum Teil gleiche Lokalisation wie früher zeigten, zum Teil aber höher hinauf bis zur Nabelhöhe anwuchsen und sich zum Teil auch bis gegen die Medianlinie nach rechts zu erstreckten. Die früher gegen Druck durchaus unempfindliche Ileozökalgegend wurde nun in den medialeren Anteilen ebenfalls empfindlich, alles Zeichen, welche eine neuerliche, und zwar viel ausgedehntere Eiteransammlung im Bereiche des kleinen Beckens und darüber hinaus sicherstellten. Über Wunsch Dr. Spilkas wurde am 27. November, als das Bild wegen der hohen andauernden Temperaturen besonders bedrohlich wurde, Herr Prof. Novak als zweiter gynäkologischer Konsiliarius gerufen, der analog Dr. Spilka eine mächtige Eiteransammlung im Douglas feststellte, deren oberer Pol vaginal nicht erreichbar war und sich nach rechts zu über die Mittellinie, hinauf bis zur Mitte zwischen Nabel und Symphyse erstreckte.

Die Gynäkologen und auch der neuerdings zugezogene Chirurg lehnten eine abdominelle Eröffnung des peritonitischen Abszesses zum Teil in Hinblick auf die Gefahr der Propagation einer diffusen tödlichen Peritonitis, zum Teil auch wegen der ihrer Meinung nach im allgemeinen doch noch günstigen Prognose derartiger Eiteransammlungen im kleinen Becken ab. Ein Spontan-durchbruch in das Rektum, in die Blase usw. sollte abgewartet werden oder aber nach entsprechender Erweichung des Douglastumors eine neuerliche Inzision im hinteren Scheidengewölbe gemacht werden.

Diese Eingriffe erwiesen sich auch später noch mehrmals notwendig. Der sich wieder füllende Douglasabszeß wurde immer wieder eröffnet, und es entleerte sich jedesmal zirka ein halber Liter Eiter. Der Verlauf der Krankheit zeigte aber durch diese Eingriffe keine wie immer geartete Be-einflussung. Die septischen Temperaturen hielten an.

Das Allgemeinbefinden war bis Ende November relativ zufrieden-stellend. Die Patientin ertrug eine leichte Diät, Erbrechen trat nur selten auf, und sie magerte nur langsam ab. Wie bereits früher erwähnt, waren die kolitischen Beschwerden unter unserer Therapie zurückgegangen. Anfang Dezember jedoch änderte sich das Bild, das Allgemeinbefinden war jetzt durch den schweren septischen Prozeß in zunehmendem Maß in Mitleidenschaft gezogen; es stellte sich Üblichkeit und völlige Inappetenz ein, die Nahrungs-aufnahme wurde oft verweigert, nach Nahrungsaufnahme kam es zumeist zum Erbrechen. Der Zustand war noch dadurch kompliziert, daß sich jetzt wieder ein heftiger Durchfall einstellte, der einerseits kolitischer Genese, anderseits fäulnisdyspeptischer und septischer Natur war. Durch vorüber-gehende Umstellung der Diät, Verabreichung ausschließlicher Kohlehydrat-nahrung konnte die Zahl der Durchfallstühle am Tage, die einmal sogar 24 erreichte, wieder wesentlich eingeschränkt werden. Dazu kam noch, daß sich Mitte Dezember eine interkurrente, allerdings sehr leichte, nur drei Tage lang nachweisbare, umschriebene trockene Pleuritis und eine leichte Zystitis eingestellt hatte. Der Zirkulationsapparat war zu dieser Zeit voll-kommen intakt, die Pulszahl betrug 100 bis 120, sie war der Temperatur angemessen; Insuffizienzerscheinungen von seiten des Herzens traten nicht auf.

Anfang Dezember, zu einer Zeit, als angenommen werden konnte, daß Klysmen nach Abkapselung des peritonitischen, perisigmoiditischen Abszesses gefahrlos verordnet werden konnten, war eine energische Kolitis-behandlung mit Yatreneinläufen (pro Klysma 200 cm³ einer 2%igen Yatren-lösung, zweimal täglich, morgens nach Reinigungseinlauf mit warmer physiologischer Kochsalzlösung) begonnen worden. Bei einem derartigen Yatrenklysma wurde nun am 18. Dezember beobachtet, daß die per clysma applizierte Yatrenlösung per vaginam zurückfloß, ein Beweis, daß sich eine symptomlos entwickelte Rektal-Vaginal-Fistel gebildet hatte. Durch vaginale Inspektion konnte nachgewiesen werden, daß Scheide und Mastdarm nicht direkt, sondern auf dem Umweg über den Douglasabszeß in Kommunikation standen. In den nächsten Tagen kam es gelegentlich auch zu Stuhlentleerungen per vaginam. Der septische Verlauf der Erkrankung war auch durch dieses Ereignis in keiner Weise tangiert, der Spontandurchbruch des Abszesses in das Rektum schien wesentlich bessere Abflußbedingungen für den Eiter nicht zu schaffen.

In der letzten Woche des Monates Dezember und in der ersten Januarwoche verschlimmerte sich der Zustand der Patientin zusehends, sie verfiel, die Abmagerung nahm zu, das Sensorium war getrübt, zeitweise stellten sich Somnolenz, zeitweise leichte Erregungszustände ein. Die septischen Temperaturen hielten unvermindert an, gelegentlich traten auch Schüttelfröste auf.

Eine Thrombophlebitis der Vena hypogastrica sinistra, entstanden durch direktes Übergreifen des Eiterungsprozesses im kleinen Becken auf die retroperitonealen Gewebe, erkennbar durch ein rasch wachsendes Ödem der linken unteren Extremität, komplizierten das Bild. Die Thrombophlebitis hatte sich offenbar auf die Vena iliaca sinistra fortgesetzt und aus einer später auch auf der rechten Extremität auftretenden Thrombose konnte gefolgert werden, daß die Thrombophlebitis schließlich auch die Vena cava inferior erreichte.

Auffallend war der Umstand, daß der septische Zustand in unverminderter Heftigkeit bestehen blieb, obwohl nach dem Urteil der zugezogenen Gynäkologen der lokale Prozeß im kleinen Becken sich allem Anscheine nach zum größten Teil zurückgebildet hatte. Es konnten weder bei vaginaler Untersuchung noch bei abdomineller Palpation größere entzündliche Tumoren palpiert werden, so daß mit Wahrscheinlichkeit angenommen werden mußte, daß das Fieber nun nicht mehr vom eitrig-peritonitischen, sondern vom septisch-phlebitischen Prozeß herrühre.

In den letzten Tagen der Erkrankung wurde im Harn, in welchem bis nun nur gelegentlich Spuren von Albumen und zystitisches Sediment nachgewiesen worden waren, auch vereinzelte Erythrozyten und hyaline und granulierte Zylinder neben verschiedenen Epithelien als Zeichen einer septischen Parenchymschädigung der Niere gefunden.

Therapeutisch waren im Laufe der letzten Wochen eine Reihe von antiseptischen Mitteln, wie Argochrom, Collargol, Cuprocollargol, Trypaflavin usw., versucht worden, doch ohne jeglichen Erfolg. Eine Antistreptokokkenserumbehandlung schien wirkungslos. Am 21. Dezember war eine Bluttransfusion durchgeführt worden, welche ebenfalls keinen therapeutischen Effekt hatte, welche uns aber bewies, daß die Herzkraft nachzulassen begann. Im Anschluß an die Einspritzung von 500 cm³ Spenderblut kam es nämlich zu einem Kollaps, das Herz schien die Mehrbelastung des Kreislaufes nicht zu vertragen. Schon früher waren kleine Digitalisdosen gegeben worden, jetzt wurde die offenkundige Myokardschädigung mit höheren Dosen Digitalis, mit Coffein, Cardiazol, Kampher, intravenösen Dextroseinjektionen usw. zu bekämpfen versucht. Jegliche Therapie schien schließlich aussichtslos.

Am 7. Januar trat der Exitus letalis ein.

Unsere Diagnose lautete: Peritonitis suppurativa pelvis minoris subchronica fere peracta probabiliter e colitide (sigmoiditide) infiltrativa. Thrombophlebitis purulenta venae hypogastricae sinistrae ascendens in venam iliacam et cavam inferiorem. Colitis chronica ulcerosa subsequente dyspepsia. Perforatio abscessus douglasii in intestinum rectum; fistula operativa in vaginam. Cystitis acuta gradus levioris. Degeneratio parenchynatosa viscerum, praecipue renum.

Der Obduktionsbefund bestätigte im wesentlichen die Diagnose. Auszug aus dem Obduktionsbefund:

Beim Eröffnen der Bauchhöhle findet sich im kleinen Becken und lateral entlang dem Colon descendens aufwärts bis zur Flexura lienalis gelblichgrüner, rahmiger Eiter, der durch teils frische, fibrinöse, teils ältere, bindegewebige Adhäsionen abgesackt ist. Kleinere abgesackte Eiterhöhlen finden sich außerdem an der Unterfläche des Zökums und am Ansatz des Mesenteriums des unteren Dünndarms. Vom Cavum Douglasi aus führt eine etwa groschenstückgroße Fistel in das Rektum und eine zweite, operativ angelegte, kleinere Öffnung in den hinteren Fornix der Vagina. Beide Ovarien sind etwa apfelgroß und enthalten dünnwandige, zystische Hohlräume, die mit gelblichgrünem, rahmigem Eiter erfüllt sind. — Die Mukosa des proximalen Abschnittes des Rektums ist glatt und zeigt einige kleine, scharf begrenzte Ulzera; an einer Stelle des Sigmoids eine trichterförmige Einziehung der Schleimhaut, an der Serosa, dieser Stelle entsprechend, ist ein zu einem Faden ausgezogener Teil des großen Netzes angewachsen. Die Mukosa des übrigen Kolons und Zökums intakt. Von der Valvula Bauhini an aufwärts auf eine Strecke von etwa 30 cm die Schleimhaut des Ileums schwer verändert: Es finden sich unregelmäßig begrenzte, teils quer-, teils längsgestellte Geschwüre, zwischen ihnen Schleimhautbrücken und polypenartige Wucherungen. Die Muskularis dieses Abschnittes stark verdickt, die ganze Darmwand starr, an der Serosa teils frische, teils ältere Adhäsionen mit benachbarten Darmschlingen. Diese Veränderungen des Ileums endigen scharf und nach aufwärts ist die Schleimhaut des Dünndarms ohne Besonderheiten. Der Appendix liegt retrozökal, er befindet sich außerhalb des Bezirkes der eitrigen Peritonitis. — An beiden Nieren die Zeichen einer akuten Pyelonephritis. Die Harnblasenschleimhaut aufgelockert und injiziert. — Parenchymatöse Degeneration der Leber. — Die Milz stark vergrößert, ihre Konsistenz herabgesetzt, ihre Pulpa auf der Schnittfläche aufgelockert und abstreifbar. — Thrombophlebitis der Vena hypogastrica sinistra. Die linke Vena femoralis von der Mitte des Oberschenkels an nach aufwärts durch einen der Wand anhaftenden roten Thrombus verschlossen, der sich nach aufwärts bis in die Einmündungsstelle in der Vena cava inferior fortsetzt.

Die histologische Untersuchung des unteren Ileums ergibt: Die Schleimhaut an einzelnen Stellen in großer Ausdehnung fehlend, die Submukosa schwielig verdickt und chronisch entzündlich infiltriert. Die beschriebene trichterförmige Einziehung der Schleimhaut im Sigmoid, der gegenüber an der Serosa ein Netzzipfel herangezogen war, ergibt histologisch eine Dehiszenz in der Muscularis propria, die zum Teil klafft und von nekrotischen Massen ausgekleidet ist, zum Teil durch ein chronisch-entzündliches Granulationsgewebe vereinigt ist, in dem sich mehrkernige Elemente nach Art von Fremdkörperriesenzellen finden.

Auf Grund dieses Befundes ist kein Zweifel, daß eine chronische ulzerös-infiltrative Enterokolitis vorlag, und daß die Perforation eines Geschwüres im Sigma zum Ausgangspunkt der schließlich tödlich endenden Peritonitis wurde.

Bei aller Übereinstimmung der klinischen und anatomischen Diagnose waren aber doch zwei Befunde außerordentlich auffällig:

Der vaginale Befund in der letzten Zeit ante exitum ließ größere Ansammlungen von Eiter nicht mehr vermuten, vielmehr an einen in Abheilung begriffenen peritonitischen Prozeß denken, autoptisch waren aber noch große Eitersäcke vorhanden. Eine Erklärung für diesen gegensätzlichen Befund können wir nur darin suchen, daß das nach zwei Seiten geöffnete, zwischen herangezogenen Darmschlingen vorzugsweise im kleinen Becken gelegene Eiterhöhlenlabyrinth nicht mehr entsprechenden Druck zeigte und sich daher palpatorisch von Darmschlingen kaum mehr unterschied und sich deshalb nicht mehr als entzündlicher Peritonealtumor nachweisen ließ.

Überraschend war ferner die Mitbeteiligung der untersten Dünndarmabschnitte, an welchen neben schweren chronisch-infiltrativen Darmwandveränderungen chronisch-ulzerative Schleimhautveränderungen gefunden wurden. Diese infiltrative Enteritis bzw. Ileitis stellt zweifellos die Grundlage der von uns seinerzeit angenommenen initialen Perityphlitis dar; die Adhäsionen dieser Gegend bewiesen, daß sich hier tatsächlich auch ein peritonitischer Prozeß abgespielt hatte. Unsere Diagnose war also nur insoferne eine fehlerhafte, als wir auf Grundlage der Pseudoappendizitis eine flüchtige Entzündung des Serosaüberganges des Zökums angenommen hatten, während tatsächlich eine Periileitis vorlag, ein Irrtum, der unwesentlich und auch verständlich ist, da derartige chronische infiltrative Entzündungen des Ileums mit sekundärer Mitbeteiligung des Peritoneums zu den größten Seltenheiten gehören und klinisch eine Differenzierung einer vom Kolon oder vom untersten Ileum ausgehenden Entzündung des Peritoneums nicht auseinandergehalten werden kann.

Zum Schluß sei noch die Frage aufgeworfen, ob unser therapeutisches Vorgehen, insbesondere die Ablehnung eines chirurgischen abdominellen Eingriffes, berechtigt war, und ob die Patientin nicht durch die abdominelle Eröffnung des peritonitischen Abszesses hätte gerettet werden können. Da das konservative Verfahren zum letalen Ende führte, ergibt sich die Frage, ob wir nicht auch hier unbedingt am Grundsatz: ubis pus, ibi evacua, hätten festhalten müssen. Rückblickend kann für unseren Fall zweifellos behauptet werden, daß ein operativer Eingriff trotz seiner großen Gefahren hätte gewagt werden sollen; es ist zwar möglich, vielleicht sehr wahrscheinlich, daß der Eingriff zur Propagation der eitrigen Bauchfellentzündung über das ganze Peritoneum und damit sofort zum Exitus geführt hätte; der Versuch einer Entleerung des Eiters auf abdominellem Wege hätte unter Umständen aber auch lebensrettend sein können. Wir können dies a posteriori jetzt um so eher annehmen, als wir durch die Autopsie belehrt wurden, daß insbesondere der neben dem Kolon gelegene Eitersack operativ durch eine kleine Inzision hätte eröffnet werden können und daß auch eine Gegeninzision in den Eiterherd unterhalb des Zökums möglich gewesen wäre, beides Eingriffe ohne Eröffnung der noch intakten Peritonealhöhle. Wir müssen aber betonen, daß uns die topographischen Verhältnisse der Eiterherde in vivo keineswegs ganz durchsichtig waren, insbesondere deshalb, weil sich bereits frühzeitig einerseits durch die Darmstenose durch Kompression des Sigmas, anderseits durch die sekundäre Dyspepsie dauernd ein starker Tympanismus entwickelt hatte, der die Beurteilung sehr erschwerte. Die zugezogenen Chirurgen waren zum Teil der Meinung, daß die entzündlichen Tumoren von intakten Darmschlingen gedeckt seien, und fürchteten bei der Laparotomie die Eröffnung des Peritoneums, zum Teil waren sie, wie schon früher betont, auf Grund ihrer Erfahrungen bei Douglasabszessen vom guten Ausgang bei exspektativem Verhalten bzw. nur vaginaler Eröffnung des Abszesses überzeugt. Allgemein gültige Schlußfolgerungen lassen sich in therapeutischer Hinsicht aus unserem Falle nicht ziehen. Je nach der Eigenart des Falles wird bald das exspektative, bald das aktiv-operative Verhalten die besseren Aussichten haben. Die Entscheidung muß jeweils im Einzelfalle getroffen werden.

Wir haben den Fall mitgeteilt, weil er differentialdiagnostische Schwierigkeiten bereitete und weil er zeigt, daß oft nicht nur die genaue Untersuchung, sondern in erster Linie eine genaue Anamnese zur richtigen Diagnose führt. Die Publikation erscheint uns auch deshalb gerechtfertigt, weil dem einzelnen bei der Seltenheit derartiger Fälle genügende Erfahrungen fehlen und erst Mitteilungen einer größeren Anzahl von Fällen die Aufstellung präziserer Richtlinien für unser therapeutisches Vorgehen gestatten werden.

Tumor der Leber — Lebergumma

Von

A. Luger

H. A., 45 Jahre, Geschäftsdiener.

Anamnese

Vater ist an Wassersucht gestorben, die Mutter lebt, ist gesund, fünf Brüder des Patienten leben und sind gesund. Die Frau des Patienten ist gesund, hat nie abortiert. Keine ernsteren Krankheiten in der Familie. Über Kinderkrankheiten kann der Patient nichts Bestimmtes angeben.

Vor 23 Jahren akquirierte der Patient Lues. Er machte eine einmalige Salvarsankur durch. Seit damals hatte er angeblich keine Folgeerscheinungen, weder an Haut noch an anderen Organen.

Vor zwanzig Jahren entwickelte sich ein Leistenbruch rechts, welcher operiert wurde.

Vor ungefähr einem Monat bekam der Patient leichte Schmerzen im Epigastrium, die zirkulär nach beiden Seiten gegen den Rücken ausstrahlten. Die Schmerzen zeigten keine besondere Beziehung zur Nahrungsaufnahme, Nahrungsqualität und zur Körperlage. Kein Erbrechen, kein Sodbrennen, kein Aufstoßen. Der Stuhl war immer geformt und regelmäßig. Zugleich mit dem Beginn der Schmerzen traten Blasenstörungen auf. Der Patient verlor Urin bald unwillkürlich, bald mußte er beim Urinieren pressen.

Die Schmerzen hatten krampfartigen Charakter, traten anfallsweise auf und dauerten ungefähr zehn Minuten. Der Patient hat nur warme Umschläge dagegen angewandt. In den letzten Wochen bemerkte er eine Vorwölbung im Oberbauch, der er keine Bedeutung beimaß.

Am 25. November waren die Schmerzen so heftig, daß der Patient die Klinik Eiselsberg aufsuchte, wo er am 28. November laparotomiert wurde.

Operationsbefund (I. chirurgische Universitätsklinik, Vorstand: Prof. Eiselsberg):

28. November 1927. Laparotomia probatoria (Prof. Breitner).

Morphin, Atropin, Äthernarkose. Mediane Laparotomie. Nach Eröffnung des Peritoneums zeigt sich ein zweifaustgroßer Tumor, welcher in einem dem Riedelschen Leberlappen ähnlichen Lappen sitzt. Dieser Tumor zeigt verschiedene Konsistenz, stellenweise ist er derb, stellenweise fluktuierend; die Farbe ist an den den Fluktuationen entsprechenden Stellen gelblich. Der Magen ohne Besonderheiten; auch am Pankreas läßt sich nichts Abnormes feststellen. Die Punktion ergibt nur eine geringe Menge frisches Blut. Die fluktuierende Stelle des Tumors wurde nicht punktiert. Dem Aussehen nach könnte es sich entweder um einen Lebertumor mit Nekrose oder mit Rücksicht darauf, daß der Patient eine Lues überstanden hat, auch um einen luetischen Prozeß handeln. Schichtenverschluß der Bauchdecken.

Nach der Operation haben die heftigen Schmerzen im Bauch aufgehört.

Anfangs Dezember jedoch traten beim Patienten bei körperlicher Bewegung und beim Sprechen Atemnot und Herzklopfen auf, zugleich begann er zu husten und hatte spärlichen Auswurf. Es bestanden auch beiderseits basal im Rücken stechende Schmerzen, kein Fieber, kein Schüttelfrost, kein Herpes.

Patient ist seit der Operation viel blässer als vorher, obwohl er, wie er angibt, immer „blutarm" war.

Potus: negativ; Nikotin: negativ; Venerea: siehe oben.

Status praesens

13. Dezember 1927. Übermittelgroßer Patient von mäßig kräftigem Körperbau, schlechtem allgemeinem Ernährungszustand, schwach ent-

wickelter Muskulatur, mäßigem Panniculus adiposus und blasser Hautfarbe. Deutliche Zyanose, namentlich an Lippen, Nase und Ohren, mäßige Ödeme ad sacrum und an den unteren Extremitäten. Männlicher Behaarungstyp, leicht auszulösende idiomuskuläre Wülste. Sensorium frei. Dyspnoe von überwiegend inspiratorischem Typus.

Caput: Schädel mesozephal, sonst ohne Besonderheiten. Weder klopf- noch druckempfindlich, Hirnnerven frei, Pupillen beiderseits leicht entrundet, die linke Pupille eine Spur weiter als die rechte, Reaktion auf Licht beiderseits auslösbar, jedoch nicht sehr prompt. Deutliche Reaktion bei Akkommodation. Kein Nystagmus. Chvosteksches Phänomen negativ. Die Untersuchung der Nase ergibt chronische trockene Rhinitis. Gebiß defekt, Zunge frei beweglich, kein Tremor. Rachengebilde normal.

Hals: Lang, schmal, keine Struma, keine palpablen Drüsen, deutliche Pulsation der Karotiden, ebenso Pulsation in jugulo. Hochstand der linken Subklavia. Die Halsvenen deutlich geschwellt, zeigen positiven Venenpuls. Kein Abschwellen der Halsvenen beim Inspirium. Keine abnorme Pulsation des Larynx oder der Trachea.

Thorax: Lang und schmal. Epigastrischer Winkel spitz. Fossae supra- und infraclaviculares eingesunken. Wirbelsäule gerade, keine Spinalgie, kein Stauchungsschmerz. Atmung symmetrisch, 28. Kein Mussyscher Druckpunkt.

Perkussion: Krönigsche Felder ohne Besonderheiten. Über beiden Lungen heller, voller Schall bis auf eine hinten basal, beiderseits nachweisbare, etwa handbreit über Zwerchfellshöhe reichende relative Dämpfung mit leicht tympanitischem Beiklang. Untere Lungengrenzen jedoch als solche nachweisbar und respiratorisch mäßig verschieblich. Vordere Lungenränder ohne Besonderheiten, namentlich auch in der Präkordialgegend in normaler Lage nachweisbar. Fremitus über den geschilderten basalen gedämpften Partien mäßig verstärkt. Hier auch beiderseits deutlich verschärftes vesikuläres Atmen. Mit der verlängerten Exspiration zugleich reichlich dichtes, feuchtes, kleinblasiges und mittelblasiges Rasseln, während über den sonstigen Lungenpartien wohl verschärftes Inspirium und leicht verlängertes Exspirium, aber nur spärlich feuchtes, mittel- und kleinblasiges Rasseln nachzuweisen ist. Flüsterstimme und Sprechstimme auch im Bereiche der gedämpften Partien nicht sicher verstärkt.

Herz: Spitzenstoß an normaler Stelle, nicht hebend, leichte epigastrische Pulsation von aortalem Charakter, keine hebende Pulsation des unteren Sternums. Herzgrenzen in normaler Ausdehnung, die Konfiguration des Herzens annähernd normal bis auf leichte Verbreiterung nach rechts. Arteria radialis zeigt eine mäßige, ziemlich gleichmäßige Verdickung der Wand, verläuft gerade, Puls rhythmisch, äqual, 104, beiderseits gleich, Pulswelle eher hoch mit einer Andeutung von Zelerität. Blutdruck nach Riva-Rocci 110/52. Die übrigen der Palpation zugänglichen Gefäße zeigen einen analogen Befund. Die Zelerität des Pulses ist an Karotis und Arteria femoralis deutlicher.

Auskultation des Herzens: An der Spitze zwei reine Töne, ebenso an der Auskultationsstelle der Arteria pulmonalis und der Valvula tricuspidalis. Leichte Akzentuation des zweiten Pulmonaltones. In der Aortengegend ein dem ersten Ton anscheinend nicht unmittelbar folgendes, kurzes rauhes, systolisches Geräusch, ein deutlich hörbarer, leicht klingender zweiter Ton, welchem ein deutliches, kurzes diastolisches Decrescendo-Geräusch angeschlossen ist. Beide Geräusche in jugulo deutlich zu hören. Auch der klingende Charakter des zweiten Tones kommt bei der Auskultation in jugulo und über den Karotiden zum Ausdruck.

Abdomen: Das Abdomen liegt über dem Thoraxniveau, namentlich erscheinen die oberen Bauchpartien deutlich vorgewölbt. In der Mittellinie eine zirka 12 cm lange Operationsnarbe, in der Inguinalgegend beiderseits Operationsnarben, in der rechten Inguinalgegend deutlich vergrößerte derbe Drüsenpakete. Die beschriebene Vorwölbung des Oberbauches erweist sich vor allem bedingt durch eine unterhalb des Processus xiphoideus liegende, mehr weniger halbkugelförmige, zirka faustgroße Prominenz. Diese zeigt deutliche respiratorische Verschieblichkeit nach abwärts auf der Höhe des Inspiriums. Die Haut über der Vorwölbung nicht verändert, keine Erweiterung der oberflächlichen Venen, der Nabel normal konfiguriert.

Perkussion: Relative Leberdämpfung, nach oben in der rechten Medioklavikularlinie bis zur fünften Rippe reichend, nach abwärts bis zirka drei Querfinger unter dem rechten Rippenbogen. In der Mittellinie reicht die Leberdämpfung bis zirka drei Querfinger oberhalb des Nabels, nach links fast bis zur vorderen Axillarlinie. Die oben beschriebene Vorwölbung gibt leeren Schall, welcher ohne Grenze in das Massiv der Leberdämpfung allseits übergeht. Die Milzdämpfung erstreckt sich von der achten Rippe bis an den Rippenbogen, nach vorne bis zwei Querfinger nach links von der vorderen Axillarlinie, so daß der Traubesche Raum namentlich von rechts her eingeengt erscheint. Die übrigen Partien des Bauches zeigen hellen Tympanismus. Kein Anhaltspunkt für Aszites.

Palpation: Bauchdecken allenthalben leicht eindrückbar, keine défense musculaire, Bauchdeckenreflexe prompt auslösbar; der oben beschriebenen Leberdämpfung entsprechend ist die Leber deutlich als derbe Resistenz zu tasten. Der Rand des Organs ist eher plump, die Oberfläche leicht unregelmäßig, ohne daß umschriebenere Resistenzen getastet werden könnten. Der beschriebenen zentralen Vorwölbung entspricht ein auch palpatorisch nachweisbarer halbkugelförmiger Tumor, welcher ohne scharfe Grenze in das umgebende Lebergewebe überzugehen scheint. Die Konsistenz desselben ist mäßig derb, anscheinend nicht durchwegs einheitlicher Natur. Palpation in dieser Gegend ist ausgesprochen schmerzhaft. Die Milzkuppe ist in der Höhe des Rippenbogens eben erreichbar, die Milz selbst von mäßig derber Konsistenz. Sonst abnorme Resistenzen im Bereich des Abdomens nicht nachweisbar. Äußeres Genitale ohne Besonderheiten. Rektalbefund ohne Besonderheiten. Motilität der Extremitäten frei. Tonus normal. Keine Sensibilitätsstörungen. Tiefe und oberflächliche Reflexe prompt auslösbar, symmetrisch, keine pathologischen Reflexe.

Decursus morbi

21. Dezember: Unter dreimal 0,1 g pulv. Fol. dig. titr. und dreimal 0,1 g Chin. hydrochl. und reichlicher Verabreichung von Sauerstoff in den ersten Tagen besserte sich der Zustand des Patienten wesentlich. Die Dyspnoe geringer, inspiratorisches Abschwellen der Halsvenen, Schwinden des positiven Venenpulses, das systolische Geräusch am unteren Ende des Sternums nicht mehr zu differenzieren. Die Stauungsdilatation des Herzens wesentlich geringer. Digitalis wird in kleinen Dosen zu 0,1 g täglich fortgesetzt, ebenso Chinin 0,1 g. Die dichte basale Bronchitis bleibt trotz der Verordnung von Expektorantien im wesentlichen unverändert.

27. Dezember: Verschlechterung des Allgemeinbefindens, Auftreten subfebriler Temperaturen, Verdacht auf Verdichtungsherde im rechten

Unterlappen. Fortsetzung der Digitalis-Chinin-Therapie in kleinen Dosen. Mirion intramuskulär 5 cm³ in dreitägigen Intervallen. Dreimal 1 Eßlöffel Erlmeyer-Salz.

7. Januar: In der Zwischenzeit wechselndes Befinden des Patienten. Im Vordergrund der Erscheinungen die basale Bronchitis, ohne daß Verdichtungsherde mit Sicherheit nachzuweisen wären. Patient klagt über Schmerzen in der rechten unteren Extremität, an welcher Zyanose und Ödem mäßigen Grades nachzuweisen sind. Druckempfindlichkeit im Bereich der Vena femoralis rechts. Hochlagerung des Beines, Burow-Einpackung.

Abdominalbefund im wesentlichen unverändert, Stuhl im allgemeinen regelmäßig, gelegentlich Neigung zu Durchfällen.

8. Januar: Beiderseits basal lobulärpneumonische Herde, Temperatur normal, Puls 100, zweimal Coffein natr. benz. 0,2 g, Strychnin 0,001 g, 2 Kampferdepots zu je 8 cm³.

9. Januar: Allgemeine Hinfälligkeit des Patienten, Sensorium benommen, hochgradige Dyspnoe und Zyanose, Temperatursteigerung bis 39,2°, lobulärpneumonischer Prozeß beiderseits ausgeprägt.

11. Januar: Exitus letalis.

Befunde: Harnbefund 13. Dezember: Farbe: rötlichgelb, leicht trüb (reichlich Urate), Reaktion sauer, Eiweiß in Spuren positiv, Urobilinogen 1:8. Sonst chemisch negativer Befund. Spezifisches Gewicht 1025. Sediment: Mäßig zahlreiche feingranulierte Zylinder, ganz vereinzelte Erythrozyten und Epithelien.

Im weiteren Verlaufe erweist sich der Harnbefund unverändert, das Urobilinogen steigt zeitweise bis zur Verdünnung 1:16 an.

Blutbefund 13. Dezember: Erythrozyten 3010000, Sahli 60, Färbeindex 1, Leukozyten 13300.

Differentialzählung: Jugendliche stabkernige 4% (520), Segmentierte neutrophile polymorphkernige 82% (10660), Lymphozyten 7% (910), Monozyten 1% (130), Eosinophile und Basophile nicht nachweisbar. Im roten Blutbild geringgradige Anisozytose, Thrombozyten in normaler Anzahl nachweisbar.

Im weiteren Verlauf sinkt die Erythrozytenzahl auf 2980000, Sahli 62,5, Färbeindex 1. Das weiße Blutbild bleibt im wesentlichen unverändert, bei einzelnen Zählungen sind bis zu 1% Eosinophile und 1% Basophile nachweisbar.

Röntgenbefund: 20. Dezember: Die Zwerchfelle beiderseits hochstehend, gut beweglich, die lateralen Zwerchfellwinkel jedoch nicht einwandfrei darstellbar. Mäßig vermehrte Hiluszeichnung beiderseits, die Lungenund Spitzenfelder sind hell und zeigen keine abnormen Verdichtungen. Der Herzschatten bei aortaler Konfiguration wesentlich vergrößert, Längsdurchmesser 15,3 cm, das Herz quergestellt, der Aortenschatten nicht verbreitert.

Die Wassermann-Reaktion ergibt zunächst ein negatives, bei wiederholter Untersuchung ein schwach positives Resultat.

Die klinische Diagnose lautete Tumor hepatis, probabiliter gumma hepatis. Status post laparotomiam Mesaortitis luetica subsequente insufficientia valvularum semilunarium aortae. Dilatatio et hypertrophia ventriculi sinistri, insufficientia cordis. Bronchitis diffusa. Pneumonia lobularis confluens basalis pulmonis utriusque. Tumor lienis. Thrombosis venae femoralis dextrae. Anaemia secundaria gradus levioris. Rhinitis sicca chronica, probabiliter luetica.

Auf die epikritische Besprechung des kardio-pulmonalen Befundes soll später eingegangen werden, da über dessen Auffassung kaum ein Zweifel bestand, wenn auch hier die Autopsie mit Rücksicht auf den negativen anatomischen Befund an den Aortenklappen von besonderem Interesse war. Es soll zunächst versucht werden, die Wahrscheinlichkeitsdiagnose eines Gumma der Leber, zu der wir uns berechtigt fühlten, zu begründen. Daß die deutlich sichtbare und einwandfrei palpable Prominenz im Bereiche des Epigastriums tatsächlich der Leber angehörte, darüber konnte kaum ein Zweifel bestehen. Perkutorisch ging die über dem Tumor nachweisbare Dämpfung ohne Grenze in die massive Leberdämpfung über. An sich ist dies ja gewiß kein absolut beweisendes Argument, da ja naturgemäß auch Tumoren in der Umgebung der Leber, soweit dieselben nur mit dem genannten Organ in innigem Kontakt stehen, ein gleiches perkutorisches Verhalten aufweisen werden, ja es ist geradezu diese Tatsache insofern irreführend, als man auch bei extrahepatalen Tumoren unter Umständen versucht ist, infolge der einheitlich nachweisbaren Dämpfung einen Tumor der Leber anzunehmen. In unserem Fall schien jedoch dieses Ergebnis der Perkussion durch den Tastbefund wesentlich gestützt, da man ja, wie aus der Schilderung des Status hervorgeht, imstande war, unterhalb der über das Niveau der Leber ragenden Prominenz den Leberrand selbst als solchen deutlich nachzuweisen. Dies ist ja in solchen Fällen wohl immer das entscheidende Kriterium. Nur nebenbei mag darauf hingewiesen werden, daß auch in dieser Richtung Täuschungen möglich sind, da gelegentlich, etwa bei dem Bestehen eines mit der Leber verbackenen Netztumors — dasselbe gilt für Tumoren des Magens —, Stufenbildungen zustande kommen können, welche den Palpationsbefund eines Leberrandes vorzutäuschen imstande sind. In allen diesen Fällen wird es wesentlich sein, wie es ja auch bei unserem Patienten tatsächlich geglückt ist, den Leberrand in seiner Kontinuität nach rechts zu und bis zum linken Rippenbogen zu verfolgen. Wenn wir ganz allgemein zunächst die Frage aufwerfen, welche Veränderungen pathologisch-anatomischer Natur derartigen großen, umschriebenen Prominenzen im Bereich der Leber entsprechen können, so kommen tatsächlich eine ganze Reihe der verschiedenartigsten Affektionen in Betracht. Zunächst muß an den malignen Tumor gedacht werden, sei es daß es sich um ein primäres Karzinom der Leber handelt, sei es daß Metastasen in Betracht kommen. Unter dem Eindruck, daß es sich hier um einen mehr weniger isolierten Tumor von mehr weniger halbkugelförmiger Gestalt handelte, war gewiß gerade die Frage des primären Tumors in Diskussion zu ziehen, während bei metastatischen Prozessen das Auftreten derartiger isolierter, großer Knoten als weniger häufig bezeichnet werden muß. Die allgemeine Vergrößerung des Organs, welche sich namentlich auch im Bereich des linken Leberlappens äußerte, die vermehrte Konsistenz schienen uns zunächst gegen die Diagnose primärer Tumor zu sprechen, da wir ja in einem solchen Fall die nicht betroffenen Leberpartien als im wesentlichen unverändert palpatorisch nachweisbar zu finden gewohnt sind. Das gleiche Argument mußte

auch gegen einen metastatischen malignen Prozeß ins Treffen geführt
werden, abgesehen davon, daß der oben angeführte Operationsbefund
ja tatsächlich nur von dem großen isolierten Knoten sprach, eine Erklärung der Konsistenzvermehrung durch Geschwulstknoten anderer
Lokalisation uns demnach nicht wahrscheinlich erschien. Vor allen
war es aber eine Reihe anderer Argumente, welche uns gegen die Diagnose
„Karzinom der Leber" zu sprechen schien, vor allem der Nachweis
des chronischen Milztumors. Gerade dieser ist es ja, welcher in der
Differentialdiagnose der gummösen Lues der Leber und des Karzinoms
der Leber seit jeher eine entscheidende Rolle spielt. Der oben mitgeteilte
Operationsbefund, die Tatsache, daß der in Rede stehende Tumor stellen-
weise Fluktuation erkennen ließ, daß man bei der Punktion der derben
Partien desselben Blut aspirierte, schien auch nicht geeignet, die Diagnose:
Tumor im positiven Sinn zu stützen, wenn auch gewiß regressive Veränderungen desselben einen derartigen Befund erklären könnten.

Gegen hypertrophisch-zirrhotische Prozesse, etwa im Sinn einer
Laennecschen Zirrhose, an welche der nachweisbare Milztumor eventuell
denken ließ, sprach wieder das Auftreten der mächtigen, isolierten Vorwölbung. Es ist zwar bekannt, daß man gerade bei der Laennecschen
Zirrhose bei der Palpation den Eindruck einer karzinomatös-meta-
statisch veränderten Leber haben kann. Aber da handelt es sich eben
um den Nachweis multipler Knoten, welche in der Regel zu einer grob-
höckrigen Veränderung der Leber in toto führen, ganz abgesehen von
dem Fehlen der Erscheinungen portaler Stauung. Soweit nicht der
Milztumor als hieher gehöriges Symptom aufgefaßt werden sollte, schien
es uns aus den oben erwähnten Gründen nicht angängig, an eine derartige
zirrhotische Veränderung der Leber zu denken. Gegen die Annahme
einer parasitär-zystischen Geschwulst, etwa im Sinn eines Echinokokkus
der Leber, sprach die Konsistenz des Tumors, der bei der Operation
erhobene Befund, bis zu einem gewissen Grade das Fehlen der Eosinophilie. Wenn die beiden letztgenannten Möglichkeiten durchaus unwahrscheinlich waren und uns die Annahme eines Tumors aus den oben erwähnten Gründen, nicht zuletzt auch deshalb unbefriedigend erschien,
da ein Anhaltspunkt für einen primären Tumor anderer Lokalisation
nicht gefunden werden konnte, mußte der Gedanke an ein Gumma der
Leber auftauchen, um so mehr da ja an der Tatsache, daß bei unserem
Patienten eine luetische Infektion bestand, nicht nur auf Grund der
Anamnese, sondern vor allem auch mit Rücksicht auf die sonst bestehenden
Veränderungen nicht gezweifelt werden konnte. Trotz der schweren
Dekompensationserscheinungen, unter welchen der Patient auf unsere
Klinik gebracht wurde, mußte der Verdacht auf luetische Mesaortitis
auf Grund der physikalischen Untersuchung des Herzens und der Gefäße
ausgesprochen werden. Wenn wir zunächst die mit der Dekompensation
des Herzens im Zusammenhang stehenden und, wie der Dekursus zeigt,
auch tatsächlich vorübergehenden Veränderungen berücksichtigen,
mußte auf Grund des positiven Venenpulses, der Verbreiterung des
Herzens nach rechts, des systolischen Geräusches am unteren Ende

des Sternums an die Möglichkeit einer Insuffizienz des rechten venösen Ostiums gedacht werden, in erster Linie an eine Insuffizienz relativer oder muskulärer Natur, weil, wie im folgenden gezeigt werden soll, die sonstigen kardialen Veränderungen keinen Anhaltspunkt für endokarditische Läsion der übrigen Herzklappen ergaben und eine isolierte, organische Affektion der Valvula tricuspidalis unwahrscheinlich war. Das Schwinden des positiven Venenpulses und des Geräusches bei der allgemeinen, vorübergehenden Erholung des Patienten und bei der Rückbildung der Stauungsdilatation bestätigten unsere Diagnose. Hinsichtlich des aortalen Befundes stand das diastolische Decrescendo-Geräusch im Vordergrund des Interesses und mußte mit Rücksicht auf seine typische Lokalisation und Ausbreitung, gestützt von den wenigstens angedeuteten Erscheinungen eines Pulsus celer et altus, mit Rücksicht ferner auf die aortale Konfiguration des Herzens als Insuffizienzgeräusch aufgefaßt werden. Das gleichzeitig hörbare systolische Geräusch in der Aortengegend schien nicht zur Diagnose einer komplizierenden Aortenstenose zu berechtigen, da, abgesehen von einer entsprechenden Auswirkung in den peripheren Gefäßen, eine Abschwächung des zweiten Aortentones nicht zu konstatieren war. Wohl aber zeigte dieser eine Veränderung, die als sicheres Kriterium der organischen Wandveränderung der Aorta angesehen werden muß, eine in unserem Fall allerdings nur angedeutete, klingende Beschaffenheit. Schon damit war die Diagnose der vaskulär bedingten Aorteninsuffizienz wahrscheinlich gemacht, weil rheumatische Aortitiden oder infektiöse Aortitiden anderer Ätiologie praktisch wohl kaum in Betracht kommen. Unsere Auffassung schien gestützt durch die ausgesprochen aortale Konfiguration des Herzens, das Fehlen von Symptomen einer valvulären Mitralinsuffizienz, durch das Fehlen einer entsprechenden Verbreiterung des linken Vorhofes. Auffällig war die Tatsache, daß röntgenologisch eine Verbreiterung der Aorta nicht nachweisbar war, obwohl klinisch die in jugulo nachweisbare Pulsation, der Hochstand der linken Subklavia vielleicht mit einer gewissen Reserve in dieser Richtung herangezogen werden konnten. Die im Verlauf der Beobachtung nachweisbare, wenn auch schwache Wassermann-Reaktion schien im gleichen Sinne zu sprechen, und vor allem mußten wir auch in den wenigstens angedeuteten Veränderungen der Pupillen, in den vorübergehend auftretenden Blasenstörungen im Sinn einer initialen tabischen Veränderung, trotz dem Fehlen eindeutig sprechender Symptome, eine wesentliche Stütze unserer Diagnose erblicken.

Unter diesen Umständen war es gewiß begreiflich, ja notwendig, an die Möglichkeit eines Gummas der Leber zu denken. Der Operationsbefund schien dem nicht durchaus zu widersprechen, der im Bereich des Magens und Darmes erhobene negative Befund gelegentlich der Laparotomie wesentlich für das Ausschließen eines primären Tumors anderer Art ins Gewicht zu fallen. Der Tumor der Milz fand auf diese Weise seine Erklärung, die diffuse Konsistenzzunahme der Leber, die auffällige Vergrößerung des linken Leberlappens schienen gleichfalls in den Rahmen der gummösen Hepatitis zu fallen. Eine eingehende

Röntgenuntersuchung des Magen-Darm-Traktes erwies sich wie manches andere, was gewiß noch zur Klärung der Diagnose hätte vorgenommen werden können, mit Rücksicht auf den schweren Allgemeinzustand des Patienten, als untunlich.

Die am 12. Januar 1928 von Assistenten Dr. Smetana am pathologisch-anatomischen Institut Prof. Maresch vorgenommene Obduktion brachte eine Überraschung.

Pathologisch-anatomische Diagnose: Carcinoma primarium ventriculi partis pyloricae. Carcinoma secundarium hepatis, lymphoglandularum regionalium. Pneumonia lobularis confluens lobi inferioris pulmonis dextri. Bronchitis muco-purulenta. Mesaortitis chronica luetica. Tumor lienis subacutus. Status post laparotomiam probatoriam menses II ante mortem factam. Degeneratio parenchymatosa viscerum. Thrombosis venae femoralis dextrae in venam iliacam et venam hypogastricam progrediens.

Anatomischer Befund (Dr. Smetana): Übermittelgroße, männliche Leiche von mäßig kräftigem Knochenbau und schlechtem Ernährungszustand. Die Haut blaß, leicht gelblichverfärbt. In der Mittellinie des Oberbauches eine etwa 12 cm lange Operationsnarbe. In der Inguinalgegend beiderseits eine ältere Operationsnarbe. Die Haut der rechten unteren Extremität teigig ödematös.

Die Pleura beiderseits ohne Besonderheiten. Die Konsistenz beider Lungen erhöht, die des rechten Unterlappens derb. Auf der Schnittfläche das Lungengewebe flüssigkeitsreich. Im rechten Unterlappen konfluierende, lobulärpneumonische Herde. In den Bronchien schleimigeitriges Sekret, ihre Schleimhaut düsterrot.

Das Herz entsprechend groß, die rechte Hälfte schlaff; das linke Herz gut kontrahiert; der Herzmuskel von braunroter Farbe. Der rechte Vorhof stark erweitert. Der Klappenapparat intakt. Die Aorta ascendens leicht diffus erweitert, die Intima stellenweise faltig-narbig eingezogen und mit stecknadelkopf- bis linsengroßen Auspunzungen versehen.

Der Magen etwas erweitert, die Schleimhaut des Fundus blaß und glatt. Nahe am Pylorus an der hinteren Magenwand ein etwa fünfkronenstückgroßes, schüsselförmiges Geschwür mit leicht aufgeworfenen Rändern. Die Konsistenz des Geschwürrandes weich. Auf dem Durchschnitt die Schleimhaut und Muskulatur von gelblichweißem Aftergewebe durchsetzt, das sich auch auf die Subserosa in Form von stecknadelkopf- bis linsengroßen, flachen, gelblichweißen Knoten fortsetzt. Jenseits des Pylorus im Anfangsteil des Duodenums ein etwa groschengroßes Geschwür von ähnlichem Verhalten.

Das Pankreas ohne Besonderheiten.

Die Leber sehr stark vergrößert, ihre Oberfläche unregelmäßig höckrig; die Höckerung bedingt durch nuß- bis apfelgroße, weißlichgelbe, weiche Knoten, deren zentraler Anteil stellenweise eingesunken ist. Auf der Schnittfläche in allen Anteilen des Leberparenchyms erbsen- bis apfelgroße, weißlichgelbe, weiche Knoten von Aftergewebe, das auf der

Schnittfläche gekörnt ist. Im Leberparenchym um manche dieser Knoten ausgedehnte Zahnsche Infarkte.

Die Gallenblase und Gallenwege ohne Besonderheiten.

Die Milz vergrößert, ihre Kapsel glatt, die Konsistenz herabgesetzt, auf der Schnittfläche die Pulpa leicht aufgelockert und etwas abstreifbar.

Die Nieren vergrößert, ihre Kapsel leicht abziehbar, die Konsistenz herabgesetzt, auf der Schnittfläche das Parenchym vorquellend, von blaßgraugelber Farbe, die radiäre Zeichnung der Rinde verwaschen. Nierenbecken und Ureteren ohne Besonderheiten. Die Blasenschleimhaut injiziert und leicht aufgelockert. Die Prostata vergrößert und von derber Konsistenz.

Der Darmtrakt ohne Besonderheiten.

Die inguinalen Lymphdrüsen auf der rechten Seite vergrößert, miteinander verbacken, ihr Parenchym teilweise von weißlichgelbem Aftergewebe durchsetzt.

Die rechte Vena femoralis durch einen roten Thrombus verschlossen, der der Wand leicht anhaftet. Die Thrombose setzt sich in die Vena iliaca externa und hypogastrica bis in die Einmündungsstelle der Vena iliaca communis in die Vena cava fort.

Die Dura mater spinalis sowie die weichen Rückenmarkshäute ohne Besonderheiten. Das Rückenmark auf dem Durchschnitt feucht, das Gewebe über die Schnittfläche vorquellend, sonst makroskopisch ohne Besonderheiten.

Bei der histologischen Untersuchung erweist sich ein Leberknoten als ein medulläres Karzinom. Im Rückenmark kein deutlicher Markscheidenausfall.

Epikritische Zusammenfassung

Wenn wir uns nunmehr epikritisch die Frage vorlegen, wie es in unserem Falle zur Fehldiagnose gekommen ist, wie wir diese erklären, eventuell auch hätten vermeiden können, so dürfen wir wohl die Verantwortung mit dem Chirurgen teilen. Es ist klar, daß der gelegentlich der Laparotomie erhobene negative Befund im Bereiche des Magen-Darm-Traktes unsere Überlegungen entschieden beeinflußt hat. Der weiche, flächenhafte Charakter des Tumors, sein Sitz an der Hinterwand des Magens erschwerte zweifellos die Diagnose ganz wesentlich. Wir wissen, daß sich gerade derartige Geschwülste des Magens der Palpation vollständig entziehen können. Selbst wenn der Zustand des Patienten eine neuerliche Röntgenuntersuchung des Magens gestattet hätte, müssen wir sagen, daß es zweifelhaft erscheint, ob in diesem Falle die richtige Diagnose gestellt worden wäre. Gerade auch für die Röntgenuntersuchung des Magens bereiten Tumoren von der genannten Beschaffenheit und Lokalisation große Schwierigkeiten und werden, wie die Erfahrung lehrt, leicht übersehen.

Auch das Ergebnis der Ausheberung und der systematischen Stuhluntersuchung auf okkulte Blutung wäre vielleicht nicht ausschlaggebend ins Gewicht gefallen. Eine eventuell feststellbare Achylie oder Hypazidität hätte in dem allgemein kachektischen Zustand des Patienten eine ausreichende Erklärung gefunden, zumal wir gerade bei Luetikern die Neigung zur Herabsetzung der Säurewerte des Magensaftes kennen. Bei nachgewiesener tumorartiger Veränderung wäre vielleicht sogar eher der Gedanke an eine Lues des Magens aufgetaucht. Eher wäre von der mikroskopischen Untersuchung des Mageninhaltes, dem Studium der Magenflora Wesentlicheres zu erwarten gewesen. Boas-Opplersche Bazillen, Spirochäten und fusiforme Bazillen in größerer Zahl hätten gewiß den Gedanken an ein Karzinom des Magens geweckt. Etwaige leichte, bei der Ausheberung nachweisbare Motilitätsstörung hätte anderseits im Allgemeinzustand des Patienten und wohl auch in einer Beeinflussung des Magens durch den benachbarten großen Lebertumor ihre Erklärung gefunden. Bei der diagnostischen Verwertung etwa vorhandener okkulter Blutung wäre der kardiale Stauungszustand zu berücksichtigen gewesen, da wir in solchen Fällen mit dem Auftreten einer solchen zu rechnen haben und im allgemeinen den Grundsatz vertreten, daß bei bestehender Stauung kardialer oder auch portaler Genese eine okkulte Blutung für die Diagnose einer Läsion im Bereiche des Magen-Darm-Traktes etwa im Sinne eines Ulkus oder eines Karzinoms nur mit großer Reserve verwertet werden darf.

Der Tumor der Milz, welcher uns ganz besonders im Sinne der Lues visceralis und gegen die Annahme eines Karzinoms verwertbar schien, fand in der ja bestehenden luetischen Allgemeinerkrankung und zum Teil auch als septischer Milztumor im Gefolge der sich entwickelnden Lobulärpneumonie seine Erklärung.

Die Diagnose einer Mesaortitis luetica war vor allem neben den angedeuteten tabischen Symptomen für die Fehldiagnose entscheidend. Hinsichtlich der letzteren darf mit Rücksicht auf die klinischen Zeichen die Frage offen gelassen werden, wie weit wir mit unserer Annahme recht hatten, dieselbe vielleicht sogar trotz des negativen Autopsiebefundes gelten lassen dürfen.

Die Diagnose Mesaortitis luetica fand ihre Bestätigung, nicht aber die Annahme einer Insuffizienz der Aortenklappen. Diese Tatsache verdient mit einigen Worten besprochen zu werden. Das diastolische Geräusch konnte mit Sicherheit als aortales erkannt werden, die Möglichkeit eines para- oder extrakardialen Geräusches mit Fortleitung in die Aortengegend ist durchaus unwahrscheinlich. Die wenigstens angedeutete Veränderung der Pulswelle sprach im gleichen Sinne, so daß wir nicht zögern, trotz des negativen anatomischen Befundes an den Aortenklappen an unserer Diagnose „Insuffizienz der Aortenklappen" festzuhalten, nur hat es sich eben nicht um eine valvulär bedingte Aorteninsuffizienz, sondern um eine solche relativer Natur gehandelt. Ich hatte Gelegenheit, vor kurzem in einem in der Wiener medizinischen Wochenschrift veröffentlichten Aufsatz (1928, 7/8) die Frage nach der Existenz derartiger relativer Insuffizienzen der Aortenklappen eingehend zu behandeln. Wir kennen verschiedenartige Typen der relativen Aorteninsuffizienz, welche wir nach ihrer Genese voneinander trennen können.

Die Hochspannungs- oder Überdruckinsuffizienz, die Insuffizienz durch Dehnung des Aortenostiums, Fälle, in welchen wir die Insuffizienz auf Schädigung der den Klappenschluß bis zu einem gewissen Grade beeinflussenden Muskulatur zurückführen können, und schließlich kann eine reine Funktionsstörung des Stellungsmechanismus der Klappen ursächlich in Betracht kommen, für welch letztere Form ich die Bezeichnung der Stellungsinsuffizienz vorgeschlagen habe, da es sich um eine ungenügende Bereitstellung der Semilunarklappen für den Klappenschluß zu handeln scheint. In unserem Falle ist es wohl die anatomisch festgestellte, wenn auch nur relativ geringe Erweiterung des Anfangsteiles der Aorta, welche zur Erklärung der Insuffizienz herangezogen werden muß, so daß der vorliegende Fall auch als Beispiel einer relativen Aorteninsuffizienz einiges Interesse verdient.

Vor allem beweist aber die vorliegende Epikrise die Richtigkeit des ja stets wiederholten Leitsatzes, daß eine vorhandene Lues, ein positiver Wassermann, ja, wie wir gerade an unserem Beispiele gesehen haben, selbst weitgehende viszerale Veränderungen luetischer Natur nur mit Vorsicht als Stütze einer gleichartigen Erklärung sonstiger Beschwerden bzw. anderweitig nachweisbarer Veränderung herangezogen werden dürfen. So sehr wir uns gewiß immer bemühen, nach Möglichkeit alle in einem bestimmten Falle vorliegenden Krankheitszeichen in der Annahme eines einzigen Leidens zur Deckung zu bringen, so sehen wir an unserem Beispiel, wie dieses Bestreben irreführen kann, daß wir eben trotz der bestehenden Lues, trotz der nachgewiesenen luetischen Mesaortitis und der angenommenen tabischen Veränderung doch die Möglichkeit eines sich davon unabhängig entwickelnden Leidens unter Umständen in Betracht ziehen müssen.

Zur Frage der Magenerweiterung

Von

N. Ortner

Anamnese

Patient, 59 Jahre alt, Postamtsdirektor, klagt in ausgesprochenem Maße seit etwa zehn Jahren über Magenerscheinungen: er sei nur bei äußerst vorsichtiger, qualitativ und namentlich quantitativ ausgewählter Kost ohne nennenswerte Beschwerden mit Ausnahme chronischer Stuhlverstopfung, sei im Vergleich zum Körpergewichte früherer gesunder Tage erheblich abgemagert, aber seit Jahren mit Schwankungen im Gewichte stabil. Seine hauptsächlich geistige Tätigkeit falle ihm in diesen Krankheitsjahren schwerer als ehedem. Manchmal, dann nämlich, wenn sein Magen „streikt", fühle sich Patient höchst unwohl, sein Appetit liege völlig darnieder, die Zunge sei stark belegt, Üblichkeiten und Brechreiz stellen sich ein. Dies dauere ein bis drei Tage, bis endlich Erbrechen, öfter künstlich herbeigeführt, eintritt, das sich eventuell selbst mehrmals wiederholt, nur in trägem Strome abläuft, von Üblichkeiten eingeleitet wird. Nach der, wie der Kranke seiner Empfindung entsprechend glaubt, hiedurch erfolgten Entleerung des Magens erhole er sich nur ganz allmählich im ungefähren Zeitraum einer Woche. Das Erbrochene bestehe aus reichlicher, schaumbedeckter saurer Flüssigkeit, der reichlich Reste von Speisen beigemengt sind, welche der Kranke schon Tage vorher genossen habe. Solche Attacken wiederholen sich nach der Selbstbeobachtung des Kranken innerhalb eines Jahres mehrmals, namentlich dann, wenn der Kranke etwas größere Quantitäten einer schwerer verdaulichen, besonders aber einer flüssigen Kost (Champagner, Bier) zu sich genommen habe. Vor etwa zwanzig Jahren habe Patient, der schon damals an Druck im Magen nach der Nahrungsaufnahme, besonders in einer bestimmten Körperstellung, an Speisenaufstoßen gelitten habe, einmal eine reichliche Menge hellroten Blutes erbrochen, sei damals ganz schlapp, schwindlig, einer Ohnmacht nahe, nach Mitteilungen seiner Umgebung auffällig blaß gewesen. Der tags darauf entleerte Stuhl sei teerartig schwarz gewesen. Seither lebe der Kranke sehr diät. Venerische Erkrankungen, Potus negiert. Mäßiger Nikotingenuß.

Status praesens (gekürzt)

Magerer Patient; supradiaphragmale Organe ohne Besonderheiten. Puls langsam um 60. Temperatur normal. Infradiaphragmale Organe mit Ausnahme des Magens gleichfalls ohne erhebliche Abnormitäten. Der Magen gibt einen wechselnden Befund, je nachdem der Patient sich wohl fühlt oder von seinen Magenattacken ergriffen ist. Erstenfalls Magen etwas tiefer stehend (allgemeine Ptose). Keine abnormen Plätschergeräusche über demselben. Zur Zeit einer Attacke die Zunge stark grauweiß belegt. Foetor ex ore. Magen gibt im nüchternen Zustande des Kranken starkes Plätschern bis unter den Nabel über zwölf Stunden nach Nahrungsaufnahme. Die Flexura sigmoidea kontrahiert, harte Fäzes fühlbar. Urin spärlich, konzentriert, ohne abnorme Bestandteile. Erbrechen erfolgt nur in langsamem Fluß in schweren einzelnen Hüben, zahlreiche Reste von vor drei Tagen genossenen Speisen in der hyperaziden Flüssigkeit. Abnorm reichlich freie Salzsäure. Mikroskopisch reichlich Magensarzine. Keine Magenperistaltik oder Magensteifung erkennbar oder auslösbar.

Epikrise

Gehen wir von diesem objektiven Befund aus, so erhellt aus demselben, daß der Patient ein sogenanntes Stagnationserbrechen darbietet. Dieses erfolgt in zeitlich verschieden rückkehrenden, relativ weitgetrennten Anfällen. Wir dürfen sonach von einem intermittierenden Stagnationserbrechen sprechen. Die gewöhnlichste Ursache für ein solches Stagnationserbrechen ist bekanntlich eine Stenose des Magens, weit seltener des Magenkörpers als viel häufiger der Regio pylorica. Eine solche Stenose kann sowohl anatomischen als auch funktionellen Ursprunges sein. Im letzteren Falle liegt ein Pyloruspasmus vor. In ersterem Falle kann die Stenose sowohl benignen als auch malignen Charakter besitzen. Oder es kann sich um Vereinigung von anatomischer und funktioneller Ursache, also Hinzutritt eines Pyloruspasmus zu einer anatomisch veranlaßten Ursache handeln. Für unseren Patienten ist wohl die Annahme berechtigt, daß es sich um eine benigne Stenose handelt, wenn ich von der Umbildung einer benignen in eine maligen Stenose absehe. Denn für die Benignität spricht die lange Dauer der Krankheitszeichen. Der Kranke ist zwar im Vergleiche zu seinen gesunden Jahren erheblich abgemagert, aber sein jetziges Körpergewicht ist gerade in den letzten Jahren, wenn auch mit Schwankungen, ein stabiles. Der Appetit erscheint außerhalb der Magenattacken ein annehmbar guter, es fehlen alle Zeichen von Kachexie, es ist keine Resistenz, kein Tumor fühlbar, freie Salzsäure ist abnorm reichlich nachweisbar, es finden sich lediglich zahlreiche Sarzinen, keine Milchsäurebazillen, es fehlt jede okkulte Blutung sowohl im Mageninhalt als auch im Stuhle. Sämtlich — wenn auch flüchtig und roh besehen — lauter Zeichen für die benigne Natur der Stenosenursache.

Welche anatomische Erkrankung kann dieser angenommenen benignen Stenose zugrunde liegen? Zwecks Beantwortung dieser Frage leiht uns die Anamnese einen wichtigen Anhaltspunkt. Der Kranke hatte vor etwa zwanzig Jahren eine ausgiebige Hämatemesis. Wir dürfen sie deswegen ausgiebig nennen, weil der Kranke im unmittelbaren Gefolge derselben eine auffällige Schlappheit, Schwindel, einen ohnmachtähnlichen Zustand merkte. Und dies sind allesamt Zeichen eines ausgiebigen Blutverlustes.

Vor wenigen Tagen haben wir über die möglichen Ursachen einer manifesten, dazu reichlichen Hämatemesis gesprochen und werden aus all diesen für unseren heutigen Fall zunächst als wahrscheinlich herausschälen das Ulcus ventriculi. Mit der Annahme eines solchen bzw. einer Narbe nach einem solchen paßt auch der jetzige chemische und mikroskopische Befund. Die muriatische Hyperazidität des Mageninhaltes, das Vorhandensein reichlicher Sarzine im Erbrochenen; und ebenso die lange Dauer und die Entwicklung der Erkrankung.

Läßt sich aber auch das übrige Krankheitsbild mit einer solchen Annahme in Einklang bringen? Ein Ulcus ventriculi ist doch, wie Sie alle wissen, meine Damen und Herren, ein ausgesprochen schmerzhafter Erkrankungszustand. Von Schmerzen aber weiß unser Patient nichts zu erzählen. Er klagt nur über einen Druck im Magen nach dem Essen. Es erhebt sich demnach die Frage, ob auch eine solche Angabe genügen kann, um den Bestand eines runden Magengeschwürs nicht von der Hand weisen zu müssen, sondern billigen zu können. Es erscheint wichtig zu wissen, daß dies tatsächlich der Fall ist. Eine nicht gerade verschwindende Zahl von Geschwüren des Magens oder auch des Duodenums zeichnet sich dadurch aus, daß bei denselben nie über Schmerzen, sondern nur über Druck und Völle im Magen eine gewisse Zeit nach dem Essen geklagt wird. Ja es gibt Ulzera, die nachgerade vollständig beschwerdelos, vor allem schmerzlos verlaufen: eine schwere, selbst tödliche Magen-Darm-Blutung überrascht den bisher scheinbar gesunden Träger desselben.

Sitzt aber ein solches Ulkus in der pylorischen Gegend des Magens, dann wird es, wenn es tiefer greift, sogar die Muskulatur an der befallenen Stelle des Magens ersetzt, oder wenn es sich narbig, schwielig verändert und auf diesem Wege zur Ausheilung strebt, den Magenausgang verengern, eine Stenose des Pylorus erzeugen.

Und die Folge einer solchen Stenose wird das Nachfolgende sein können: Vermöge des erhöhten Widerstandes, welchen die Austreibung des Mageninhaltes erfährt, wird die Magenmuskulatur vor der Stenose erstarken, sie wird hypertrophisch, die Stenose wird und ist durch diese Muskelhypertrophie kompensiert, insolange die Stenose nicht fortschreitet. Nimmt sie aber stetig zu, dann kann eine solche Progredienz, wie Sie aus unseren früheren Besprechungen wissen, durch einen zweifach verschiedenen Vorgang begründet sein. Entweder die Geschwürsnarbe schrumpft bindegewebig zusammen, oder dem Geschwüre gesellt sich zeitweilig ein Krampf der Pylorusmuskulatur, ein Pylorospasmus, bei. Steigert sich aber die Stenose im Verlaufe der Zeit, dann kann auch die bestehende Magenmuskelhypertrophie zur vollen Kompensation nicht mehr hinreichen, der Magen macht zwar fortwährend Anstrengungen, des Widerstandes Herr zu werden, es zeigt sich als Zeichen des Kampfes sichtbare Peristaltik und fühlbare Steifung des Magens. Der Widerstand aber ist größer als die Kraft, die ihn überwinden soll. Der Magen ist trotz krampfhafter Peristaltik und Steifung nicht mehr imstande, seinen Inhalt auszutreiben, es staut sich ein Teil des Mageninhaltes im Mageninnern. Endlich ist die Magenhöhle dauernd vom stagnierenden Mageninhalt erfüllt, von Überbleibseln von Speisen, welche selbst bis Tage vorher genossen wurden. Durch einen neuerlichen heftigen Kontraktionsakt wirft der Magen seinen Inhalt in die Richtung des kleineren Widerstandes, also kardiawärts aus. Es tritt Stagnationserbrechen ein.

Daß sich bei unserem Kranken der Hergang derart vollzogen hätte, dafür liegt meines Erachtens in der ganzen Krankengeschichte kein Anhaltspunkt vor. Denn der höchst intelligente Kranke weiß gar nichts von einem Sichtbarwerden, von einem Sichaufbäumen des Magens zu erzählen. Doch ist dies auch nicht nötig: Der Kranke muß nichts merken, wiewohl eine abnorme Peristaltik des Magens objektiv besteht. Schließt diese sonach die Anamnese nicht aus, so müssen aber auch wir selbst bekennen, daß auch wir von solcher Peristaltik und Steifung des Magens nie etwas wahrgenommen haben. Und für dieses Fehlen gibt es eine doppelte plausible Erklärung. Entweder die hypertrophische Magenmuskulatur ist erlahmt, kampfunfähig geworfen. Oder aber die Magenmuskulatur war von Haus aus keine kräftige, der Magen konnte sich nicht wirkungsvoll gegen das entstandene Hindernis wehren, genügte nur ganz mäßigen Ansprüchen. Hierauf scheint auch die Anamnese des Patienten hinzudeuten. Denn er sagt uns ausdrücklich, daß er schon seit zwanzig Jahren sehr diät lebe, daß sein Magen seit Jahren nur bei qualitativ und besonders quantitativ höchst vorsichtiger Nahrungsauswahl seiner Arbeit nachzukommen vermöge, daß nur ein geringes Übermaß namentlich flüssiger Nahrung eine Magenattacke auslöse. Der Kranke sagt uns aber auch, daß eine solche nach Einfuhr besonders von Champagner oder Bier eintrete, sonach dann, wenn der Magen auf einmal bzw. rasch hintereinander in erheblichem Maße überflutet, abnorm belastet wird, namentlich durch Flüssigkeiten, welche im Magen Gase freilassen (Champagner, auch Bier). Der Magen wird überdehnt, die Nahrung staut, bis endlich ein befreiendes Stagnationserbrechen, vermutlich unter verstärkter Beihilfe des Zwerchfelles und der Bauchmuskulatur, eintritt.

Wir glauben daher, daß es sich bei unserem Kranken um einen von früher, vielleicht von Haus aus muskelschwachen, hypotonischen Magen handelt, dessen pylorische Gegend durch ein Geschwür bzw. eine Narbe nach einem solchen verengt ist. Es tritt deswegen eine hypotonische (atonische) Magendilatation, daher Plätschern des Magens selbst zwölf Stunden nach der letzten Nahrungsaufnahme, ein, die sich intermittierend, und zwar stets dann äußern mußte, so oft der Magen in abnormer Weise belastet wurde. Eine solche Annahme läßt aber auch den Schluß berechtigt erscheinen, daß es eine intermittierende hypotonische (atonische) Magendilatation, also Erscheinungen einer schlecht sogenannten intermittierenden Stenose des Magens gibt, sogar ohne jede anatomische oder funktionelle Pylorusstenose, lediglich infolge periodischer Überlastung des Magens.

So fassen wir unseren Kranken dahin auf, daß er an einem alten Geschwür in der Pylorusgegend, vielleicht nur einer Narbe nach einem solchen oder an beiden Zuständen leidet. Diese brachten und bringen eine mäßige Verengerung der Regio pylorica mit sich. Diese Stenose, eventuell zeitweise noch verstärkt durch einen Pylorusspasmus, wird aber nicht, wie in der Überzahl ähnlicher Krankheitsfälle, durch Hypertrophie der Magenmuskulatur ausgeglichen oder wettgemacht und dadurch ein reinigendes Stagnationserbrechen erzielt. Es entsteht keine hypertonische Magendilatation, vielmehr denken wir an eine hypotonische oder atonische Magendilatation trotz vermutlicher anatomischer bzw. zeitweiser funktioneller und anatomischer Pylorusstenose; denn die muskelschwache Magenwand konnte zu einer gedeihlichen Hypertrophie nicht erstarken. Es liegt eine hypotonische Magendilatation bei einer anatomischen bzw. funktionell-anatomischen Pylorusstenose vor.

Wir haben kein Wort von einer radiologischen Untersuchung gesprochen. Denn die Krankengeschichte rührt noch aus einer Zeit her, in der die Röntgenuntersuchung noch in den Kinderschuhen steckte und uns aus lokalen Gründen überhaupt nicht ermöglicht war. Hätte uns eine eingehende Röntgenuntersuchung wahrscheinlich manchen Nutzen gebracht, so hat uns aber das weitere Schicksal des Patienten auch noch eine weitere Belehrung geschenkt. Zirka zwei Jahre nach unserer Krankenbeobachtung und -untersuchung, während welcher der Kranke unter ähnlichen zeitweisen Magenattacken wie bisher litt und stets einen „heiklen" Magen trug, wurde er wegen seiner Magenerkrankung laparotomiert. Die Autopsie in vivo ergab, wie wir in dankenswerter Weise vom Chirurgen erfuhren, eine nur ganz wenig verengernde Geschwürsnarbe am Pylorus und nichts von einer Hypertrophie der eher dünnen Magenwand. Demnach erscheint unsere Auslegung des ganzen Krankheitsfalles keine unbegründete und irrige zu sein.

Ein Beitrag zur Frage der splenomegalen Zirrhose
Von
Karl Paschkis

In dem Bestreben, eine systematische Ordnung in das so wechselnde Bild der Leberzirrhosen zu bringen, wurden verschiedene Typen dieser Krankheit beschrieben und in die Lehr- und Handbücher übernommen. Wir finden überall der atrophischen Laennecschen Zirrhose die hypertrophe Hanotsche gegenübergestellt, die sich von jener in ihrer klinischen Symptomatologie sowie im anatomischen Aussehen unterscheiden soll. Der Hauptunterschied dieser beiden Typen im klinischen Verhalten betrifft bekanntlich das Vorkommen von Aszites, Ikterus und die Größe von Milz und Leber. Neben diesen beiden Formen werden in der Literatur noch andere Bilder zu umgrenzen versucht, wobei das Einteilungsprinzip ein verschiedenes ist. So finden wir vielfach die Pigmentzirrhose als eigene Form erwähnt, die sich durch besonders reiche Hämosiderinablagerungen in der Leber auszeichnen soll, wobei zu betonen ist, daß schon Kretz auf den zwar hinsichtlich der Quantität schwankenden, aber doch in den meisten Fällen nachweisbaren Pigmentgehalt zirrhotischer Lebern hingewiesen hat. In naher Beziehung zu der sogenannten Pigmentzirrhose stehen vielleicht zirrhotische Veränderungen der Leber beim sogenannten Bronzediabetes. Ist hier eine bestimmte, wie erwähnt, vielleicht nur quantitativ besonders hervortretende Stoffwechselstörung das Klassifikationsprinzip, so ist namentlich in der französischen Literatur vielfach versucht worden, nach ätiologischen Gesichtspunkten Typen zu umgrenzen. Ich erinnere nur an die sogenannte „cirrhose paludienne", an Zirrhoseformen bei Tuberkulose usw.

Sowenig bekannt die kausale Genese der Zirrhosen in den meisten Fällen ist — denn Alkoholabusus stellt nach übereinstimmender Meinung aller Autoren nur einen, aber nicht den einzigen Faktor dar —, so sicher festgelegt ist im wesentlichen die formale Genese, die wir seit den Forschungen von Kretz beschreiben können als schubweise rezidivierende, herdförmige Parenchymzerstörung mit Regenerationen neben Bindegewebswucherung.

Anschließend an diese formal-genetischen Feststellungen versucht die Klinik eine Einteilung je nach dem Weg, auf dem das schädigende Agens die Leber erreichen sollte, und schon ältere Autoren sprechen von peripylephlebitischen Zirrhosen, wenn eine Resorption von Giften auf dem portalen Blutweg supponiert wurde, von pericholangitischen

Zirrhosen, wenn eine chronische Entzündung der kleinen Gallenwege zu Parenchymzerstörungen samt deren Folgen geführt hatte. Daß auch chronische Gallenstauung zu zirrhotischen Veränderungen der Leber Anlaß geben kann (biliäre Zirrhose), ist hinlänglich bekannt, doch tritt im klinischen Bild hier die Gallenstauung als solche in den Vordergrund und die zirrhotischen Veränderungen erweisen sich bei der Autopsie als Folgezustand der Gallenstauung.

Überblickt man dies alles, so wird es klar, daß es bis heute nicht gelungen ist, eine nach allen Richtungen befriedigende Systematik der Leberzirrhose aufzustellen, bei der Ätiologie, klinischer Verlauf und anatomisches Bild einen jeweils einigermaßen konstanten Typus darstellen. Vielmehr wird vielfach der Meinung Ausdruck gegeben, daß die früher als prinzipiell different angesehenen Krankheitsbilder nur besonders charakteristische Verlaufsarten darstellen, zwischen denen es vielfach Übergänge und Mischformen gibt. Die Beurteilung der Zirrhosen darf sich nicht nur auf die Leber beschränken, sondern muß auch Milz und Knochenmark in die Betrachtung miteinbeziehen (hepato-lienale Erkrankungen [Eppinger]). Alle diese Dinge haben heute nicht bloß ein rein wissenschaftliches Interesse, da ja in den letzten Jahren Versuche zur therapeutischen Beeinflussung ganz bestimmter Zirrhosetypen gemacht wurden.

Auch am Zirrhosematerial unserer Klinik sieht man, wie schon von verschiedener Seite betont wurde, daß die typischen lehrbuchmäßig klassifizierbaren Fälle sicher nicht die Mehrzahl ausmachen. Ich greife aus unserem Material im folgenden einen Fall heraus, der in epikritischer Betrachtung einiges Interesse haben dürfte und dessen Krankengeschichte zunächst in Kürze mitgeteilt werden soll.

Am 9. Juni 1920 wurde der damals 24jährige Hilfsarbeiter R. K. auf die Klinik aufgenommen. Familienanamnese ohne Belang. Mit zehn Jahren Masern, sonst keine Kinderkrankheiten. In seinem vier-zehnten Lebensjahre wurde ein Lungenspitzenkatarrh konstatiert, er war damals vierzehn Tage lang krank, hatte Fieber und hustete stark. In der Folgezeit war er stets gesund; er hatte insbesondere keinerlei Magen-Darmbeschwerden und niemals Gelbsucht. Im Krieg zum Militär-dienst assentiert, kam er 1915 an die italienische Front, wo er einige Wochen lang an Durchfällen litt; er hatte bis zu zehn Entleerungen täglich. Diese waren von grünlicher Farbe; Blut- oder Schleim-beimengungen wurden anfangs nicht beobachtet. Es bestand kein Erbrechen, der Appetit war gut. Der Zustand dauerte im ganzen zirka anderthalb Monate. Im Laufe dieser Zeit kam es auch einigemal zu blutigen Entleerungen. Ende 1915 war er an der serbischen Front, wo er wieder einige Zeit an Durchfällen litt, die diesmal von Anfang an blutig-schleimigen Charakter hatten. Bis zum Kriegsende wieder-holten sich dann die Darmerscheinungen nicht mehr. Im Laufe dieser Jahre litt er einmal an einer Furunkulose, schließlich im September 1918, knapp vor der Demobilmachung, an einer fieberhaften Erkrankung mit Schüttelfrost, Halsschmerzen und Husten.

Seit Ende 1918 leidet er sehr häufig an Schmerzen in der Lendengegend, die nie von krampfartigem, eher von drückendem und stechendem Charakter sind und keinerlei Ausstrahlung zeigen. Die Schmerzen werden im ganzen recht vage und unbestimmt beschrieben; angeblich soll Harnlassen stets Erleichterung gebracht haben. Im Dezember 1919 hatte er eine Zeitlang Fieber, damals wurde ihm Arsen in Form einer Fowler-Kur verordnet, worauf sich auch die Lendenschmerzen gebessert haben sollen. Vierzehn Tage vor der Aufnahme an die Klinik wurden die Schmerzen wieder sehr intensiv, nunmehr doch in deutlicher Abhängigkeit von körperlicher Arbeit. Als sich nun Fieber, angeblich unter Schüttelfrost, einstellte, suchte Patient die Klinik auf. Alkoholgenuß zeitweise sehr reichlich. Ausgiebiger Nikotingenuß. Venerea negantur.

Status praesens

Es handelt sich um einen kräftigen, gut genährten Patienten mit wohlausgebildeter, gut tonischer Muskulatur, schwach entwickeltem Panniculus adiposus. Am Kopf sowie am rechten Bein finden sich Narben nach Furunkelinzisionen. Pupillen gleich weit, reagieren prompt auf Licht und Akkommodation. Die Haut sowie die Skleren sind deutlich gelb. Cor: ohne Besonderheiten. Über der Lunge diffuse Bronchitis. Abdomen: Die Leber überragt den Rippenbogen um zirka drei Querfinger, sie ist derb, Unebenheiten an der Oberfläche sind nicht konstatierbar; sie ist druckempfindlich, ebenso besteht eine leichte Klopfempfindlichkeit der unteren Rippen rechts vorne. Die Haut im rechten Hypochondrium ist deutlich hyperästhetisch, ohne daß sich eine umschriebene Headsche Zone finden ließe. Die Milz ist bei tiefer Inspiration am Rippenbogen tastbar, ist weich und nicht druckschmerzhaft. Es ist weder perisplenitisches noch perihepatitisches Reiben zu hören. Am übrigen Abdomen kein pathologischer Befund, insbesondere weder Flankendämpfung noch Fluktuation nachweisbar. Keine ektatischen Venen. Patellarsehnenreflex, Achillessehnenreflex prompt. Blutdruck 109/88. Im Harn Urobilinogen bis zu achtzehnfacher Verdünnung nachweisbar, sonst ohne Besonderheiten. Blutbefund: Sahli 100%, Erythrozyten 4800000, Färbeindex 0,95. Osmotische Resistenz: Beginn der Hämolyse bei 0,48%NaCl, komplette Hämolyse bei 0,36%. Leukozyten 8000, davon 63% Neutrophile, 35% Lymphozyten, 2% Monozyten. Röntgenologisch: Lunge, Zwerchfell ohne Besonderheiten. Agglutinationsproben mit dem Serum des Patienten auf Typhus, Paratyphus A und B und X_{19} negativ. Galaktoseprobe negativ.

Der Patient ist anfangs hochfebril, zeigt eine Kontinua von 38 bis 39°. Schon am zweiten Tag fällt das Fieber ab und hält sich die Temperatur vom dritten Tag ab auf normalen Werten. Zu diesem Zeitpunkte sind im Blute auch wieder Eosinophile nachweisbar, die bronchitischen Geräusche über der Lunge sind verschwunden, der Ikterus sowie der abdominelle Tastbefund besteht unverändert fort. Der Urobilinogengehalt des Harnes geht zwar zurück, hält sich aber dauernd auf übernormalen Werten. Eine Stuhluntersuchung ergibt keinerlei pathologischen Befund, auch ist Diastase in Stuhl normal nachweisbar. Da sich der Patient recht wohl fühlt, so wird er am 25. Juni 1920 entlassen. In der Folgezeit geht es ihm gut, bis sich im Herbst 1920 neuerlich

Schmerzphänomene einstellen, die nunmehr vorne zwei Querfinger
unter dem Rippenbogen lokalisiert werden, nachts exazerbieren, so
daß sein Schlaf gestört ist. Dieser Zustand hält im ganzen unverändert
vom Herbst 1920 bis Herbst 1921 an. Zu dieser Zeit stellen sich nächt-
liche Schweißausbrüche ein, auch quält ihn seit dieser Zeit ein heftiges
Hautjucken, nach den Mahlzeiten beobachtet er ein Blähungsgefühl
im Bauch sowie Aufstoßen ohne besonderen Geschmack. Trotzdem
suchte er zunächst die Klinik noch nicht auf, sondern versuchte selbst,
durch Sonnenbäder seinen Zustand zu bessern. Während dieser ganzen
Zeit besteht die Gelbsucht fort, ein wesentlicher Wechsel in der Intensität ist ihm selber nicht aufgefallen. Als im Sommer und Herbst
1922 zu den geschilderten Beschwerden noch vage Schmerzen in den
Extremitäten, besonders in den kleinen Gelenken der Hände und Füße,
auftraten, suchte er im September 1922, also zweieinhalb Jahre nach
der letzten Entlassung, neuerlich die Klinik auf.

Leber und Milz sind gegenüber dem Befund von vor zwei Jahren
größer, beide stehen jetzt über drei Querfinger unter dem Rippenbogen,
Aszites ist auch jetzt nicht nachweisbar. Ebenso wie damals ist auch
jetzt eine ikterische Verfärbung der Haut und Skleren zu konstatieren.
Im Vordergrund seiner Beschwerden steht nun das Hautjucken sowie
Nachtschweiß. Dabei ist klinisch wie röntgenologisch kein pathologischer Lungenbefund zu erheben. Patient ist afebril.

Im Harn Gallenfarbstoffe nachweisbar. Urobilinogen bis zu sechzehn-
facher Verdünnung. Der Stuhl gut gefärbt, weist weder chemisch noch
morphologisch irgendwelche Besonderheiten auf. Fermentuntersuchung des
Duodenalsaftes sowie der Fäzes ergibt leidlich befriedigende tryptische
Verdauung (Duodenalsaft: $L_{24h}^{37^0} = 1{,}0$ g Kasein), während die diastatische
Kraft zweifellos herabgesetzt ist (Duodenalsaft: $L_{24h}^{37^0} = 0{,}1$ g Stärke).
Blutbefund: Erythrozyten 4 000 000, Sahli 92%, Färbeindex 1,1. Thrombozyten 356 000, Leukozyten 6470, davon Neutrophile 69,1% (4420), Eosinophile 2,4% (170), Mastzellen 0,3% (20), Monozyten 3,7% (240), Lympho-
zyten 24,5% (1620).

Bei dem Patienten wurde eine Jodbehandlung (Mirioninjektionen)
versucht, ohne daß sich der Zustand irgendwie beeinflussen ließ. Der
Ikterus schwankte in seiner Intensität, es kam aber nie zu vollständiger
Acholie, die Temperatur war dauernd normal, die Leber zeitweilig ziemlich
druckschmerzhaft. Perihepatitis nie nachweisbar. Längere Zeit hindurch
wurde Höhensonnenbestrahlung der Milz und Leber versucht, auch
dies ohne irgendwelchen Erfolg. Der Patient wurde entlassen, die Quarz-
lichtbestrahlungen zunächst noch fortgesetzt, dann aber als ergebnislos
abgebrochen. Nunmehr wurde ihm zur Splenektomie geraten, die auf
der chirurgischen Abteilung des Rudolfspitals von Prof. Ranzi ausgeführt wurde. Die Operation förderte eine Milz zutage, die 980 g wog.

Wundheilung per primam. Nach der Operation schwanden Blä-
hungen und Schmerzen im Bauch, die Gelbsucht ging zurück, ohne
völlig zu verschwinden. Sie nahm schon nach wenigen Wochen wieder

an Intensität zu, das Hautjucken blieb im wesentlichen unverändert bestehen. Im März 1925 lag der Kranke neuerlich auf unserer Klinik. Er gab an, daß es ihm in der letzten Zeit im ganzen schlechter gehe, es bestehe allgemeine Mattigkeit sowie Blutungen aus der Nase und aus dem Zahnfleisch. Er fing zu fiebern an, hatte Stechen in der rechten Seite, starken Husten mit gelblichem Auswurf. Ein konsultierter Arzt hat eine Rippenfellreizung festgestellt. Bei der Aufnahme ist über der Lunge bloß eine basale Bronchitis zu finden. Der allgemeine Ernährungszustand des Patienten hat sich im ganzen verschlechtert, der Organbefund an der Leber im wesentlichen unverändert, das Zahnfleisch leicht blutend, ohne irgendwelche Zeichen einer allgemeinen hämorrhagischen Diathese. An der Haut der Extremitäten (an den Streckseiten beider Ellbogen- und Kniegelenke, an den Falten in der Vola manus, an beiden Unterschenkeln sowie ad nates) sind zahlreiche, vielfach konfluierende, stecknadelkopf- bis erbsengroße Effloreszenzen, über das Hautniveau vorragend, derb, von gelblicher Farbe (Xanthome). Während der klinischen Beobachtung stellt sich ein Erysipel des Gesichtes ein, zugleich treten im Harnsediment Erythrozyten und granulierte Zylinder auf, dabei bleibt Reststickstoff mit 44 mg% an der oberen Grenze der Norm, der Blutdruck steigt nicht an (125/70), die Temperatur, die bei der Aufnahme normal ist, erhebt sich während dieser interkurrenten Erkrankung bis auf 39,6°. Blutbefund: Vor dem Fieberanstieg: Erythrozyten 4200000, Sahli 104% Färbeindex 1,25 (Ikterus!). Osmotische Resistenz 0,36% bis 0,20% NaCl. Mittlerer Erythrozytendurchmesser 9,50 μ, Erythrozytenvolumen 38%, Leukozyten 14000, davon 72% Neutrophile, 2% Eosinophile, 0,3% Basophile, 3,8% Monozyten, 21,7% Lymphozyten. Thrombozyten reichlich. Im Harn Bilirubin neben reichlich Urobilinogen. Bei der Entlassung am 20. April 1925 ist Patient afebril, Ikterus und Leberbefund unverändert, im Harn noch spärliche Erythrozyten. Im Mai 1925 stellt sich Erbrechen ein, das nach den Mahlzeiten auftritt, oft täglich, manchmal nur zwei- bis dreimal wöchentlich. Zugleich bestand Aufstoßen mit bitterem Geschmack im Mund. Die Zahnfleischblutungen treten nun häufiger auf. Im August 1925 bemerkte er eine Schwellung der Beine, zunächst nur abends, späterhin schwand sie auch während der Nachtruhe nicht mehr völlig. Es gesellt sich Spannungsgefühl über Brust und Bauch hinzu. Der Appetit schwindet immer mehr, schließlich stellen sich Durchfälle ein, bis zu acht flüssigen und breiigen Entleerungen täglich von grünlichem Aussehen ohne Blut- und Schleimbeimengungen. Nunmehr sucht Patient am 26. Oktober 1925 neuerlich die Klinik auf. Er ist jetzt stark abgemagert, nach wie vor stark ikterisch, die Haut des ganzen Körpers ödematös, es besteht ein mächtiger Aszites. Die Leber groß, gegenüber den früheren Beobachtungen noch gewachsen. Sie reicht in der Medioklavikularlinie bis zur Nabelhöhe, ihre Oberfläche ist feinhöckerig, das Organ ist leicht druckempfindlich.

Probepunktion des Abdomens ergibt ein klares Transsudat (Rivalta negativ, Esbach 3%). Im Harn Gallenfarbstoff positiv, Urobilinogen ver mehrt, Albumen 13⁰/₀₀, im Sediment reichlich granulierte Zylinder, Leukozyten, Erythrozyten. Riva-Rocci 130/80. Reststickstoff 105 mg%. Im Stuhl reichlich Fetttröpfchen. Die Muskelfasern gut angedaut. Blutbefund: 3700000 Erythrozyten, 17000 Leukozyten, davon 76,8% Neutrophile, 2,3% Eosinophile, 0,3% Basophile, 6,1% Monozyten, 14,5% Lymphozyten. Patient ist anfangs febril bis 37,8⁰, mit zunehmendem Kräfteverfall sinken die Temparaturen auf normale Werte, der Puls wird weich, klein und frequent (100). Eine therapeutische Punktion (1200 cm³) des Aszites vermag an dem Bilde nichts zu ändern, auch die Kreislauftherapie (Kampher, Coffein, Strychnin) erweist sich als nutzlos, am 2. November 1925 tritt der Exitus ein.

Zusammenfassung des klinischen Verlaufes

Bei einem 24jährigen Mann, der während des Krieges wiederholt an blutig-schleimigen Durchfällen gelitten hat, tritt unter unbestimmten subjektiven Erscheinungen Ikterus, Milz- und Leberschwellung auf, dieser Zustand besteht jahrelang unter heftigem Hautjucken, die Krankheit verläuft wiederholt mit Fieberschüben, die allerdings teilweise auf interkurrente Erkrankungen zu beziehen sind. An Armen und Beinen treten Xanthome auf. Splenektomie bringt ganz vorübergehende Besserung. Im Gefolge eines Erysipels kommt eine hämorrhagische Nephritis komplizierend hinzu. In den letzten Monaten vor dem Tod treten allgemeine Ödeme und ein mächtiger Aszites auf.

Eine differentialdiagnostische Analyse des Bildes muß zunächst die erste Krankheitsperiode berücksichtigen. Hier haben wir einen Patienten mit großer Milz, großer Leber und Ikterus ohne Aszites vor uns. Gehen wir vom Ikterus als führendem Symptom aus, so scheidet der hämolytische Ikterus, an den vielleicht mit Rücksicht auf die große Milz gedacht werden könnte, von vornherein aus dem Kreise der Betrachtung, da das Hautjucken, über das der Patient von Anfang klagte, für eine Cholämie und gegen bloße Bilirubinämie sprach, da Gallenfarbstoff im Harn stets reichlich nachweisbar war (was beim hämolytischen Ikterus nur ausnahmsweise in geringer Menge auf der Höhe von Blutkrisen vorkommt), und da schließlich die charakteristischen Blutveränderungen (Resistenzverringerung, Mikrozytose) fehlten. Dann ist ein Ikterus durch Verschluß der großen Gallenwege zu erwägen, sei es nun daß dieser Verschluß durch Steineinklemmung, durch Neoplasma, durch Druck auf die extrahepatischen Gallenwege von außen (Drüsen, Tumoren) oder durch Narben- oder Strangbildungen erfolgte. Sprach gegen letzteres (Kompression durch Drüsen oder Strangbildung mit Knickung des Choledochus) das Fehlen irgendeines zu solchen Zuständen führenden Grundleidens, bis zu einem gewissen Grade auch der Milztumor, sprach gegen Neoplasma (Karzinom der Papille oder des Choledochus) außer dem jugendlichen Alter der Verlauf der Krankheit, die durch Jahre hindurch weder zu kompletter Acholie führte noch eine Kachexie eintreten ließ, so sprach gegen Steinverschluß (natürlich inkompletten) das völlige Fehlen von Kolikschmerz mit entsprechender Ausstrahlung, allerdings kein zwingendes Argument, da in seltenen

Fällen ein partieller Steinverschluß ohne Kolikschmerz verlaufen kann,
wie ich es erst kürzlich wieder bioptisch verifiziert bei einem Patienten
beobachten konnte. Wollte man im hier vorliegenden Falle diese Annahme machen — und sie stand längere Zeit hindurch in differentialdiagnostischer Erwägung —, so fände Milztumor und Fieber als Ausdruck
eines cholangitischen Infektes hinter dem Stein in der gestauten Galle
ihre Erklärung; freilich mußte auffallen, daß der Milztumor für einen
derartigen Zustand ungewöhnlich groß und derb wäre. Ließe sich der
Tastbefund einer vergrößerten derben Leber mit der Annahme eines
partiellen Gallengangverschlusses vereinen? Wir glauben, sagen zu
dürfen, daß eine derart große derbe Leber, bei einem bloß partiellen
Verschluß wiederum schwer vorstellbar wäre. Wollte man also hier
einen Verschlußikterus inkompletten Grades als alleinige Ursache des
ganzen Krankheitsbildes vermuten, so wäre man gezwungen, das Zusammentreffen einer Reihe von seltenen Ausnahmen, von schon einzeln
und an sich wenig wahrscheinlichen Zuständen anzunehmen (kolik-
freie Steineinklemmung, ungewöhnliche Ausmaße von Milz- und Leberschwellung usw.).

Dies drängt unsere Überlegung dahin, die Ursache für die Entstehung des Ikterus, unseres führenden Symptoms, im Leberparenchym
selbst zu suchen. Eine akute Schädigung, also die Hepatitis acuta verschiedenen Grades (Icterus simplex, sogenannte akute bis chronische
gelbe Lebertrophie), kommt nicht nur nach dem Verlauf selbstverständlich nicht in Frage, sondern war von allem Anfang an höchst unwahrscheinlich, da der Organbefund an Milz und Leber damit nicht vereinbar
war, und die negative Galaktoseprobe wohl mit Sicherheit dagegen
sprach. Aus den gleichen Gründen war auch eine sekundärluetische
Genese des Krankheitsbildes, ganz abgesehen von negativem Wassermann und fehlenden anamnestischen Angaben (beides ja nur bedingt
zu verwerten), abzulehnen.

Konnten wir eine sekundärluetische Erkrankung mit einiger
Sicherheit ausschließen, so war dies bezüglich der Lues tertia nicht so
ohne weiteres möglich. Das relativ jugendliche Alter des Patienten
bildet kein striktes Gegenargument gegen diese Annahme, da in seltenen
Fällen auch bei noch viel jüngeren Personen tertiärluetische Veränderungen angetroffen werden, nicht nur auf dem Boden einer kongenitalen
Lues, sondern auch bei akquirierter Syphilis. Von den beiden Verlauf-
arten der tertiären Leberlues kam hier die diffuse interstitielle Hepatitis
in Betracht, während die mit gröberer Knoten- und Lappenbildung
einhergehende gummöse Leberlues im Hinblick auf den Tastbefund
nicht zur Diskussion stand. Erstere mit Sicherheit auszuschließen,
war schwer möglich, konnte man doch der serologischen Probe und der
Anamnese keine unbedingte Beweiskraft zubilligen. Die weitere Beobachtung des Kranken zeigte, daß wir mit Recht eine andere Diagnose
gestellt haben.

Wir haben von Anfang an die Gruppe der zirrhotischen Veränderungen der Leber in den Vordergrund unserer diagnostischen Erwägungen

gestellt; nur zum Zwecke systematischer Besprechung erscheint diese Gruppe hier an letzter Stelle. Wenn wir das Bild, das unser Kranker bot, zunächst wieder, abgesehen von dem terminalen Stadium, betrachten, so finden wir den Symptomenkomplex einer splenomegalen Zirrhose mit Ikterus und anfangs ohne jede Pfortaderstauung. Es wird für die Prognose wie für das therapeutische Handeln im Einzelfalle von Wichtigkeit sein zu versuchen, innerhalb des Symptomenkomplexes der sogenannten hypertrophen Zirrhose eine Einreihung des Falles in eine Untergruppe zu versuchen; ist doch die hypertrophe Zirrhose wahrscheinlich keine Krankheitseinheit, sondern ein sehr verschiedenwertiges Zustandsbild[1]). Dem trägt bis zu einem gewissen Grade auch schon die ältere französische Literatur Rechnung, indem dort von cirrhose hypertrophique vasculaire, biliaire und capsulaire gesprochen wird (Chauffard). Jede dieser Formen zerfällt nach diesem Autor noch in weitere Unterabteilungen, das Schema wurde von Quincke noch ergänzt; immerhin scheint es heute klar, daß höchst disparate Prozesse hier vereinigt sind. Daß für das Einteilungsprinzip nicht allein die glatte Oberfläche, das Freibleiben von Granulation, der Leber, prinzipiell maßgebend ist, wird wohl von allen Klinikern und pathologischen Anatomen betont und auch wir sahen natürlich kein Bedenken, trotz des Befundes einer Granulation der Leberoberfläche, die sehr bald zu bemerken war, die „Rahmendiagnose" hypertrophe Zirrhose zu stellen.

Ja selbst die Abgrenzung der Hanotschen Zirrhose gegen die Laennecsche atrophische ist nicht scharf und mitunter sehr schwierig. Abgesehen von Beobachtungen, die in der älteren Literatur niedergelegt sind, soll hier ein Fall zitiert sein, den R. Bauer vor kurzem beschrieben hat. Klinisch bot dieser das Bild einer splenomegalen Zirrhose mit Ikterus ohne Pfortaderstauung. Der Fall wurde splenektomiert, überlebte die Operation nicht lange, sondern starb an einem akuten Magenulkus. Die Autopsie ergab den typischen Befund einer Laennecschen Zirrhose; namentlich wird hervorgehoben, daß die Bindegewebswucherung rein interazinös war und keinerlei Fibrose der Milz bestand. Wir beobachteten selbst einen Fall, der mit großer, derber Milz und großer, granulierter Leber und intensivem Ikterus zur Aufnahme kam. Galaktoseprobe positiv, Stuhl hypercholisch, ohne Blutbeimengung, im Harn Gallenfarbstoff positiv, Urobilinogen reichlich vermehrt. Keine nachweisbare Pfortaderstauung. Plötzlich traten profuse Blutungen aus Ösophagusvarizen auf, gleichzeitig entwickelte sich sehr rasch ein Aszites beträchtlichen Grades, es traten ektatische Kollateralvenen in der Bauchhaut hervor, der Ikterus schwindet bis auf geringe Reste, Leber und Milz nehmen an Größe wesentlich ab. Klinisch anfangs typisches Bild der hypertrophen, splenomegalen Zirrhose mit Ikterus, dann typisches Bild

---

[1]) Das von Hanot beschriebene Krankheitsbild würde eine — anscheinend seltene — Untergruppe der hypertrophen Zirrhose darstellen. Keinesfalls darf man aber — was in den meisten Lehrbüchern noch geschieht — die hypertrophe Zirrhose schlechtweg mit dem Hanotschen Krankheitsbild identifizieren.

der atrophischen Laennecschen Zirrhose. Autopsiebefund: Laennecsche
Zirrhose. Möglicherweise — bei dem geringen Material ist man hier nur
auf Vermutungen angewiesen — stellt dieser Fall ein Analogon zu dem
oben zitierten von R. Bauer vor; dieser hätte dann das zweite Stadium
unserer Beobachtung nicht mehr erlebt. Es darf erinnert werden, daß
in der älteren Literatur ein initiales hypertrophes Stadium der Laennecschen Zirrhose viel erwähnt wird. Neuere Beobachter (siehe Eppinger)
bezweifeln, ob jede Laennecsche Zirrhose ein hypertrophes Stadium
durchläuft; im Einzelfalle ist es natürlich schwer zu entscheiden, ob
es nicht, vorübergehend vorhanden, der Beobachtung entgangen war.
Sicher ist aber, daß Verlaufsformen wie die hier geschilderte nicht
zu identifizieren sind mit diesem etwaigen hypertrophen Stadium,
sondern eine Besonderheit darstellen, ebenso sicher ist, daß es, wie
R. Bauer ebenfalls betont, schwer fällt, diese Formen von wirklichen
„splenomegalen Zirrhosen mit Ikterus" (Typus Eppingersche Fälle),
also einer Form der hypertrophen Zirrhose, zu trennen.

Unter den unter dem Bilde der hypertrophen Zirrhose verlaufenden
Fällen läßt sich auf Grund neuerer Erfahrungen und in Bestätigung
alter Beobachtungen ein Bild immer klarer umgrenzen, das der cholangitischen Zirrhose. Ohne uns an dieser Stelle in eine ausführliche
Literaturkritik oder eine historische Darstellung einlassen zu wollen,
sei nur kurz folgendes erwähnt. Schon in der älteren Literatur spielt
die Cholangitis unter den vermuteten Entstehungsursachen der hypertrophen Zirrhose eine nicht unbedeutende Rolle, ja von älteren französischen Autoren wird die Pericholangiocholitis für die wesentliche Ursache
der „Hanotschen Zirrhose" angesehen. In die jüngere, namentlich
deutsche Literatur wurde diese Auffassung nur teilweise übernommen
(Quincke, Heinecke und andere), während von manchen namhaften
Autoren die Cholangitis für eine Komplikation der Zirrhose angesehen
wurde, die das Bild der Zirrhose verwische bzw. für manche Symptome,
so Ikterus und Milztumor, verantwortlich zu machen sei (Naunyn,
Hoppe-Seyler). Die Entscheidung darüber, welche dieser beiden
Ansichten zu Recht besteht, ist außerordentlich schwierig; das pathologisch-anatomische Bild, das uns Endstadien vor Augen führt, wird
hier kaum den Ausschlag geben, viel eher wird der klinische Krankheitsverlauf wenigstens Wahrscheinlichkeitsschlüsse zulassen; heute neigen
zahlreiche Autoren dazu, für eine gewisse Gruppe von Fällen die Cholangitis und Pericholangitis als ursächliches Moment für die Zirrhose-
entstehung anzusehen. Erschwert wird die Beurteilung des histologischen
Bildes im Einzelfalle dadurch, daß wirklich entzündliche Erscheinungen
an dem größeren und kleineren Gallenwege im Sinne einer lymphozytären
oder gar leukozytären Durchsetzung der Wand usw. natürlich zum Zeitpunkte der Sektion längst fehlen können. Die chronisch rezidivierende
Schädigung des Leberparenchyms, die seit Kretz für die Zurechnung
eines Prozesses zu den Zirrhosen gefordert werden muß, ist in diesen
Fällen unschwer zu erklären, es kommt ja bei jedem cholangitischen
Schub leicht zu einer Parenchymschädigung bzw. Nekrose, sei es daß

die Infektion selbst sich aufwärts bis in die feinsten intrazellulären Gallenkapillaren fortsetzt, deren Wand die Leberzelle selbst bildet, sei es daß Galle, die aus lädierten Gallengängen austritt, sekundär ihre deletäre Wirkung auf das Parenchym ausübt.

Boten die Fälle, die an den Cholangien keine eigentlichen Entzündungserscheinungen aufwiesen, dem Pathologen wie dem epikritisch betrachtenden Kliniker gewisse Schwierigkeiten, so wird diese Frage noch in ein anderes Licht gerückt durch die jüngsten Studien von Naunyn, Umber und anderen vom steinfreien Infekt der Gallenwege: Neben dem bekannten Bild der Cholangitis größerer und feinerer Gallengänge, die anatomisch-histologisch nachweisbare Entzündungserscheinungen setzt, wird das Krankheitsbild der Cholangie aufgestellt, ein Infekt der Gallenwege mit allen Folgen desselben, aber ohne histologische Wandveränderungen. Und neuere Erfahrungen sprechen dafür, daß auch die Cholangie in Zirrhose ausgehen kann bzw. in späteren Stadien unter dem Bilde einer hypertrophen Zirrhose zu verlaufen vermag und daß die Sektion ein dementsprechendes Bild liefert (siehe z. B. Fraenkel, Hedinger, Sternberg und andere).

Sehen wir uns daraufhin noch einmal unseren Fall an, so spricht der Verlauf mit wiederholten Fieberschüben, zeitweise Schmerzen in der Lebergegend bei vorangegangener Darminfektion, der wechselnde Ikterus mit Cholurie, die große Milz und große Leber sehr für einen chronisch-cholangitischen Prozeß. Die Diagnose konnte gestellt werden, trozdem ein positiver bakteriologischer Befund im Blut oder Duodenalgalle (siehe die Mitteilungen aus der Umberschen und Schottmüllerschen Klinik) hier nicht vorlagen. Für die Annahme, daß die Cholangitis sich sekundär einer Zirrhose aufgepropft hätte, fehltin unserer Krankenbeobachtung jeglicher Anhaltspunkt.

Sehen wir nun, wieweit der Sektionsbefund unsere Diagnose bestätigt hat.

Sektionsbefund (Dr. Knoflach): Cirrhosis hepatis. Hydrops ascites. Glomerulonephritis subacuta. Pericarditis fibrinosa. Oedema pulmonum. Pneumonia hypostatica recentior. Defectus lienis, II annos ante mortem exstirpati.

Männliche Leiche von kräftigem Knochenbau, ebensolcher Muskulatur, abgemagert. Die Haut blaß, mit einem Stich ins Gelbliche. An beiden Knien, am Ellbogen und am Gesäß in Gruppen zusammengestellte flache Erhebungen von leicht gelblich-bräunlicher Farbe.

Bei der Eröffnung des Abdomens entleert sich aus demselben reichlich Aszitesflüssigkeit. Das Zwerchfell rechts und links zur vierten Rippe reichend. In beiden Pleurahöhlen etwas gelblich gefärbte, klare Flüssigkeit. Die Lungen frei, die Unterlappen teilweise luftleer und von kleinen lobulär-pneumonischen Herden durchsetzt, sonst mäßig durchfeuchtet und substanzarm.

Im Herzbeutel serös-fibrinöses Exsudat. Das Herz in beiden Hälften etwas vergrößert, die Ventrikel weiter, die Klappen unverändert. In der Aorta ausgedehnte atheromatöse Veränderungen.

In der Gegend der exstirpierten Milz zahlreiche bindegewebige Verwachsungen. Die Leber 33:21:14 cm groß, 3100 g schwer, von derber Konsistenz, die Oberfläche glatt, die Kapsel stellenweise verdickt, hie und da mit zarten, fibrinösen Auflagerungen versehen.

Die Schnittfläche, im allgemeinen grünlichgrau, zeigt scharf umgrenzte, kleine Parenchymläppchen von maximal etwa 3 mm im Durchmesser, die von etwas einsinkenden grauen Bindegewebszügen umgeben sind. Die intrahepatalen Gallengänge nicht erweitert; ebenso der Ductus hepaticus und der Ductus choledochus sowie die Gallenblase ohne Besonderheiten. Die Vena portae sowie die Mesenterialvenen prall mit Blut gefüllt, ebenso im Ligamentum hepatogastricum wie im unteren Teile des Ösophagus Netze erweiterter Venen.

Der Dünn- und Dickdarm ohne Besonderheiten. Pankreas von entsprechender Größe und normalem Aussehen.

Die Nieren je 8:55½ cm groß, ihre Kapsel leicht abstreifbar, ihre Oberfläche glatt, von gelblichroter Farbe, mit einer Anzahl kleinster Blutpunkte versehen. An der Schnittfläche die Glomeruli als graue, vorspringende Knötchen sichtbar. Die Schleimhaut der harnableitenden Wege normal.

Die histologische Untersuchung, zu der mir das Material von Herrn Prof. Maresch freundlichst zur Verfügung gestellt wurde, ergab:

Leber: Das Organ zeigt einen weitgehenden Umbau. Größere Areale von Leberparenchym sind von breiten Bindegewebszügen umzogen; die so abgegrenzten „Körner" zeigen aber nicht immer die typische Läppchenstruktur mit zentraler Vene und radiärer Anordnung der Leberzellbalken, sondern einen regellosen Bau, die Zentralvene liegt vielfach an der Peripherie. Der Umbau scheint aber im ganzen nicht so hochgradig, wie man ihn in entsprechenden Fällen von atrophischer Zirrhose zu sehen gewohnt ist. Die Bindegewebswucherung ist an zahlreichen Stellen auch eine „intraazinöse", sie „isoliert" Leberzellbalken, ja kleine Zellgruppen und anscheinend sogar einzelne Leberzellen. Das Bindegewebe ist, wie insbesondere das Giemsa-Präparat zeigt, nicht sehr zellreich; am nach Mallory gefärbten Präparat sieht man, daß die Züge derb textiert sind, an zahlreichen Stellen liegen sie in dicken konzentrischen Schichten um die größeren intraazinösen Gallengänge.

Die Leberzellen sind im wesentlichen intakt; nur an wenigen Stellen findet man großtropfige Fetteinlagerungen, an wenigen anderen auch degenerative Zellveränderungen. An zahlreichen Stellen findet man die feinen Gallenkapillaren wie ausgegossen von braungrünlichen Massen, die offenbar eingedickter Galle (Gallenthromben) entsprechen. In der Umgebung ist auch in Leberzellen und — in geringerem Ausmaße — auch in Kupferschen Sternzellen solches grobscholliges Pigment, offenbar Gallepigment, zu finden.

Im interstitiellen Gewebe ist stellenweise eine mittelstarke zellige Infiltration nachweisbar. Diese setzt sich größtenteils aus Rundzellen zusammen, die keine Oxydasereaktion geben; an einigen Stellen findet man aber auch eine stärkere oxydasepositive Leukozyteninfiltration; diese ist um größere Gallengänge angeordnet, deren Wand von Leukozyten durchsetzt ist. Auch zwischen den Leberzellbalken finden sich da und dort oxydasepositive Zellen.

Die histologischen Bilder von Niere (subakute Nephritis), von den Xanthomknoten, vom Knochenmark (funktionierendes Zellmark mit vielen sehr jungen Zellen) und von den Lymphdrüsen (alte Tuberkulose; lebhafter „Sinuskatarrh": Folge der Splenektomie? oder der Tuberkulose?) sollen hier nicht eingehend beschrieben werden.

Was die Xanthomknoten anlangt, so sei darauf verwiesen, daß bei Leberzirrhosen wiederholt Xanthome beobachtet worden sind (Chvostek).

Die histologische Untersuchung der Leber ergab somit einen Umbau des Organs, neben der interlobulären Bindegewebswucherung eine deutliche intralobuläre Bindegewebsvermehrung. Diese kann an sich nicht mit absoluter Sicherheit auf eine vorausgegangene Erkrankung der Gallenwege bezogen werden; doch gewinnt diese Deutung um so mehr an Wahrscheinlichkeit, als an einzelnen Stellen auch im Zeitpunkte der Sektion noch mit Sicherheit frische entzündliche Veränderungen an den interlobulären Gallengängen nachweisbar waren. Wir glauben somit, durch die histologische Untersuchung unsere Diagnose einer pericholangitischen hypertrophen Zirrhose gestützt zu haben.

Nach Verifizierung der Diagnose ergeben sich epikritisch noch einige interessante Fragestellungen zum Zirrhoseproblem. Ich habe oben erwähnt, daß unter dem Bilde der Zirrhose vielleicht ätiologisch oder der Verlaufsart nach verschiedene Formen sich bergen. Eine solche Form scheint die hinsichtlich Ätiologie, Verlauf und histologischem Bilde einigermaßen umgrenzbare pericholangitische Zirrhose zu sein. Wieweit sich von dieser Gruppe (siehe die Fälle von Hedinger, Umber, Fraenkel, Sternberg, unseren Fall usw.) die Eppingerschen Fälle abgrenzen lassen, ist schwer mit Sicherheit zu entscheiden. Doch drängt sich bei Durchsicht der in der Eppingerschen Monographie wiedergegebenen Krankengeschichten der Eindruck auf, daß eine solche Abgrenzung möglich ist. Ähnlichkeiten zeigen sich allerdings in einigen Punkten des klinischen Bildes. So werden intermittierende Fieberschübe und Schüttelfröste öfters erwähnt. Eine Ähnlichkeit scheint auch hinsichtlich des histologischen Milzbefundes zu bestehen, über den noch unten zu sprechen sein wird. In anderen wesentlichen Punkten sind jedoch Unterschiede vorhanden. So betont Eppinger ausdrücklich, daß seine Fälle häufig mit Icterus-simplex-artigen Bildern beginnen. Sie verlaufen dabei aber fast dauernd acholurisch, nur zeitweilig wurde in geringen Mengen Gallenfarbstoff im Harn nachgewiesen, während in unserem Falle dauernd Cholurie bestand. Das histologische Bild der Leber, das in der Eppingerschen Monographie beschrieben wird, unterscheidet sich nach Angabe des Autors trotz ähnlichem makroskopischem Aussehen von dem der Laennecschen Zirrhose und scheint dem unsrigen ähnlich zu sein. Wir müssen also annehmen, daß, wenn in den Eppingerschen Fällen keine Cholangitis vorlag, ätiologisch und symptomatologisch verschiedene Zirrhoseformen zu histologisch ganz ähnlichen Endstadien führen könnten, eine Annahme, die in der älteren Literatur vielfach gemacht wurde, heute aber einer Überprüfung an einem großen Material bedürfte.

Eppinger hat als erster die Splenektomie in die Therapie der splenomegalen Zirrhose mit Ikterus eingeführt unter der Annahme, daß hämolytische Vorgänge für das Zustandekommen des Ikterus bei der splenomegalen Zirrhose wesentlich mitbestimmend seien[1]). Die Erfolge Eppingers waren ganz ausgezeichnete. Auf Grund mancher Ähnlichkeiten unseres Falles mit denen von Eppinger — trotz der erwähnten Unterschiede — wurde auch hier die Splenektomie ausgeführt. Ein Erfolg stellte sich zunächst ein, der Ikterus ging zurück, ohne allerdings ganz zu schwinden, der gesamte Zustand besserte sich für einige Zeit, doch schritt der Prozeß schließlich unaufhaltsam fort und führte zirka zwei Jahre nach der Operation zum Tode. Der Versuch einer Erklärung des wenn auch vorübergehenden Erfolges der Milzexstirpation bereitet hier große Schwierigkeiten. Es wäre natürlich möglich, auch hier hämolytische Vorgänge in der Milz anzunehmen, für die wir in unserem Fall aber keine Argumente beibringen können.

Die histologische Untersuchung der Milz konnte ich nur in sehr beschränktem Ausmaß vornehmen. Es fanden sich in der Sammlung der Prosektur des Rudolfsspitales nur noch zwei mit Hämalaun-Eosin gefärbte Schnitte, sonst konnte ich kein Material mehr auftreiben. An diesen Schnitten läßt sich mit Sicherheit erkennen, daß der Follikelapparat im wesentlichen intakt ist, insbesondere keine „Fibroadenie" der Follikel besteht, daß die Pulpa dagegen deutlich verändert ist: Die venösen Milzsinus sind weit, ihr Endothel hoch, stellenweise phagozytär tätig, teilweise abgeschilfert im Sinus gelegen. Außerdem besteht eine sehr deutliche Fibrose der Pulpa. Diese Veränderungen erinnern sehr an die von Eppinger beschriebenen Milzbefunde, denen sich auch ein später veröffentlichter Fall von Lepehne anschließt.

Dieselbe Frage: Woher der zeitweilige Erfolg der Splenektomie bei cholangitischer Zirrhose? wirft auch Umber anläßlich eines Falles auf, in dem die Operation den Ikterus zum Schwinden brachte, ohne daß der Prozeß selbst dauernd zum Stillstand gekommen wäre. Er läßt die Frage vollständig offen und zitiert in diesem Zusammenhang eine briefliche Äußerung Naunyns zu dem Fall; Naunyn weist auf mögliche Beeinflussung der Cholangitis durch den Eingriff am Portalkreislauf hin. Neben dieser Möglichkeit wäre auch an die Beeinflussung etwaiger im Gefolge der Cholangitis auftretender autolytischer Prozesse in der Leber oder an etwaige hämolytische Vorgänge in der miterkrankten Milz im Sinne Eppingers zu denken, doch sind dies vorläufig rein hypothetische Erwägungen. Sicher scheint zu sein, daß auch die cholangitische Zirrhose vorübergehend durch die Splenektomie günstig beeinflußt wird, doch besteht hier ein gewisser Unterschied gegenüber den Eppingerschen Fällen in der relativ kurzen Dauer des Erfolges, so daß vielleicht auch „ex iuvantibus" ein Unterschied zwischen beiden Typen konstruiert werden könnte.

---

[1]) In seinem letzten Referat glaubt Eppinger, daß der Indikationsbereich für die Splenektomie bei Zirrhosen weiter zu ziehen sein wird.

Außer symptomatisch-therapeutischen Maßnahmen wäre in unserem Falle eventuell auch eine Drainage des Choledochus in Betracht zu ziehen gewesen, eine Maßnahme, die bei chronischen Cholangitiden und Cholangien oft von gutem Erfolg begleitet ist; allerdings ist dieser Erfolg nicht immer von Dauer, vielmehr kommt es in vielen Fällen zu einer neuen Exazerbation des Prozesses, sobald die Fistel geschlossen wird.

Wenn wir also zusammenfassend versuchen, die hypertrophe Zirrhose in Typen einzuteilen, so ließen sich folgende einigermaßen umgrenzen: 1. Die chronisch cholangitisch-pericholangitische Zirrhose, 2. gewisse Formen von präatrophischen Zirrhosen, 3. der Eppingersche Typus, vielleicht aus diffusen Hepatitiden (Icterus simplex) sich entwickelnd; die Abgrenzung dieser Formen gegen die cholangitischen scheint mir aber noch nicht ganz sicher zu sein. Zweifellos ist damit der Formreichtum noch nicht erschöpft. So erwähnt Eppinger selbst splenomegale Zirrhosen ohne wesentlichen Ikterus, splenomegale Zirrhosen mit auffallender Anämie usw.

Wenn wir noch kurz auf die Frage der Beziehungen der hypertrophischen Zirrhose zur Laennecschen atrophischen eingehen, so müssen wir wohl unterscheiden zwischen einer rein symptomatologischen Trennung und einer genetischen ätiologischen. Wenn es gelänge, einmal das zweitgenannte Klassifizierungsprinzip klar durchzuführen, so könnte man hoffen, damit auch therapeutischem Handeln die Wege zu ebnen. Ein Versuch in dieser Richtung stellt ja die alte Trennung in cholangitische und portale („peripylephlebitische") Zirrhosen dar. Es ist aber sehr unwahrscheinlich, daß die unter dem Bilde der hypertrophischen Zirrhose verlaufenden Fälle durchwegs in dem eben zitierten Sinne cholangitische sind, es ist vielmehr wahrscheinlich, daß auch Schädigungen, die dem Leberparenchym auf dem portalen Wege zufließen, zu diesem Bilde führen können. Daß aber auch das klinische Bild der Zirrhosen selten einem einzigen Typus entspricht, ist schon eingangs betont worden. So sehen wir auch bei unserem Patienten im letzten Abschnitte der Krankenbeobachtung Symptome portaler Stauung, Ödeme, einen mächtigen Aszites; für die Erklärung dieser Symptome tritt allerdings in unserem Falle eine renale Erkrankung mit der Zirrhose in Konkurrenz; mit Sicherheit aber dürfen wir die autoptisch gefundenen kollateralen Venenerweiterungen als Folge der Zirrhose ansehen und in diesen einen Zug finden, der eigentlich dem Bilde der atrophischen, nicht der hypertrophischen Zirrhose zukommt. Das histologische Bild des Leberumbaues macht es nun ohne weiteres verständlich, daß wir auch bei diesen Formen der Zirrhose eine portale Stauung finden können, ebenso verständlich wird es uns aus Genese und Verlauf, daß, wenn eine primäre Gallengangserkrankung angenommen wird, der Parenchymumbau mit seinen Folgen erst in späteren Zeitpunkten erhebliche Grade erreicht.

So kommen auch wir zu der Ansicht, daß die in den Lehrbüchern bis heute übliche Zweiteilung der Zirrhose in atrophische und hypertrophische Formen weder klinisch noch pathologisch-anatomisch den vielfältigen Krankheitsbildern gerecht wird. Rein klinisch stellen die beiden Gruppen

Symptomenkomplexe vor, die in mehr oder minder großer Reinheit
vorkommen können. Diese Klassifizierung hat wohl ihren vorläufigen
Wert in symptomatologischer und auch prognostischer Richtung, wir
dürfen sie beibehalten, bis es gelingen wird, formalgenetisch und ätiologisch
klarere Gruppierungen vorzunehmen; wir dürfen uns aber durch die bisherige Einteilung den Blick nicht trüben lassen bei unvoreingenommener
Beurteilung der „atypischen" Fälle; eine größere Kasuistik gerade
solchen Materials wird zur Klärung der Zirrhosefrage beitragen. Die
pericholangitische Zirrhose, entstanden auf dem Boden einer chronischen
Cholangitis oder einer Cholangie, scheint ein relativ gut umrissenes
Krankheitsbild zu sein, das lange Zeit unter dem Bilde der hypertrophischen Zirrhose verläuft, in späteren Stadien durch portale Stauung
und wenn auch mäßige Schrumpfung der Leber auch Züge der atrophischen Zirrhose aufweisen kann.

Ein pylethrombotischer Milztumor
in einem Falle von Bronchiektasien, Friedländer-Pneumonie, Lues und Sigmoiditis

Von

Ernst Silberstern

Am 10. November 1913 wurde der 23jährige Kutscher A. M. auf die
II. medizinische Klinik aufgenommen. Seine Familienanamnese war
belanglos. Er hat in früher Kindheit Scharlach und Diphtherie, mit zehn
Jahren eine Lungenentzündung und wiederholt Augenentzündungen
durchgemacht. Seit seiner Kindheit litt er an heftigem Hustenreiz,
aber erst in der letzten Zeit trat viel Auswurf auf, der niemals massig
oder stinkend war. Im Januar 1911 erkrankte er mitten aus voller Ge-
sundheit mit Schüttelfrost und Schmerzen in der linken Bauchgegend,
seiner Schilderung nach etwa dem Colon descendens entsprechend.
Die Schmerzen waren von großer Heftigkeit und kolikartigem Charakter,
er mußte sich dabei zusammenkrümmen, sie dauerten ein bis zwei Stunden
und wiederholten sich nach beschwerdefreien Intervallen mehrmals
im Tage. Sie strahlten nicht aus und waren nicht von Brechreiz begleitet. Sowohl der Schüttelfrost als auch die Koliken wiederholten
sich in den nächsten Wochen häufig. Die Schüttelfröste stellten sich durch
etwa drei Wochen alle zwei bis drei Tage ein. Ihre Intensität nahm
zunächst zu, dann klangen sie nach und nach ab, während die Schmerz-
perioden länger andauerten. In den ersten Tagen der Erkrankung war
der Stuhl noch normal, etwa am dritten bis vierten Tage stellten sich
Diarrhoen ein, wobei drei bis vier dünnflüssige, an Menge sehr geringe
Stuhlentleerungen erfolgten. Es bestand kein Tenesmus, der Stuhl zeigte
nie Blutbeimengungen. Zwischen den Tagen mit Diarrhoen und Koliken
waren immer solche mit normalem Stuhl und ohne Schmerzen einge-

schoben. Der Patient ging dabei fast immer trotz seiner Beschwerden seiner
Arbeit nach und verbrachte nur ausnahmsweise einen Tag zu Bett.
Da aber die Schmerzen und Durchfälle auch nach dem Ausbleiben der
Schüttelfrostanfälle anhielten, begab er sich zirka acht Wochen nach dem
Beginn seiner Erkrankung in ein Peripheriespital, wo er vier Wochen lag.
Es wurde ihm gesagt, daß er eine Milzanschwellung, Rippenfellentzündung
und einen Lungenspitzenkatarrh habe. Die Behandlung bestand in Dunst-
umschlägen um den Stamm. Die Körpertemperatur, die vorher nicht gemessen wurde, war im Spital nie höher als 37°. Nach und nach verloren sich
die kolikartigen Schmerzen und die Diarrhoen und er verließ beschwerdefrei das Spital. Als er jedoch an die Arbeit ging, stellten sich in der Folge
die Durchfälle und Koliken wieder ein, und zwar so, daß er gewöhnlich
an einem Tage mehrmals Schmerzen und dünnflüssige Entleerungen
ohne Tenesmen hatte, daß die Erscheinungen wieder vorübergingen
und erst nach mehreren Wochen wieder auftraten. Er glaubt nicht,
daß bestimmte Speisen die Anfälle auslösten, meint aber, daß er dieselben fast immer bekommen habe, wenn er Bier in großen Mengen
genossen hatte. Besonders heftig waren jetzt die Schmerzen nicht und
er war auch nie genötigt, seine Arbeit zu unterbrechen oder einen Arzt
aufzusuchen. Erst als er im Jahre 1912, eineinhalb Jahre nach den
ersten Krankheitserscheinungen, zum Militär einrückte, wurden die
Beschwerden wieder heftiger. Es traten wieder Diarrhoen und Schmerzen,
ähnlich wie im Beginne der Erkrankung, nur nicht so heftig und nun
ohne Schüttelfröste auf, so daß er sich nach acht Wochen marode melden
mußte. Er kam in ein Garnisonsspital, in dem ebenfalls von einer Milzvergrößerung und Rasseln über der linken Lunge gesprochen wurde.
Nach vier Wochen wurde er im März 1913 superarbitriert und konnte,
da seine Beschwerden geschwunden waren, wieder seinem Berufe nachgehen. Als im Oktober 1913 stechende Schmerzen in der linken Brustseite auftraten und er um 3 kg abnahm, suchte er seinen Krankenkassen-
arzt auf, der ihn an unsere Klinik wies.

Status praesens

Die klinische Untersuchung (Prof. Ortner) zeigte einen mittelgroßen,
mittelkräftigen Mann mit blasser, an den Akren leicht zyanotischer Hautfarbe, am Skelett Residuen einer alten Rachitis, die Fingernägel papageien-
schnabelartig gekrümmt. Der linke obere Thoraxanteil beteiligte sich stärker
an der Atmung als der rechte, dagegen blieb der linke Rippenbogen bei
der Atmung zurück. Rückwärts stand der linke untere Lungenrand höher
als der rechte, darüber fand sich bis zwei Querfinger unter dem Angulus
scapulae im Sitzen und in Bauchlage eine Dämpfungszone, sowie über der
linken Spitze eine Schallverkürzung. Der linke untere Lungenrand war
respiratorisch nicht verschieblich. Im übrigen war der Lungenschall leicht
hypersonor. Das Atemgeräusch war über der linken Spitze vesikulär, aber
sehr rauh und unrein und zeigte vereinzelte nicht klingende Rasselgeräusche.
Nach unten machte es einem mehr bronchialen Atemgeräusch Platz mit
feuchten, klein- und mittelblasigen, vereinzelt auch großblasigen, zum
Teil klingenden Rasselgeräuschen, neben denen basal noch ein rauhes Leder-

knarren zu hören war. Über der rechten Lungenbasis rückwärts war im wesentlichen dasselbe etwas schwächer zu hören, um so schwächer, je weiter ab von der Wirbelsäule auskultiert wurde. Der Stimmfremitus war rechts etwas schwächer, die Stimmkonsonanz erhöht, Bacelli links verstärkt. Herz ohne Besonderheiten, ebenso Leber bis auf eine deutlich schmerzhafte Succussio hepatica und etwas Reiben in der Flanke. Die Milz überragte den Rippenbogen über vier Querfinger, war sehr hart und glatt, normal respiratorisch verschieblich, zeigte kein Reiben und engte den Traubeschen Raum von links ein. Kein Fluidum im Abdomen. In der linken Fossa iliaca fand sich eine deutliche, kleinfingergroße und -dicke, druckschmerzhafte Resistenz. Der linke untere Bauchreflex war, im Gegensatz zu den anderen, nicht auslösbar.

Die Körpertemperatur war durchaus normal, ebenso die Puls- und Atemfrequenz, die Harnmenge war eher gering. Der Patient hatte täglich einen Stuhl, gelegentlich Durchfälle mit drei bis vier flüssigen Stühlen, einmal entleerte er per anum reines Blut (zirka 20 cm³), der Harnbefund war normal bis auf eine geringe Vermehrung des Urobilinogens, der Blutbefund und die Resistenz der roten Blutkörperchen waren normal (Erythrozyten 4,600.000, Sahli Hämoglobin 100, Leukozyten 5.580, beginnende Hämolyse, 0,48% NaCl). Der Stuhl war dunkelbraun, schleimig und zeigt eine positive Benzidin- und Guajakprobe, er enthielt keine säurefesten Stäbchen. Das Sputum, an Menge gering, war schleimig-eitrig und enthielt keine säurefesten Stäbchen. Larynx und Pharynx ohne Besonderheiten. Rhinologischer Befund: Ozäna. Pirquet mit 100% und 25% ATK positiv. Der digitale Rektalbefund zeigte in der Höhe von zwei Phalangen eine die ganze Darmwand umgreifende teigige, etwas härtliche Resistenz, in deren Bereich die Schleimhaut fixiert und aufgeworfen war und sich samtartig anfühlte. Die Abgänge waren nicht blutig. Die Rektoskopie ergab eine Sigmoiditis mit kleinen, nicht blutenden Ulzera. Wassermann-Reaktion (WaR) negativ. Von 40 g Galaktose wurden 3,6 g, von 40 g Galaktose mit Liebigs Fleischextrakt 5,2 g, von 100 g Dextrose nichts, von 100 g Lävulose 0,1 g ausgeschieden.

Abgesehen von der bereits erwähnten leichten Darmblutung, zeigte der Decursus morbi nichts Erwähnenswertes. Unter dem Einfluß der Therapie — Bettruhe, Diät, Tinctura uzara, Symptomatika — gingen die Erscheinungen zurück und der Patient verließ am 26. November 1913 beschwerdefrei die Klinik.

Eine vom damaligen Assistenten der Klinik, Dr. von Decastello, zu Papier gebrachte Epikrise stellt die Tatsache der durch die rektale Untersuchung erwiesenen geschwürigen Sigmoiditis und infiltrativen Perisigmoiditis fest und spricht sich angesichts des Fehlens sonstiger Anhaltspunkte gegen die Annahme einer tuberkulösen oder appendizitischen Genese aus (Stuhluntersuchung, Temperatur, Anamnese). Der Milztumor dürfte wegen der zeitlichen Inkongruenz nicht mit der Sigmoiditis im Zusammenhange stehen, vielleicht eher mit der adhäsiven Pleuritis und interstitiellen Pneumonie links. Daneben muß aber auch eine subjektiv beschwerdelose parenchymatöse Leberschädigung bestehen (Galaktoseproben), deren Ursache vielleicht auf dem Wege der Pylephlebitis die Darmerkrankung oder eventuell eine splenogene Schädigung sein könnte. Sie betont das gelegentliche leise perihepatitische Reiben und führt die supradiaphragmalen Erscheinungen auf eine linksseitige

Pleuraschwarte und wegen des fast bronchialen Atmens und der klingenden Rasselgeräusche auf eine interstitielle Pneumonie zurück, erwähnt die Möglichkeit von Bronchialerweiterungen, obwohl das Sputum niemals kopiös oder geschichtet gewesen sei, es habe auch nie übel gerochen und nie Tuberkelbazillen enthalten, doch bestehe eine Andeutung von Kuppennägeln. Diese Lungenveränderung dürfte wohl mit der in der Kindheit überstandenen Lungenentzündung im Zusammenhange stehen. Der Blutbefund sei in jeder Richtung normal gewesen, es komme für die Erklärung des Milztumors eine Bluterkrankung nicht in Betracht.

Demgemäß lautete die Diagnose: Sigmoiditis catarrhalis cum ulceribus subsequente perisigmoiditide chronica. Tumor lienis chronicus magn., pleuritis adhaesiva sin., pneumonia interstitialis lob. inferioris sin. cum bronchiectasia multiplici. Bronchitis diffusa pulmonis dext. Hepatitis et perihepatitis e pylephlebitide chronica.

Nach seiner Entlassung war der Patient durch fünf Monate beschwerdefrei, dann traten, angeblich ohne äußere Ursache, stechende Schmerzen in der linken Brustseite, besonders in der Axillarlinie, auf, deretwegen der Patient neuerlich auf unsere Klinik kam.

Der objektive Befund hatte sich nicht geändert. Der Patient war nach wie vor fieberfrei, hatte normale Atem- und Pulsfrequenz, ein bis vier Stühle im Tage, normale Harnmenge. Im Harn war nunmehr Urobilinogen bis zur 64fachen Verdünnung nachweisbar, sonst war der Harnbefund normal. Jetzt war rektal eine perisigmoiditische Infiltration nicht mehr nachweisbar. Von 40 g Galaktose schied der Patient 3,75 g aus, von 40 g Galaktose mit Liebigs Fleischextrakt 4,36 g, von 40 g Galaktose mit Witte-Pepton 2,88 g aus. Er lag vom 27. April bis 11. Mai 1914 an der Klinik und verließ dieselbe wieder beschwerdefrei.

Weiterhin fühlte sich der Patient fortdauernd wohl. Eines Tages machten ihn seine Geschwister darauf aufmerksam, daß seine Augen und Haut gelb gefärbt seien, sein Harn und Stuhl waren aber stets normal. Der Patient suchte jedoch keinen Arzt auf, sondern ging weiter seiner Arbeit nach. Nach drei bis vier Wochen verschwand die Gelbfärbung. Im Oktober 1918 erkrankte der Patient plötzlich an heftigen Brustschmerzen, starkem Husten, mäßigem Auswurf und hohem Fieber. Er kam in ein Peripheriespital, wo eine Lungenentzündung festgestellt wurde. Nach sechs Wochen verließ er das Spital, stand aber noch weitere neun Wochen in ärztlicher Behandlung. Dann war er wieder beschwerdefrei bis Ende September 1919. Um diese Zeit bemerkte er, daß sein Bauch rapid größer wurde. Es trat starke Atemnot und Husten sowie reichlicher Auswurf auf, doch hatte er, wie seit 1914 überhaupt, keine Beschwerden von seiten des Verdauungstraktes. Er wurde am 20. Oktober 1919 wieder auf die Klinik aufgenommen.

Die physikalische Untersuchung (Prof. Ortner) zeigte gegenüber den früheren Befunden bezüglich der Lunge keine wesentliche Differenz, doch waren die Rasselgeräusche links hinten unten mehr in ein „Kochen und Brodeln" übergegangen. Das Herz war etwas nach links verschoben und zeigte ein akzidentelles systolisches Geräusch. Das Abdomen war froschbauchartig vorgewölbt, leichte Flankendämpfung, in Knie-Ellbogenlage periumbilikale Dämpfung, kein sicheres Fluktuationsgefühl. Der linke Leberlappen war vergrößert und hart, der Milztumor lokomotorisch und respiratorisch auffallend fixiert.

Der Patient war afebril, seine Puls- und Atemfrequenz normal, seine tägliche Harnmenge schwankte zwischen 1.000 und 2.500 cm³, durchschnittlich bei Tag doppelt so viel als bei Nacht. Die spezifischen Gewichte bewegten sich zwischen 1,015 und 1,031. Er hatte meist zwei Stühle im Tage, nur selten Durchfälle mit bis zu sieben Stühlen. Sein Gewicht schwankte um 80 kg. Der Urobilinogengehalt des Harnes variierte in Werten von der zweifachen bis zur 200fachen Verdünnung. Urobilin war stets stark positiv im Harne nachweisbar. Zu einer Zeit, da sich die täglich mit dem Urin ausgeschiedene NaCl-Menge bei stets gleicher Kost zwischen 10 und 20 g bewegte, wurden bei einer Zulage von 10 g NaCl in 4 Stunden 7,2 g, in 12 Stunden 24,8 g, in 24 Stunden 34,4 g, in den nächstfolgenden 24 Stunden 58,2 g NaCl ausgeschieden, wobei die stündliche Konzentration bei 1,5% gleichblieb. Bei einer täglich ausgeschiedenen Harnstoffmenge von 15 bis 30 g wurden von einer Zulage von 20 g Urea pura in 8 Stunden 7,6 g ausgeschieden, wobei in zweistündigen Intervallen mit je 100 bis 200 cm³ Harn 1 bis 2,3 g Harnstoff zur Ausscheidung gelangten, ohne daß es zu einem ausgesprochenen Ansteigen der Konzentrationskurve — ebensowenig wie vorher beim NaCl — gekommen wäre. Die Volhardsche Nierenfunktionsprobe ergab bei einer Zufuhr von 1.500 cm³ Tee eine Verdünnung bis zum spezifischen Gewicht von 1,009 bei einer Stundenmenge von 432 cm³, eine Konzentration bis zum spezifischen Gewicht von 1,035 bei einer Stundenmenge von 19 cm³. In 4 Stunden wurden 1.250 cm³ Harn und 6,25 g NaCl, in 6 Stunden 1.383 cm³ Harn ausgeschieden. Von 0,5 g Jodkalium war nach 50 Stunden im Harn nichts mehr nachweisbar. Von 40 g Galaktose gelangten 5,5 g zur Ausscheidung. Der Blutdruck, nach Riva-Rocci gemessen, war 108/90 mm Hg. Der Stuhlbefund war in keiner Weise auffällig, der Blutbefund ergab: Erythrozyten 5,400.000, Hämoglobin nach Sahli 75, Färbeindex 0,7, Leukozyten 4.900, darunter polymorphkernige neutrophilgranulierte 74%, eosinophilgranulierte 8%, Monozyten 2%, Lymphozyten 16%. WaR komplett positiv. Das Sputum zeigte Dreischichtung: am Boden der Spuckschale eine eiterähnliche Masse, darüber eine kolostrumartige Schichte und zu oberst schaumigen Schleim. Mikroskopisch zeigte es neben Eiterzellen massenhaft, fast in Reinkultur Gram-negative, kapseltragende Stäbchen, die sich kulturell als Bacillus pneumoniae Friedländer erwiesen und mauspathogen waren, keine säurefesten Stäbchen, auch nicht nach Anreicherung im Antiforminverfahren. Die Röntgenuntersuchung der Lungen ergab eine normale Beweglichkeit der rechten Zwerchfellhälfte, die respiratorische Beweglichkeit des linken Zwerchfelles war eingeschränkt, der linke Zwerfellwinkel nicht einwandfrei darstellbar. Beide Spitzenfelder waren frei, die Hiluszeichnung war vermehrt, und von hier zogen, namentlich nach rechts abwärts, strangförmige Schatten, die sich stellenweise zu unregelmäßigen Verdichtungsherden verbreiterten. Nach Bariummahlzeit zeigte sich eine normale Kolonfüllung, das Barium war nach 30 Stunden entleert. Der Bariumeinlauf zeigte nach vorübergehender Einziehung an der Grenze der Flexura sigmoidea gegen das Colon descendens eine einwandfreie Auffüllung desselben. Das Skelett war röntgenologisch normal. Der digitale Rektalbefund war normal. Bei der Rektoskopie zeigte sich in der Höhe von 25 cm eine für den Tubus nicht passierbare Stenose. Hier war die Schleimhaut glatt, leicht blutend, zeigte aber keine Geschwüre. Der Augenhintergrund war normal, es bestand aber infolge eines Astigmatismus eine Herabsetzung des Visus. Aus dem Decursus morbi sei erwähnt, daß es den Anschein hatte, als ob der linke Leberlappen später nicht mehr so stark vergrößert sei als anfangs. Die Therapie bestand in Bettruhe, Symptomatika, Diät und Modenol. Bei der Entlassung des Patienten am 29. November 1919 wurde die WaR auf der einen Untersuchungsstation als negativ, auf einer anderen als schwach positiv bezeichnet.

Basierend auf den früheren differentialdiagnostischen Überlegungen und der darauf aufgebauten Diagnose, waren nunmehr, nach fünf Jahren, folgende Tatsachen besonders bemerkenswert: 1. Die relative Konstanz des objektiven Lungenbefundes, 2. der Beginn der neuerlichen Beschwerden mit Atemnot, Größenzunahme des Bauches infolge Vergrößerung der Leber und Auftretens von Aszites, 3. die stark positive Wassermannreaktion, 4. der Befund von Friedländer-Bazillen im Sputum fast in Reinkultur.

War bei Berücksichtigung des zweiten Punktes zur Erklärung der subjektiven Beschwerden, die den Patienten in erster Linie auf die Klinik führten, und der seinerzeit festgestellten parenchymatösen Leberaffektion der nächstliegende Gedanke, daß sich auf Basis des seinerzeitigen Zustandes eine Leberzirrhose, derzeit im hypertrophischen Stadium, entwickelt hätte, so mußten doch manche Erwägungen dagegen sprechen, einen derartigen Befund als alleinige Ursache der Beschwerden des Patienten, insbesonders der Atemnot, anzunehmen. Zunächst war der Aszites so gering, daß er kaum nachgewiesen werden, daß er aber unmöglich für eine so wesentliche Hochdrängung des Zwerchfelles angeschuldigt werden konnte, die sich in einer derartig ausgesprochenen Atemnot hätte zeigen können, trotzdem sogar der beiderseitige Lungenprozeß eine Dekompensation der Atmung früher manifest werden lassen konnte als bei einem Lungengesunden. Aber selbst dazu war der Aszites viel zu gering und die mäßige Vergrößerung der Leber, gerade die markantere des linken Leberlappens, konnte dafür kaum in Betracht kommen, da sie bei der Fixation des linken Zwerchfelles gar nicht imstande gewesen wäre, eine derartige Hochdrängung, die übrigens objektiv auch nicht nachweisbar war, durchzuführen. Es erschien eher wahrscheinlich, daß der Lungenprozeß die Ursache zu einer Verziehung des Mediastinums, die tatsächlich nachgewiesen werden konnte, vielleicht auch zu einer fibrösen Veränderung des Mediastinums, die nicht nachweisbar war, abgegeben habe, die als nächste Stauungserscheinung eine Stauungsleber, Pfortaderstauung und Aszites zur Folge hatte, während der gleichzeitige Lungenprozeß selbst für den stärkeren Husten, Auswurf und die Atemnot angeschuldigt werden mußte. Dagegen sprach aber, daß die Lebervergrößerung fast nur den linken Leberlappen betraf, von einer Vergrößerung durch Stauung aber sicher auch der rechte hätte erfaßt werden müssen. Berücksichtigt man fernerhin, daß, wenn auch der Patient über eine luetische Infektion nichts angeben konnte, in der Zwischenzeit die WaR komplett positiv geworden ist und die Lebervergrößerung hauptsächlich den linken Leberlappen betraf, eine Lokalisation, die unserer Erfahrung nach insbesonders bei luetischen Leberaffektionen zu beobachten ist, so mußte an eine Aufpfropfung einer luetischen Hepatitis auf das bisherige Krankheitsbild gedacht werden, wobei weiter angenommen werden muß, daß diese Affektion, die nach relativ geringen therapeutischen Maßnahmen (sechs Modenolinjektionen) bereits Tendenz zum Rückgang der komplett positiven WaR zeigte und, soviel wir sehen konnten, von keiner anderweitigen luetischen Manifestation begleitet oder gefolgt wurde, sicher nicht sehr alt sein konnte. Auf jeden Fall mußte bei retrospektiver Überlegung die seinerzeitige Sigmoiditis und der Milztumor angesichts der damals bei jahrelangem Leiden negativen WaR, die übrigens auch gegen die Annahme einer hereditären Lues sprach, als nicht luetisch angesprochen werden. Dabei ist aber immerhin zu bemerken, daß sich sonst keinerlei Anhaltspunkte für Lues ergeben hatten, als die WaR, die, wie hier betont sein soll, mangels vorausgegangener Digitalisierung (dieselbe lag über ein Jahr zurück), und durch mehrfache Untersuchungen an verschiedenen Stellen sicher nicht als Fehlresultat zu werten ist. Es ist das deswegen erwähnenswert, weil gerade parenchymatöse Leberaffektionen, und eine solche stand in vorliegendem Falle wohl fest, unserer Erfahrung nach, im allgemeinen, wenn sie nicht luetischer, gelegentlich sogar, wenn sie luetischer Genese sind, die Neigung zeigen, eine infolge gegebenenfalls anderweitiger luetischer Affektion positive WaR abzuschwächen (vitale Ambozeptorbindung?), ein Umstand, der mit Rücksicht auf die relative Häufigkeit der Notwendigkeit, eine Leberaffektion anders als durch den positiven Ausfall der WaR als luetisch erkennen zu müssen, von Bedeutung ist. Mit Berücksichtigung der Tatsache, daß der Patient durch viele Jahre bronchiektatische Hohlräume aufwies, mußte ferner an die Möglichkeit einer Amyloidose gedacht werden. Wenn diese auch kaum zur Erklärung des bereits so lange vorausgegangenen Milztumors in Betracht gezogen werden konnte, so war die Vergrößerung und Verhärtung der Leber durch Amyloid immerhin möglich. Dafür konnte auch das Verhalten der uhrglasförmigen Fingernägel herangezogen werden. Besonders interessant wurde diese Möglichkeit durch die oft behaupteten Zusammenhänge zwischen Amyloidbildung und kapseltragenden Bazillen, da ja in unserem Falle im Sputum Friedländer-Bazillen fast in Reinkultur gefunden worden waren. Es konnte sich aber kein positiver Anhaltspunkt für Amyloidose nachweisen lassen. Tierexperimentelle Untersuchungen mit dem aus dem Sputum des Patienten gezüchteten Friedländer-Stamm durch Dr. W. Mestitz fielen negativ aus. Eine anderweitige Lokalisation des Amyloides (Niere, Darm) ließ sich nicht erweisen.

In Erwägung aller dieser Umstände und der früheren Krankengeschichte mußten wir annehmen, daß sich im Anschluß an die kindliche Lungenentzündung eine chronische interstitielle Pneumonie und schrumpfende Pleuraschwarte links mit Attraktion des Mediastinums entwickelt habe, daß sich daran öfters Bronchitiden und Bronchopneumonien mit Tendenz zu chronischer Pneumonie und Bronchiektasien entwickelt und daß sich im Rahmen dieses chronischen Lungenleidens vor nicht allzulanger Zeit Friedländer-Bazillen in der Lunge etabliert haben, die durch einen bronchitischen oder bronchopneumonischen Schub in der letzten Zeit die supradiaphragmalen Beschwerden verursacht haben. Infradiaphragmal hatte sich unserer Annahme nach im Anschluß an die ulzeröse, nicht spezifische Sigmoiditis und infiltrative Perisigmoiditis eine Stenose des Sigmoids und vielleicht über den Weg peripylephlebitischer Prozesse eine diffuse parenchymatöse Hepatitis entwickelt, die angesichts der langen Dauer und des klinischen Befundes bereits eine Neigung zur peripylephlebitischen zirrhotischen Induration zeigte. Der Milztumor konnte nicht befriedigend erklärt werden, doch wurde angenommen, daß er mit der chronischen portalen Stauung in Zusammenhang stehen könne, die Möglichkeit einer Amyloidose oder Lues viscerum blieb in suspenso, ebensowie auch die Möglichkeit gelegentlicher entzündlicher peritonealer Reizungen im Anschluß an die Peripylephlebitis und die mit Rücksicht auf den ziemlich starken Alkoholabusus in Erwägung gezogene Möglichkeit einer Fettleber.

Der Patient verließ am 29. November 1919 gebessert die Klinik und fühlte sich bis auf zeitweilig auftretende Atembeschwerden wohl, Husten oder Auswurf bestanden nicht. Gegen Mitte März 1920 erkrankte er plötzlich während der Arbeit mit Schmerzen im Bauche, besonders in der Gegend des rechten Rippenbogens, die sich beim Husten steigerten. Der Bauch schwoll plötzlich an. Es bestanden keine Schwellungen der Füße, keine Gelbsucht. Die Harnmenge war stark vermindert, der Harn trüb. Gleichzeitig trat starker Husten mit grünlichgelbem Auswurf auf, welch letzterem jedoch keine auffallenden Bestandteile beigemengt waren. Es bestanden starke Atembeschwerden, Fieber ohne Schüttelfrost oder Frösteln, allgemeines Mattigkeitsgefühl und Abgeschlagenheit, kein Erbrechen. Der Appetit war gut, der Stuhl normal und geformt, einmal täglich Stuhlgang. Potus nach wie vor drei bis vier Krügel Bier im Tage, Nikotin 30 bis 35 Zigaretten. Venerea, wie vorher, negiert.

Der Status praesens ergab eine subikterische Verfärbung der Skleren und der Stirn, eine leichte Zyanose der Lippen, Ödeme an den Unterschenkeln und am Sakrum, Dyspnoe und stecknadelkopfgroße Hämorrhagien am rechten Rippenbogen. Im übrigen zeigte der Lungenbefund gegenüber den vorausgegangenen wenig Änderungen. Der linke Rippenbogen war vorgewölbt, die seitlichen Anteile der rückwärtigen Thoraxpartien dagegen eingezogen. Der obere Anteil des linken Thorax atmete besser als der des rechten. Der übrige Befund zeigte, fast so wie früher, links hinten unten die nach unten zu an Intensität zunehmende handbreite Dämpfung mit bronchialem Atmen und zum Teil klingenden klein- und mittel-, zum Teil auch großblasigen Rasselgeräuschen, verstärkten Stimmfremitus, Stimmkonsonanz und Bacelli, die reichlichen trockenen und nicht klingenden, feuchten Rasselgeräusche darüber. Rechts war der Befund ganz unverändert. In der Herzgegend zeigte sich eine sichtbare, diffuse pulsatorische Erschütterung der Brustwand mit nachfolgender Einziehung des fünften Interkostalraumes, auskultatorisch ein akzidentelles systolisches Geräusch mit dem Punctum maximum an der Arteria pulmonalis. Die Pulsfrequenz war 108, der Traubesche Raum war von rechts und links, nicht aber von oben eingeengt. Das Abdomen war in allen Partien gleichmäßig aufgetrieben, der Nabel fast verstrichen, keine auffallende Venenzeichnung sichtbar, deutliches Fluktuationsgefühl, überall gedämpfter Schall, nur in der Mitte des Oberbauches Tympanismus. Der untere Leber- und Milzrand war infolge des Aszites nicht palpabel.

Die Temperatur schwankte in den ersten Tagen zwischen 38,5⁰ und 39,5⁰, ging jedoch bald zurück und war vom fünften Tage an, von gelegentlichen geringen Steigerungen bis 37,5⁰ abgesehen, normal. Die Pulsfrequenz ging bald zur Norm zurück, ebenso die anfänglich auf 30 Atemzüge in der Minute gesteigerte Frequenz der Respiration. Der Stuhlgang war normal und regelmäßig, zweimal täglich. Die Harnmenge war anfänglich sehr gering, es bestand keine Nykturie. Der Harn zeigte kein Albumen, dagegen gelegentlich Spuren von Bilirubin. Die Urobilinogenwerte bewegten sich anfangs zwischen 1:200 und 1:40. Urobilin war positiv. Die mit dem Harn täglich ausgeschiedene Chloridmenge wurde mit zirka 4 g errechnet. Der Stuhlbefund zeigte einen dunkelbraunen, breiigen, fäkulent riechenden Stuhl, okkulte Blutung negativ. Die mikroskopische Stuhluntersuchung ergab keinerlei abnormen Befund. Blutdruck nach Riva-Rocci 118/90 mm Hg, gelegentlich geringe Schwankungen hinauf und hinunter. Der Blutbefund ergab: Erythrozyten: 5,400.000, Sahli Hämoglobin: 75, Färbeindex: 0,7, Leukozyten: 4.200, davon polymorphkernige neutrophilgranulierte: 75% (3.150), eosinophilgranulierte: 1,6% (70), basophilgranulierte: 1,3% (56), Monozyten: 7% (294), Lymphozyten: 15% (630). Ein weiterer nüchtern erhobener Leukozytenbefund ergab bei einer Gesamtzahl von 3.300 polymorphkernige neutrophilgranulierte: 83,3% (2.755), eosinophilgranulierte: 0, basophilgranulierte: 0,3% (10), Monozyten: 3% (99), Lymphozyten: 13,3% (445); nach der Nahrungsaufnahme bei einer Gesamtzahl von 5.200 polymorphkernige neutrophilgranulierte: 79,7% (4.144), eosinophilgranulierte: 1,3% (68), basophilgranulierte: 0, Monozyten: 6% (312), Lymphozyten: 13% (676). Das Sputum, 10 bis 50 g täglich, war schleimig-eitrig, roch fade und zeigte keine sehr deutliche Schichtung. Es enthielt Eiterzellen, spärliche Gram-positive Diplokokken und reichlich Gram-negative, unbewegliche, kapseltragende Stäbchen, die kulturell und durch Tierversuch als Bacillus pneumoniae Friedländer sichergestellt wurden, es enthielt keine säurefesten Stäbchen, auch nach Anreicherung im Antiforminverfahren waren solche nicht nachweisbar, und keine elastische Fasern. Die WaR im Serum war komplett positiv. Eine Probepunktion des Abdomens ergab eine trübe, gelblichgrüne Flüssigkeit, Rivalta negativ. Esbach 5,5⁰/₀₀. Mikroskopisch keine zelligen Elemente, keine Mikroorganismen. Die WaR der Aszitesflüssigkeit ergab im Auswertungsverfahren mit 0,25 bis 0,15 ein komplett positives, mit 0,1 bis 0,05 ein negatives Resultat. Die digitale Rektaluntersuchung zeitigte außer mäßig großen Hämorrhoidalknoten keinen abnormen Befund. Die rektoskopische Untersuchung konnte bis 22,5 cm keine pathologischen Veränderungen nachweisen. Weiter vorzudringen gelang nicht, da der Patient dabei über starke Schmerzen klagte. Die Blutkultur war steril, das Serum des Patienten agglutinierte Typhusbazillen 1:50, Paratyphus B 1:100, den eigenen Friedländer-Stamm aber nicht. Die Harnkultur war steril. Der Röntgenbefund zeigte das rechte Zwerchfell frei, eine deutliche Trübung des rechten Spitzenfeldes. Das linke Zwerchfell war wohl darstellbar, wies aber eine stark eingeschränkte respiratorische Beweglichkeit auf und ließ den Zwerchfellwinkel nicht einwandfrei zur Darstellung gelangen. Im übrigen zeigten sich wie vorher die auffallend breiten, vom Hilus nach abwärts ziehenden strangförmigen Verdichtungen. Eine Magenuntersuchung mit der Sonde ergab keinen Rest nach zwölf Stunden, die Magenspülflüssigkeit enthielt keine freie Salzsäure und zeigte im übrigen keinen pathologischen Befund.

Unter dem Einflusse der Therapie, anfangs Koffein subkutan, ferner Infusum radicis Ipecacuanhae, Chinin, Diät, Wickel, Acidum phosphoricum und Symptomatika, ging zunächst die Temperatur herunter, das Allgemeinbefinden besserte sich, es kam zur Steigerung der Diurese, besonders als auch Novasurol intramuskulär angewendet werden konnte. Die Ödeme, der Aszites und der Bauchumfang verringerten sich. Der Urobilinogengehalt des Harnes sank auf die Verdünnung 1:40 bis 1:2. Es wurde nun Neosalvarsan und Hydrargyrum salicylicum gegeben. Jetzt, da der Aszites zurückgegangen war, gelang es auch, den unteren Leberrand nachzuweisen, der in der rechten Medioklavikularlinie dreieinhalb Querfinger unter dem Rippenbogen stand und links in der Mitte des linken Rippenbogens unter diesem verschwand. Die Milz war perkutorisch stark vergrößert und überragte den Rippenbogen um zweieinhalb Querfinger. Der untere Rand war stumpf, die Oberfläche glatt, die Konsistenz sehr hart. Gelegentlich traten Schmerzen in der Milzgegend auf, dann waren daselbst auch Reibegeräusche hörbar. Der Patient verließ am 31. Mai 1920 gebessert die Klinik, stand jedoch zur Fortsetzung der Neosalvarsan- und Quecksilbertherapie weiter in ambulatorischer Behandlung.

Der gegenwärtige Befund unterschied sich von dem vorausgegangenen 1. durch den ausgesprochenen Fieberzustand, 2. durch die ausgesprochene Exazerbation der Lungenerscheinungen, besonders im Bereiche der rechten Seite, 3. durch die allgemeine Lebervergrößerung, 4. durch die allgemeine infradiaphragmale Hydropsie. Es war nun im Einklang mit der vorausgegangenen Diagnose das Nächstliegende anzunehmen, daß ein pneumonischer Schub den Status febrilis und die Exazerbation der Lungenerscheinungen bewirkt habe, daß in seiner Folge die Herzkraft nachgelassen habe, und dieser Umstand zu einer stärkeren Stauung besonders der Leber, zur Vergrößerung derselben und zum Auftreten von reichlicherem Aszites und Ödemen geführt habe. Dies Bild war zunächst so klar, daß es kaum differentialdiagnostischer Erwägungen bedurfte, um andere Möglichkeiten in den Bereich der klinischen Überlegungen zu ziehen. Es schloß jedenfalls aus, daß sich bereits früher zirrhotische Veränderungen im rechten Leberlappen etabliert hatten, da dann derselbe schwerlich noch einer solchen Stauungsvergrößerung fähig gewesen wäre. Trotzdem ferner die WaR im Abdominalpunktat, auf den Eiweißgehalt des Blutserums umgerechnet, allem Anscheine nach keine stärkere Reaktion ergab als dieses selbst, mußte immerhin die Möglichkeit einer viszeralen Lues noch im Auge behalten werden. Abgesehen von diesen Erwägungen, veranlaßte uns jedoch die gegenwärtige Krankheitsperiode nicht, von der früheren Diagnose abzugehen, insbesondere konnten sich keine weiteren Anhaltspunkte für eine Amyloidose gewinnen lassen.

Am 10. Juli 1920 wurde der Patient neuerlich aufgenommen. Er gab an, daß er sich, seitdem er vor zwei Monaten die Klinik verlassen, ganz wohl gefühlt habe. Der Bauchumfang war bedeutend geringer, die Diurese ausgiebig, der Stuhl regelmäßig, der Appetit gut. Als er vor vierzehn Tagen wieder an die Arbeit ging, verschlechterte sich sein Befinden. Der Bauchumfang nahm zusehends zu, die Harnmenge verringerte sich auf ein Minimum, der Harn war trüb, der Stuhl blieb normal. Der Appetit blieb zunächst gut. Erst seit einigen Tagen trat nach jedem Essen saures Aufstoßen auf mit Abgang von mäßigen Mengen grünlichen, trüben, geruchlosen Wassers. Vor zwei Tagen zeigte sich eine bald wieder abnehmende Gelbfärbung des Gesichtes und der Augen. Der Husten wurde in der letzten Zeit ebenfalls stärker, der Auswurf war reichlich, schleimig-eitrig, frei von Blut und geruchlos. Es bestand kein Fieber. Die Schmerzen, derentwegen der Patient die Klinik aufsuchte, lokalisierte er in die linke obere Bauchgegend, in eine Zone ungefähr in der Mittellinie, die zirka drei Querfinger unterhalb des Processus xiphoideus beginnt, wenige Zentimeter nach rechts ausstrahlt und links etwa dem Verlauf des Colon transversum und descendens folgt. Sie sind von drückendem Charakter und unabhängig von der Lage und der Nahrungsaufnahme.

Die physikalische Untersuchung ergab eine leicht ikterische Färbung der Skleren. Die sichtbaren Schleimhäute waren blaß, leichte Zyanose der Lippen, Dyspnoe, starke Malleolar- und Sakralödeme, kein Ödem des Gesichtes. Beide Rippenbogen stark vorgewölbt, Lungen- und Herzbefund unverändert. Kein Broadbent. Puls 96, rhythmisch, äqual. Das Abdomen in allen Partien gleichmäßig aufgetrieben, reichlich freies Fluidum nachweisbar. Perisplenitische Reibegeräusche und Reiben im linken Hypochondrium.

Die Temperatur schwankte zwischen 36,4⁰ und 38,6⁰, die Pulsfrequenz zwischen 80 und 100, die Respiration zwischen 28 und 32. Die Harnmengen waren sehr gering, im Harn Spuren von Albumen (0,5 bis 0,8⁰/₀₀ nach Esbach), die gelegentlich auch ganz verschwanden, Urobilinogen vermehrt (1:90 positiv), Urobilin stark positiv. Im Sediment, wie auch bei früheren Untersuchungen, reichlich Urate, Phosphate und Oxalate, keine renalen Elemente. Das spezifische Gewicht des Harnes schwankte um 1,030, Blutdruck nach Riva-Rocci 115/95 mm Hg.

Milchkarell, Novasurol, Urea, Digitalis und Theobromin waren bezüglich der Diurese zunächst ganz wirkungslos. Am 16. August wurde eine Abdominalpunktion vorgenommen, die 4600 cm³ einer rötlichbraunen Flüssigkeit vom spezifischen Gewicht 1,012 entleerte, Rivalta negativ. Esbach 0,6⁰/₀₀; im Sediment Erythrozyten und Leukozyten, spärliche Epithelplaques. Das Punktat war steril. Auf die Punktion hin sank das Körpergewicht von 67,5 auf 63,3 kg, der Bauchumfang nahm von 103 bis 97 cm ab. Der Patient fühlte sich etwas erleichtert. Nun gelang es auch, durch Novasurol eine etwas stärkere Diurese in Gang zu bringen. Gleichzeitig begann am zweiten Tag nach der ersten Novasurolinjektion, am sechsten nach der Abdominalpunktion, offenbar unter dem Einfluß des Novasurols, die reaktionslose, anscheinend fast verheilte Punktionswunde ziemlich reichlich Transsudat zu entleeren. Trotzdem stieg langsam das Körpergewicht und der Bauchumfang wieder an und hatte nach vierzehn Tagen den alten Stand erreicht. Bei der Fortsetzung der Novasuroltherapie trat eine teilweise Entwässerung durch Entleerung von bis zu zehn dünnflüssigen Stühlen ein. Bald darauf traten Schmerzen in der Milzgegend und Erbrechen auf. Das Erbrochene reagierte sauer, enthielt aber keine freie Salzsäure und kein Blut. Eine neuerliche Punktion mit demselben Resultat wie das erstemal brachte keine wesentliche Erleichterung, das Erbrechen hielt an, das Allgemeinbefinden verschlechterte sich zusehends. Die systolische Einziehung des linken fünften Interkostalraumes wurde stärker. Erbrechen und Durchfälle hielten, auch nach dem Aussetzen der Novasuroltherapie, an. Der Ikterus wurde beträchtlich, die Hydropsie nahm zu, der Puls wurde frequent, klein und unregelmäßig, und am 28. November trat der Exitus ein.

Zur Stellung der Diagnose hatte der letzte Verlauf der Krankheit nicht viel beigetragen. Das häufige Auftreten von Reibegeräuschen über verschiedenen Stellen des Abdomens mußte den Gedanken an eine chronische Peritonitis verstärken.

Es wurde demgemäß, um es noch einmal zusammenfassend zu wiederholen, angenommen, daß sich im Anschluß an eine in der Jugend durchgemachte Lungenentzündung eine chronische Pneumonie beider Unterlappen, eine Bronchitis und eine linksseitige schrumpfende Pleuraschwarte mit Verziehung des Mediastinums nach links entwickelt und daß sich weiterhin in beiden Unterlappen Bronchiektasien gebildet haben. In den chronisch pneumonischen Herden sei es zu einer Ansiedlung von Bacillus pneumoniae Friedländer gekommen, die an dem weiteren von dort ausgehenden Exazerbationen wohl beteiligt gewesen sein dürfte. Durch diesen langdauernden Prozeß sei es auch zu einer Myodegeneratio cordis gekommen. Ferner habe seinerzeit eine unspezifische katarrhalische ulzeröse Sigmoiditis und infiltrative Perisigmoiditis bestanden, die nunmehr mit Hinterlassung einer mäßigen Stenosierung ausgeheilt sei. Von hier aus habe sich auf dem Wege, vielleicht einer Endo-, sicher einer Peripylephlebitis eine chronische Leberschädigung entwickelt, in deren Folge es zu einer peripylephlebitischen, später auch pericholangitischen, zirrhotischen Induration der Leber gekommen sei. Im Rahmen dieses ganzen Bildes sowie einer stattgehabten luetischen Infektion hätten sich nun Aszites, Ödeme und Peritonitis etabliert. Es wurde ferner Amyloidose und viszerale Lues in differentialdiagnostische Erwägung gezogen. Der Milztumor, der allen diesen Erscheinungen zeitlich vorausgegangen war, konnte jedoch nicht befriedigend erklärt werden. Nunmehr, da auch zirrhotische Erscheinungen der Leber bestanden, konnte man a posteriori an seine Einordnung in einen „Bantischen Symptomenkomplex" denken. Aber abgesehen davon, daß ein anämischer Blutbefund nie zu erheben war, bedeutet diese Annahme angesichts der Tatsache, daß es sich dabei hierzulande nur um eine Kombination von Symptomen ohne nosologische Einheit handelt, vom diagnostischen Standpunkt aus keinen Fortschritt. Den Milztumor aber als präzirrhotischen Milztumor zu betrachten, wurde durch das lange Intervall bis zum Auftreten der ersten zirrhotischen Erscheinungen erschwert. Die Milzvergrößerung als luetisch anzunehmen, ging kaum an, da sie lange vor dem Auftreten der ersten positiven WaR festgestellt wurde. Typhus war nicht vorausgegangen, das Serum des Patienten agglutinierte nur 1:50. Für eine hämatogene Aussaat einer Tuberkulose bestand mindestens kein anderer Anhaltspunkt, vielleicht noch die angegebenen wiederholten in der Jugend durchgemachten Augenentzündungen. Gegen eine Milzvenen- oder Pfortaderthrombose sprach das Fehlen der fast immer dabei vorhandenen Erscheinungen von Bluterbrechen, Meläna und Anämie. Leukämie, Pseudoleukämie, hämolytische Anämie, Hämochromatose, Morbus Gaucher, Malaria, Kala azar oder anderweitige Erkrankungen des hämatopoetischen Apparates kamen entsprechend dem klinischen Verlauf und den wiederholt erhobenen Blutbefunden nicht in Betracht. Gegen die Möglichkeit einer Amyloidose sprach der Umstand, daß der Milztumor bereits zu einer Zeit festgestellt werden konnte, in der Amyloid gar nicht in Betracht kam. So mußte diese Frage offen bleiben.

Der Obduktionsbefund von Prof. Bartel besagt: Phlebosklerose der Milzvene mit Verkalkung und mehrfachen aneurysmatischen Ausbuchtungen mit thrombotischem Verschluß des Pfortaderstammes durch Bindegewebe. Erweiterung der Venen an der kleinen Kurvatur und Varizen des Ösophagus, Anwachsung des Netzes an die Leber. Chronischer Milztumor mit fibröser Induration. Atrophische Zirrhose der Leber. Chronischer Stauungskatarrh des Magens und Darmes, das Zellgewebe am Sigma und Rektum locker. Schrumpfung des linken Lungenunterlappens mit Anwachsung und Bronchiektasien in der indurierten Lunge. Im Eiter der Bronchiektasien ein Bakteriengemisch darunter zahlreiche Dipplokokken. Aszites, Anasarka.

Hatte der Obduktionsbefund der Lungen, des Herzens, der Leber und des Darmes nichts von der klinischen Diagnose im wesentlichen Abweichendes ergeben, so daß sich eine Besprechung dieses Teiles des Diagnose und Epikrise erübrigt, so war

1. die klinisch nicht diagnostizierte Thrombose des Stammes der Vena portae und

2. die nunmehr erfolgte Aufklärung des Milztumors als Folge einer Phlebosklerose und Thrombose der Vena portae und lienalis ein überraschender Befund, und wir mußten uns daher die Frage vorlegen:

a) wann, auf welcher Grundlage und unter welchen Erscheinungen es zu dieser Pfortader- und Milzvenenthrombose und -sklerose gekommen ist,

b) warum dieselbe nicht diagnostiziert wurde.

Ad a) Entsprechend der Anamnese bestand nun wohl die Möglichkeit, daß die Phlebitis und Thrombose während und infolge des Scharlachs oder der Diphtherie entstanden sein konnten, doch mußte auch an die Möglichkeit eines Zusammenhanges mit der Lungenentzündung gedacht werden. Es ließ sich aber irgendein derartiger Zusammenhang weder beweisen noch widerlegen. Bis zu einem gewissen Grade ist aber der im Jahre 1911 eingetretene Anfall mit Schüttelfrost, Fieber und Schmerzen den in der Literatur beschriebenen Krankheitsbildern ähnlich. Da es eben zu dieser Zeit auch zum Auftreten der Sigmoiditis kam, mußten wir überlegen, ob die Milzvenenthrombose nicht eine Folge derselben gewesen sein konnte, da, allerdings mangels anderer vorausgegangener Untersuchungen, der Milztumor erst acht Wochen nach dem sicheren Eintritt der Darmerscheinungen festgestellt worden war.

Der Ausgang einer Pfortaderthrombose vom Darmtrakt ist in der Literatur mehrfach bekannt. Dabei handelte es sich aber in den meisten Fällen, soweit nicht eine allgemeine Septikämie angenommen werden mußte, um ein Weiterschreiten der Entzündung auf dem Weg einer Periphlebitis oder Endophlebitis der Mesenterialvenen direkt oder mit Unterbrechung bis in die Vena portae. In unserem Fall konnte das aber nicht zutreffen, da die ersten Veränderungen klinisch und unseren bei der Autopsie gemachten Aufzeichnungen zufolge — der kurze Obduktionsbefund läßt uns leider dabei im Stich — auch anatomisch die Vena lienalis betroffen haben, und die Thrombose des Portalstammes jüngeren Datums war. Für die Annahme, daß die Entzündung direkt von der Flexura coli lienalis auf die Milz oder die Vena lienalis übergegriffen hätte, bestand kein Anhaltspunkt, auch fanden sich im Bereich der Flexura coli lienalis keine Veränderungen, und es lag weder klinisch noch autoptisch ein Grund zur Annahme vor, daß die Colitis flexurae sigmoideae auch das ganze Colon descendens bis zur Flexura lienalis betroffen habe. Es war aber immerhin auffallend, daß die ersten objektiven Darmerscheinungen (Durchfälle, Koliken) erst fünf Tage nach dem Eintreten der subjektiven Beschwerden (Schmerzen im Bauch, Schüttelfrost) aufgetreten waren, ein Umstand, der wohl bis zu einem gewissen Grade dagegen spricht, daß es sich um eine primäre Erkrankung des Sigmoids und eine sekundäre Thrombose im Portalsystem handelt. Nach diesen beiden Momenten scheint es daher wahrscheinlich, daß es sich hier um zwei verschiedene Folgen derselben Ursache handeln dürfte, um einen — wahrscheinlich septischen — Schub, der einerseits zu einer Endophlebitis der Vena lienalis — vielleicht über die Station einer direkten Affektion der Milz —, weiterhin zur Thrombose dieser Vene und schließlich zu deren Verkalkung, aneurysmatischen Veränderung usw., anderseits, vielleicht sogar in einem zweiten Schub, zu einem vielleicht ähnlichen Prozeß im Bereich des Colon sigmoideum und in der Folge zu einer Sigmoiditis und Perisigmoiditis geführt habe. Für die Annahme eines Traumas als Ursache der Thrombose, zu dem der Beruf des Patienten hätte Anlaß geben können, das übrigens nur sehr geringfügig zu sein braucht, konnte kein positiver Anhaltspunkt gefunden werden. Ein primärer Charakter der Endophlebitis, vielleicht durch Alkohol gefördert, oder eine splenogene Entstehung derselben konnte nicht erwiesen, eine Entstehung aus einer Angina, einer Infektion oder Intoxikation nicht ausgeschlossen werden. Lues war damals aus den erwähnten Gründen unwahrscheinlich, noch weniger konnte damals die Pfortaderthrombose eine Folge der nach dem Verlauf der Krankheit zweifellos erst viel später eingetretenen Leberzirrhose sein. Dagegen sprach auch die im Obduktionsprotokoll vermerkte Anwachsung des Netzes an die Leber, die somit durch eine Bahnung hepatopetaler Anastomosen für die primäre Lokalisation der Stauung unterhalb der Leber und freie Blutpassage im Lebergebiet sprach, während bei einer primären Leberzirrhose die Anastomosen hätten hepatofugal sein müssen. Immerhin war es nach dem Wortlaut des kurz niedergelegten anatomischen Befundes nicht auszuschließen, daß dieser erste Schub nur eine Sigmoiditis und

Persigmoiditis darstellt, daß sich von hier über fortschreitende Endo- und Periphlebitis eine Thrombose des Portalstammes schleichend entwickelte, deren erstes Symptom die Vergrößerung der Milz war, die es dann auch durch Jahre hindurch als einziges blieb, und daß infolge der langdauernden Blutstauung im Bereiche der Vena lienalis sich die Wandveränderungen derselben erst später entwickelten. Doch erscheint dies wohl nach der Anschauung Harts weniger plausibel. Daß sich Thrombosen im Portalsystem oft lange unbemerkt entwickeln können, wurde wiederholt beobachtet, auch die lange Dauer des Bestehens einer Pfortaderthrombose mehrfach beschrieben.

Ad b) Fragen wir uns nun, warum dieses Bild unserer Diagnose entging, warum uns der vorhandene und von uns nie befriedigend erklärte Milztumor mit den kolikartigen Schmerzen, später vielleicht auch der Aszites nicht zur richtigen Erklärung des infradiaphragmalen Zustandsbildes brachte, so ist dafür eine Anzahl von Momenten anzuführen, unter anderem ließ sich eine Reihe von für die Pfortaderthrombose beschriebenen Symptomen tatsächlich in keinem Stadium der Erkrankung nachweisen. Blutungen in den Magen-Darm-Trakt, Hämatemesis konnten nicht nachgewiesen werden. Der einmalige Abgang von Blut im Jahre 1911, die damals positive Guajak- und Benzidinprobe durfte wegen der gleichzeitig nachgewiesenen ulzerösen Sigmoiditis nicht mit voller Sicherheit im Sinne einer Pfortaderthrombose verwertet werden. Es fehlte schließlich die in der weitaus überwiegenden Mehrzahl der Pfortaderthrombosen bestehende Anämie, wobei aber bemerkt werden muß, daß vereinzelt erhobene, sogar polyzytämische Blutbefunde bei Pfortaderthrombosen selbst die nur unterstützende Wertigkeit dieses Symptomes zu erschüttern imstande sind. Dieser normale Blutbefund, der, wie auch die oben erwähnten polyzytämischen Befunde, wie ferner die verschiedenen, in der Literatur anläßlich der Diskussion der „Bantischen Erkrankung", ihrer positiven und negativen Fehldiagnosen und ihrer Annahme als Fehldiagnose einer Pfortaderthrombose, sowie die in der Literatur erwähnten Fälle von Anämie bei Thrombose der Pfortader ohne vorausgegangene Blutung aus dem Magen-Darm-Trakt, die somit gegen eine unbedingte, direkte und kausale Beziehung der Anämie teils zu diesen Blutverlusten, teils zu der Pfortaderthrombose sprechen, soll daher hier nicht als absolutes Gegenargument angeführt werden. Das Verhalten des Aszites bot in unserem Falle keinen zwingenden Grund, eine Thrombose der Vena portae anzunehmen, da er weniger wegen seines sehr späten Auftretens, als des nicht allzuschnellen Wiederauftretens nach der Punktion beim damaligen Zustand der Leber und der Stauung nicht weiter auffallen mußte. Es fehlte auch die Erweiterung der kollateralen Bauchhautvenen. Das gelegentliche Auftreten von Ikterus konnte nun epikritisch als Fortsetzung des Pfortaderprozesses auf die intrahepatalen Äste oder Übergreifen desselben auf die Leberzellen als intrahepatele peripylephlebitische Inflammation aufgefaßt werden. Von einem typischen Befund können wir daher nur beim Milztumor sprechen; in den Rahmen des Bildes passen auch de gelegentliche Ikterus und der Aszites hinein, wenn dieser auch bereits mit der später auftretenden Leberzirrhose in Einklang zu bringen ist. Atypisch verhält sich bis zu einem gewissen Grade der Blutbefund, weiterhin bleibt das Fehlen von voll verwertbaren Blutungen in den Magen-Darm-Trakt bemerkenswert. Diese Tatsachen sowie die Komplikation des Krankheitsbildes durch das supradiaphragmale, sowie durch Sigmoiditis und Lues hatten dazu geführt, daß bezüglich der Pfortader- und Milzvenenthrombose und -sklerose die richtige Diagnose nicht gestellt werden konnte.

Sachverzeichnis

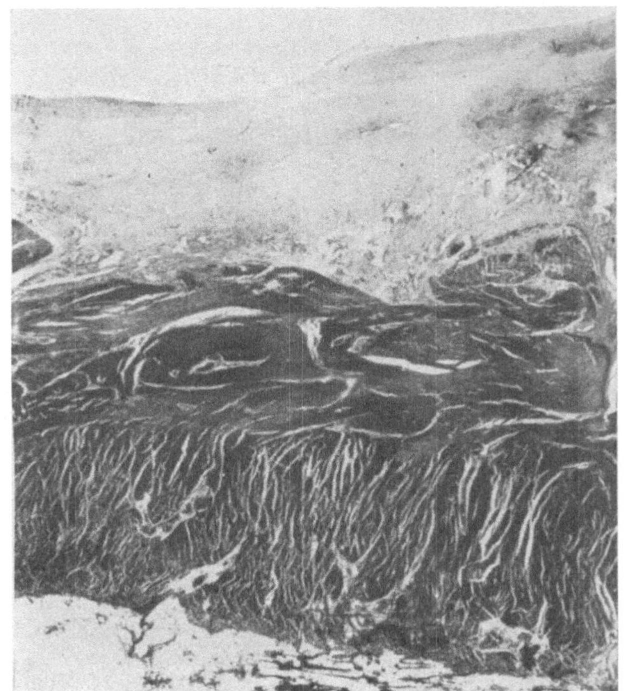

Abb. 1. Fibröse Endokarditis

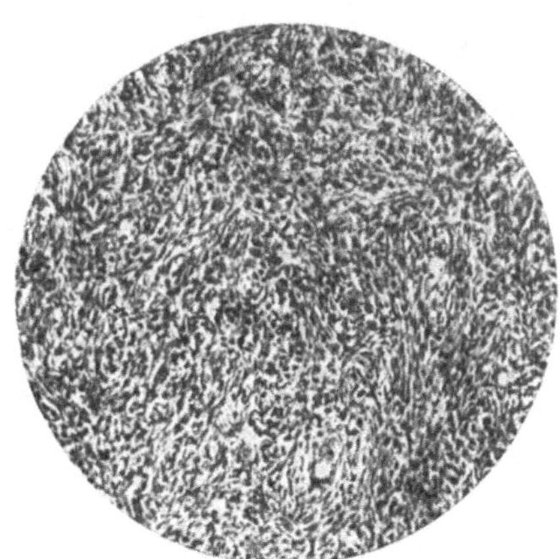

Abb. 2. Peritonitis carcinomatosa

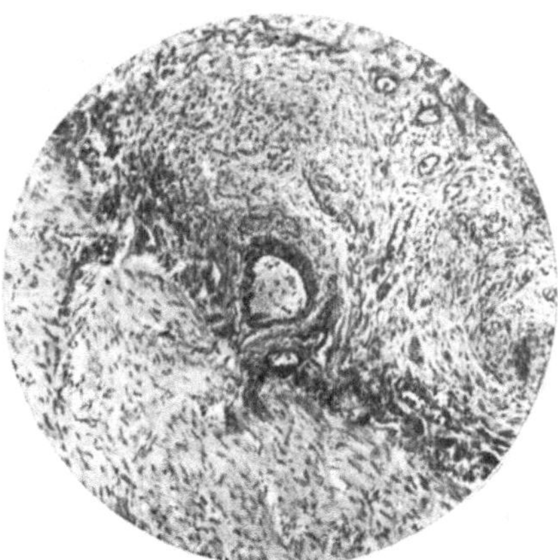

Abb. 3. Skirrhusmetastasen im Ovar

Luger-Ortner, Klinische Epikrisen　　　　Verlag von Julius Springer, Wien

Abhandlungen aus dem Gesamtgebiet der Medizin

Herausgegeben von der Schriftleitung der „Wiener klinischen Wochenschrift"

Fortsetzung von der vorhergehenden Seite

Die paravertebrale Injektion. Von Dr. Felix Mandl, Assistent der II. chirurgischen Universitätsklinik in Wien. Mit 8 Textabbildungen. 120 Seiten. 1926.   RM 6,60

Emphysem und Emphysemherz. Klinik und Therapie. Von Prof. Dr. Nikolaus Jagić und Dr. Gustav Spengler, Wien. 42 Seiten. 1924   RM 1,50

Die oligodynamische Wirkung der Metalle und Metallsalze. Von Privatdozent Dr. Paul Saxl. Wien. 57 Seiten. 1924.   RM 1,70

Herz- und Gefäßmittel, Diuretica und Specifica. Von Dr. Rudolf Fleckseder, Privatdozent an der Universität Wien. 111 Seiten. 1923.   RM 3,—

Die funktionelle Albuminurie und Nephritis im Kindesalter. Von Professor Dr. Ludwig Jehle, Vorstand der Kinderabteilung der Wiener Allgemeinen Poliklinik. Mit 2 Abbildungen. 68 Seiten. 1923.   RM 1,50

Die klinische Bedeutung der Hämaturie. Von Professor Dr. Hans Rubritius, Vorstand der urologischen Abteilung der Allgemeinen Poliklinik in Wien. 34 Seiten. 1923.   RM 1,05

Die Abonnenten der „Wiener klinischen Wochenschrift" sind berechtigt, die „Abhandlungen aus dem Gesamtgebiet der Medizin" zu einem um 10% ermäßigten Vorzugspreis zu beziehen.

Grundriß der klinischen Stuhluntersuchung. Zusammenfassende Darstellung der wichtigsten makroskopischen, mikroskopischen und chemischen Untersuchungsmethoden und ihrer diagnostischen Bedeutung. Von Alfred Luger, Privatdozent für innere Medizin, ord. Ass. der II. med. Universitätsklinik in Wien (Vorstand Prof. N. Ortner). Unter Mitarbeit von Nikolaus Kovács, Assistent am serotherapeutischen Institut in Wien (Vorstand Prof. R. Kraus), Ernst Lauda, Assistent der II. med. Universitätsklinik in Wien (Vorstand Prof. N. Ortner), Ernst Preißecker, Assistent der II. Universitätsfrauenklinik in Wien (Vorstand Prof. F. Kermauner). Mit 41 Abbildungen im Text und 144 teils farbigen Abbildungen auf 24 Tafeln. X, 342 Seiten. 1928.   Preis: RM 36,—, geb. RM 39,—

Syphilis und innere Medizin. Von Hofrat Prof. Dr. Hermann Schlesinger, Vorstand der III. med. Abt. des Allgemeinen Krankenhauses in Wien.
I. Teil: Die Arthro-Lues tardiva und ihre Therapie. Mit 8 Abbildungen im Text. 165 Seiten. 1925.   RM 9,90
II. Teil: Die Syphilis der Baucheingeweide. Mit 17 Abbildungen im Text. 289 Seiten. 1926.   RM 19,50
III. Teil: Die Syphilis des Zirkulations- und Respirationstraktes und der innersekretorischen Drüsen. Syphilis und Blutkrankheiten. Mit 12 Abbildungen im Text. 240 Seiten.   RM 18,—

Das Zwerchfell im gesunden und kranken Zustand. Von Privatdozent Dr. Karl Hitzenberger, Assistent der I. med. Universitätsklinik in Wien. Mit 130 Abbildungen. im Text. 213 Seiten. 1927.   RM 18,—, in Ganzleinen geb. RM 19,80

Asthma. Von Privatdozent Dr. L. Hofbauer, Leiter der atmungspathologischen Abteilung der I. med. Universitätsklinik, Wien. Mit 38 Textabbildungen. VIII, 156 Seiten. 1928. RM 10,80

Fortschritte und Probleme in der Therapie innerer Krankheiten. Von Privatdozent Dr. Paul Saxl, Assistent der I. med. Universitätsklinik in Wien. 137 Seiten. 1926.   RM 6,60